Günther Deegener

KINDES-MISSBRAUCH

Erkennen – helfen – vorbeugen

5., komplett überarbeitete Auflage

BELTZ

Besuchen Sie uns im Internet
www.beltz.de

5., komplett überarbeitete Auflage 2010

Lektorat: Ana Granadillo Markl
Umschlaggestaltung: Büro Hamburg
Umschlagabbildung: ©plainpicture/wildcard
Satz: Druckhaus »Thomas Müntzer«, Bad Langensalza
Druck und Bindung: Beltz Druckpartner, Hemsbach
Printed in Germany

ISBN: 978-3-407-85917-4

Inhaltsverzeichnis

Vorwort

Berechtigte Empörung und Aufregung begleiten jeden Fall von sexuellen Übergriffen auf Kinder, der der Öffentlichkeit bekannt wird. Sie zeigen Anteilnahme an dem Leiden der Kinder und sind notwendig, um wirksamen Schutz durchzusetzen. Für die fachliche Hilfe für Kinder und beteiligte Familienmitglieder sind darüber hinaus Ruhe, umfassende Kenntnisse und wohldurchdachte Angebote vonnöten.

Eine gute Grundlage und große Unterstützung für eine solche Hilfe liefert dieses von Prof. Günther Deegener verfasste Buch. Ausführlich diskutiert und beantwortet er Fragen, die sich die Eltern, Erzieherinnen, Lehrerinnen, Ärzte und alle, die mit Kindern beruflich zu tun haben, bei der Beschäftigung mit dem Thema der sexuellen Ausbeutung von Kindern stellen, bis hin zu der Frage, was bei dem Verdacht auf sexuellen Missbrauch zu tun ist.

Neben wichtigen Informationen über Definitionen, Formen und Häufigkeit sexuellen Missbrauchs gibt es zwei in der Literatur seltener behandelte bedeutsame Themen: einen Abriss über die Geschichte sexuellen Missbrauchs und eine klare Absage an die Verharmlosung sogenannter gewaltloser sexueller Kontakte zwischen Erwachsenen und Kindern.

Ausführlich und gut belegt werden die Geheimhaltungsnot der Kinder und die Folgen sexuellen Missbrauchs dargestellt. In mehreren Kapiteln vermittelt Deegener fundierte Kenntnisse über Beginn und Häufigkeit sexuell abweichenden Verhaltens, Strategien sexueller Missbraucher und ihre Abwehr der Verantwortung. Schließlich widmet er sich der Situation der Mütter bei familiärem Missbrauch.

Für den besseren Schutz von Kindern werden sowohl sozialpolitische Forderungen aufgestellt als auch Anregungen zur Vorbeugung für den Erziehungsalltag in Familie, Kindergarten und Schule gegeben. Sehr konkrete Hilfe bieten die Kapitel über die »Gesprächsführung mit missbrauchten Kindern und Jugendlichen« und »Ich weiß nicht, ob ich eine Anzeige erstatten soll«.

Eine umfangreiche Adressenliste über Beratungsstellen und Literaturempfehlungen schließen das Buch ab.

Deegener präsentiert in allen Bereichen fundierte wissenschaftliche Erkenntnisse, ohne dass dieses Buch akademisch wird. Besonders die häufigen Falldarstellungen und Originalzitate machen es eindringlich und gut lesbar.

Die Herausgeber hoffen, dass diese Verbindung aus Fakten- und Handlungswissen dazu beiträgt, dass der Schutz der Kinder und die Hilfe für sexuell Ausgebeutete wirksamer ausgestaltet und durchgeführt werden können.

Heinz Hilgers
Präsident des Deutschen Kinderschutzbundes

Einleitung

»Wie kann ich verhindern, dass mein Kind missbraucht wird? Woran kann ich erkennen, dass mein Kind oder ein anderes missbraucht wird und wie kann ich helfen?« Diese und ähnliche Fragen stellen sich heute viele Menschen, sensibel geworden durch vielfältige Berichte über Kindesmissbrauch in den letzten Jahren.

Um Kindesmissbrauch wirkungsvoll vorbeugen zu können und den Opfern zu helfen, ist es wichtig, sich mit dem Thema sexueller Gewalt gegen Kinder umfassend zu beschäftigen. Dass diese Auseinandersetzung nicht geleistet werden kann, indem wir mit dem Finger auf einige monströse Fälle zeigen, sondern gerade unter dem Aspekt der Vorbeugung *alle* Faktoren berücksichtigt werden müssen, die bei Kindesmissbrauch eine Rolle spielen, davon handelt dieses Buch.

Die ersten sieben Kapitel stellen »die Fundamente« dar, auf denen meine weiteren Ausführungen beruhen: grundlegende Fakten, historische Bezüge, gesellschaftliche Hintergründe und ursächliche Hinweise zum sexuellen Missbrauch. Obwohl sich (sexuelle) Gewalt gegen Kinder wie ein roter Faden durch die Menschheitsgeschichte zieht, wurde sie bei uns bis etwa 1980/1985 fast völlig tabuisiert und verdrängt. Was auch bedeutet, dass wir uns mit diesem sehr viele Emotionen auslösenden Bereich erst seit relativ kurzer Zeit beschäftigen und dazu neigen, den Zusammenhang von Sexualität, Gewalt, Familie und Kindern zu verdrängen.

Auch deshalb konfrontiert das Kapitel 1 die Leserinnen/Leser mit der quälenden Erlebenswahrheit unterschiedlichster Opfer: Diese ausgewogen mit »Kopf, Herz und Bauch« ertragen zu lernen, ohne gleich wieder die Augen verschließen zu müssen, ist ein notwendiger Schritt zur Übernahme einer neuen Verantwortung für unsere Kinder.

Was genau unter »sexuellem Missbrauch« zu verstehen ist, wird in Kapitel 2 definiert. Als Ergänzung dazu wird in Kapitel 3 die Diskussion über sogenannten »gewaltfreien« Erwachsenen-Kind-Sex aufgegriffen.

Die Kapitel 4 bis 6 zeigen das erschreckende Ausmaß sexuellen Missbrauchs und gewaltförmiger Beziehungen in unserer Gesellschaft auf, angefangen von Häufigkeitsangaben im Rahmen des sexuellen Missbrauchs (Kapitel 4) über eine Darstellung von dessen Geschichte (Kapitel 5) bis hin zu einer gesellschaftlichen Diagnose über den heutigen Stand der Humanität in Deutschland (Kapitel 6). Aus diesen Darstellungen leitet sich ab, dass wir Erwachsenen schon sehr früh an unsere Kinder ein schlechtes »psychosoziales Erbgut« weitergeben können (Kapitel 7 und 8), denn zumindest ein Drittel aller sexuellen Missbrauchshandlungen wird durch Kinder, Jugendliche und Heranwachsende ausgeübt, und etwa 30 bis 50 % der erwachsenen Sexualtäter weisen bereits in ihrem Jugendalter sexuell abweichende Interessen auf.

Vor dem Hintergrund des geschilderten Ausmaßes sexueller Gewalt gegenüber Kindern und Jugendlichen wird dann in Kapitel 9 die Frage beantwortet, warum so viele Kinder den erlittenen Missbrauch nicht zu offenbaren vermögen. Darauf aufbauend werden (Kapitel 10) die Folgen bzw. möglichen diagnostischen Hinweise bei sexuellem Missbrauch dargestellt, verbunden mit einer Warnung vor zu schnellen Verdächtigungen. Aufgrund des so gewachsenen Verständnisses für die Konflikte und Belastungen der missbrauchten Kinder erfolgen dann in Kapitel 11 grundlegende Ratschläge zur Gesprächsführung mit ihnen, wobei auch konkrete Beispiele zur Vermeidung von suggestiven Befragungen aufgeführt werden. In diesem Zusammenhang ist es auch wichtig, zu wissen, in welch umfassendem Ausmaß die Missbraucher häufig ihre Opfer überreden, gefügig machen und verängstigen (Kapitel 12).

Nach diesen Ausführungen zu den Opfern wird die Thematik erweitert auf den familiären Bereich, wobei insbesondere auf die Situation von Müttern bei sexuellem Missbrauch innerhalb der Familie (Kapitel 13) sowie auf die Verunsicherung von Vätern bezüglich Körperkontakt gegenüber ihren Kindern (Kapitel 14) eingegangen wird. Ist der Vater der Missbraucher, wird im Kapitel 15 aufgezeigt, warum sich die Familie häufig hinter einer Mauer des Schweigens verbirgt. Weiter erfolgen in diesem Kapitel auch knappe Ausführungen zu den Verleugnungshaltungen, Persönlichkeitsmerkmalen und Therapiemöglichkeiten von Missbrauchern: Es gibt letztlich keinen Grund, Missbrauchern gegenüber in ohnmächtiger Wut zu verharren!

Kapitel 16 bis 20 dienen der Vorbeugung, angefangen mit dem Blick in das eigene Spiegelbild (Kapitel 16). Die daraus gewonnenen Einsichten sollten zu unserem verstärkten Einsatz für sozialpolitische Veränderungen führen (Kapitel 17), welche sich vor allen Dingen aus den immer wieder dargestellten Ursachen von (sexueller) Gewalt in unserer Gesellschaft ableiten. Nach einem Überblick über die Forschung zu Präventionsprogrammen mit Kindern in Kapitel 18 werden diese Ansätze auf die konkrete Vorbeugung im elterlichen Erziehungsalltag übertragen (Kapitel 19) sowie auf Vorbeugungsmöglichkeiten in Kindergarten und Schule (Kapitel 20). Um Vorbeugung geht es letztlich auch, wenn das Für und Wider einer Anzeige (gerade bei familiärem Missbrauch) sowie der Verlauf einer Strafverfolgung angesprochen werden (Kapitel 21).

Die abschließenden Kapitel runden das Buch ab mit Artikeln und Paragrafen zu den Rechten von Kindern und Jugendlichen (Kapitel 22, wobei auch wir Erwachsenen an unsere Pflichten gegenüber den Kindern erinnert werden) sowie einem ausführlichen Adressenteil mit Hinweisen zu Anlauf- und Beratungsstellen (Kapitel 23) und abschließenden differenzierten Literaturempfehlungen und Hinweisen zu Präventionsmaterialen (Kapitel 24).

1 Ich mag mir gar nicht vorstellen, was diesen Kindern alles geschieht!

BEISPIELE AUS DEM KLINISCHEN ALLTAG

In der alltäglichen klinischen Praxis begegne ich vielfältigsten Formen des sexuellen Missbrauchs. Eine zufällige Auswahl dieser Kinder und Jugendlichen möchte ich Ihnen stichwortartig vorstellen und näherbringen. Wenn Sie versuchen, diese knappen Informationen mit Kopf, Herz und Bauch auf sich wirken zu lassen, so wird sicherlich eine Fülle von Gefühlen und Gedanken in Ihnen hervorgerufen, mit denen ich Sie erst einmal allein lassen möchte:

Nina, 2 Jahre, berichtet, dass der »Papa mit seinem Stritzer« an ihrer Scheide gewesen war. Der Vater erklärt: »Während eines sexuellen Traums hatte ich einen Samenerguss. Dadurch wachte ich auf – und da lag Nina zufällig mit ihrer Scheide auf meinem Penis.«

Torsten, 3 Jahre, erlitt durch Analverkehr blutende Verletzungen. Sein Vater: »Ich muss es wohl getan haben, aber ich weiß nichts mehr, hab einen Blackout.«

Jens, 4 Jahre, plappert über einen 19-jährigen Nachbarn: »Der hat ein ganz großes Spätzel. Ich sollte ihm daran schlecken. Vorher hatte er noch mein Spätzel in der Hand.«

Beate, 5 Jahre, hält das mit dem Stiefvater Erlebte für völlig natürlich: Sie fordert mich bei der Erstbegegnung auf, sie unten zu lecken, und versucht, mir an den Penis zu greifen.

Carola, 6 Jahre, besuchte ihre Großeltern, wo auch ihr Onkel wohnte. In der Nacht steckte dieser ihr den Finger in die Scheide und einen Kugelschreiber in den After.

Melanie, 7 Jahre, und Kerstin, 3 Jahre, werden von einem Unbekannten auf dem Spielplatz Pornohefte gezeigt, wobei er auch sein Glied entblößt.

Jasmin, 8 Jahre, lernt im Hallenbad einen »Opa« kennen, der ihre Tauchkünste bewundert, sie in den Whirlpool einlädt und ihr unter den Badeanzug an die Scheide greift.

Janine, 9 Jahre, berichtet Folgendes: »Bevor er seinen Zippel bei mir ins Loch steckte, habe ich daran lutschen müssen, bis er hart war. Zuerst hat er ihn nicht fest hineingesteckt, dann ganz fest, da hat es auch geblutet.«

Bernd, 9 Jahre, ging jahrelang mit dem Nachbarn K. in den Wald. Dort kam es zu Oral- und Analverkehr und wechselseitigem Masturbieren. Häufig waren auch noch andere Kinder dabei.

Barbara, 10 Jahre, wurde auf dem Campingplatz von einem Unbekannten in die Waschanlage gezogen, wo er sie küssen und ausziehen wollte. Das Mädchen konnte schreiend weglaufen.

Thorsten, 10 Jahre, spielte einige Male mit einem 14-jährigen Freund. Jeder von ihnen hatte drei Leben, und wenn Thorsten erschossen wurde, »machten wir Wackeln. Dann hat der mir sein Ding hinten reingesteckt, das hat wehgetan, wie wenn man verkloppt wird«.

Daniela, 10 Jahre, beklagt sich über ihren Opa und dessen Bruder: »Die haben mit dem Penis an meiner Scheide gerieben. Ich musste auch den Penis in die Hand nehmen; wenn ich nicht schnell genug war, haben sie's selber gemacht. Einmal hat mir der eine einen Zungenkuss gegeben, und der andere hat an meiner Scheide geleckt.«

Karina, 11 Jahre, bekam oft Hilfe durch ihren Reitlehrer beim Auf- und Absteigen vom Pferd. Dabei griff und rieb er häufig an ihrer Scheidengegend. Als sie einmal über ihm auf dem Heuboden stand, guckte er ihr unter den Rock und rief. »Oh, da sieht man was.«

Silke, 11 Jahre, wird nachts von ihrem Vater und dessen Bruder auf den Friedhof geführt. Sie haben einen Strick dabei und drohen ihr, sie aufzuhängen. Sie wollen so erreichen, dass Silke den lang währenden sexuellen Missbrauch verschweigt.

Karin, 12 Jahre, wurde von einem Bekannten in einen Wald gelockt. Er habe dort den entlaufenen Hund des Mädchens gesehen. Im Wald küßte er Karin auf den Mund, betatschte sie an Brust und Scheide und forderte sie auf, seinen »Hängematz« anzufassen.

Michael, 13 Jahre, geht nach der Schule nicht direkt ins Heim zurück, sondern verdient sich Geld bei Homosexuellen in der öffentlichen Toilettenanlage. Seine Mutter wurde vom Vater zur Prostitution gezwungen, der Vater war extrem gewalttätig.

Tatjana, 15 Jahre, ist schwanger vom Vater. Er hatte sie über Jahre missbraucht, und es kam auch zu gemeinsamen sexuellen Handlungen zwischen Vater, Mutter und Tochter.

Benjamin, 15 Jahre, wurde nach einem Fußballspiel von einem Mann angesprochen, der ihn dann nach einem Gaststättenbesuch mit einem Taxi in seinen Wohnort mitnahm. Dort lockte er den Jugendlichen in sein Büro und zwang ihn zum Oral- und Analverkehr.

Bärbel, 16 Jahre, leidet unter ausgeprägten Ängsten. Sie offenbart erstmalig, dass vor fünf Jahren ein Schäfer sie dazu gezwungen hatte, ihn mit der Hand zu befriedigen. Die Eltern erinnern sich, dass damals die Tochter bei der Weihnachtskrippe die Schäferfigur immer wieder entfernt hatte, worauf sie sich keinen Reim machen konnten.

Nora, 17 Jahre, wird von ihrem 19-jährigen Bruder überfallen. Er bindet sie am Bett fest, hält ihr den Mund zu, vergewaltigt sie und droht: »Wenn du ein Wort sagst, bringe ich dich um!«

Für viele Leserinnen und Leser werden diese Beispiele vielleicht kaum zu ertragen sein. Dazu trägt auch der zur quälenden Gewissheit werdende Eindruck bei, dass unsere Fantasie gar nicht weit genug gehen kann (und will), um sich all das vorzustellen, was bei sexuellem Missbrauch von Kindern nahezu unvorstellbare, aber eben doch alltägliche Wirklichkeit ist. Vor dieser wollen wir die Augen verschließen, sie vergessen und verdrängen. Und genau dies hat die Gesellschaft (das sind wir alle!) noch bis etwa 1980/1985 fast bis zur völligen Blindheit getan! Zwar ist in der Zwischenzeit der sexuelle Missbrauch in aller Munde, aber dennoch fällt uns das vertiefte Einlassen auf solch gefühlsbeladene Themenbereiche wie »Sexualität–Familie–Kinder–Gewalt« auch heute noch schwer.

Zur Vorbereitung auf eine Podiumsdiskussion über sexuellen Missbrauch nahm ich vor vielen Jahren einen Selbstversuch vor, und zwar mithilfe des katathymen Bilderlebens. Dies ist eine Methode aus dem diagnostisch-therapeutischen Bereich: Patienten werden dabei in tiefe Entspannung versetzt, und danach können – durch den Therapeuten vorgegeben oder aber auch frei aufsteigend – bestimmte Fantasien oder Erinnerungen oder Vorstellungen durchlebt werden. Dies ist häufig so plastisch, lebendig und farbig wie in einem (Tag-)Traum. Ich versuchte mir nun in der Entspannung vorzustellen, dass ich im Grundschulalter abends im Bett liege und noch etwas lese. Nach kurzer Zeit »sehe« ich mich in die Vergangenheit versetzt,

»bin« in meinem Bett, der Tagtraum ist lebendig und farbig. Nun versuche ich mir Missbrauchssituationen vorzustellen: Mutter oder Vater kommen zu mir ans Bett, es bleibt nicht beim Gutenachtkuss und Über-den-Kopf-Streicheln, deren Hand gleitet unter die Bettdecke, berührt das Glied – sobald ich mir solche Gedanken vorstellen will, sie »bildern« möchte, bricht der Tagtraum zusammen, alles ist schwarz, ich verkrampfe, selbst gegen die gedanklichen Vorstellungen wehrt sich alles in mir. Es treffen hier offensichtlich für mich »unvereinbare Welten« aufeinander, die Vorstellung eines sexuellen Missbrauchs in der Familie ist »unvorstellbar« aufgrund des anerzogenen Inzesttabus, der verinnerlichten Schamgefühle, des positiven Mutter-, Vater- und Familienbildes, der anderen moralischen Werte und Normen usw.

Wir neigen dann vielfach dazu,

» uns nur oberflächlich mit – kurzfristig schockierenden – Zahlen zu befassen,
» mit dem Finger von uns weg auf besonders monströse Fälle in der Presse zu zeigen
» oder mit der Formel vom »Missbrauch des sexuellen Missbrauchs« das Ausmaß der sexuellen Gewalt zu verharmlosen.

Wenn wir die Beispiele nochmals mehr »mit dem Kopf« durchgehen, wird deutlich, dass sexueller Missbrauch häufig gleichzeitig mit körperlicher oder seelischer Misshandlung sowie Vernachlässigung auftritt – was wiederum unsere Reaktionen verstärkt, die Augen vor der Erlebens- und Erleidenswahrheit der betroffenen Kinder wie auch vor der gesellschaftlichen Realität zu verschließen.

Körperliche Misshandlung:
z. B. Ohrfeigen; Schlagen mit Händen, Stöcken, Peitschen; Stoßen von der Treppe; Schleudern gegen die Wand; Schütteln eines Kleinstkindes; Verbrennen mit heißem Wasser oder Zigaretten; auf den Ofen setzen; Einklemmen in Türen oder Autofensterscheiben; Piksen mit Nadeln; ins kalte

Badewasser setzen und untertauchen; eigenen Kot essen und Urin trinken lassen; Würgen; Vergiftungen.

Vernachlässigung:
ausgeprägte, d.h. andauernde oder wiederholte Beeinträchtigung oder Schädigung der Entwicklung von Kindern aufgrund unzureichender Pflege und Kleidung, mangelnder Ernährung und gesundheitlicher Fürsorge, zu geringer Beaufsichtigung und Zuwendung, nachlässigen Schutzes vor Gefahren sowie nicht hinreichender Anregung und Förderung motorischer, geistiger, emotionaler und sozialer Fähigkeiten.

Seelische Misshandlung:
ausgeprägte Beeinträchtigung und Schädigung der Entwicklung von Kindern aufgrund z.B. von Ablehnung, Verängstigung, Terrorisierung und Isolierung. Sie beginnt beim (dauerhaften, alltäglichen) Beschimpfen, Verspotten, Erniedrigen, Liebesentzug und reicht über Einsperren, Isolierung von Gleichaltrigen und Sündenbockrolle bis hin zu vielfältigen massiven Bedrohungen einschließlich Todesdrohungen.

Wenn wir aber eine neue Verantwortung für unsere Kinder übernehmen wollen, müssen wir diese Wahrheiten ertragen lernen! Das heißt auch, dass

- wir umfassender und tiefer die Einzelschicksale auf uns wirken lassen müssen,
- wir uns offener und direkter mit den Formen und Auswirkungen der vielfältigen alltäglichen (sexuellen) Gewalt auseinandersetzen müssen,
- wir dabei im eigenen Spiegelbild auch unsere eigenen – im weitesten Sinne – gewaltförmigen Beziehungsanteile wahrnehmen müssen,
- wir uns schließlich auch mehr für Vorbeugung und gesellschaftliche Veränderungen einsetzen müssen, denn Aggression und Gewalt weisen vielfältigste Verursachungen auf, sodass im Einzelfall ein Tropfen das Fass zum Überlaufen bringen kann.

Gewalt beruht auf einem Zusammenwirken von sozialen, familiären und individuellen Ursachen. Viele Risikofaktoren aus diesen drei Bereichen führen dazu, dass letztlich Eltern bei Überforderung, Ohnmacht, Hilflosigkeit und Verzweiflung ihre Kinder körperlich misshandeln oder vernachlässigen – ich kenne nach über 25 Jahren praktisch-klinischer Erfahrungen nur ganz wenige Eltern, die bewusst und sadistisch ihre Kinder quälten.
Fragen wir uns selbst: Wie würden sich auf unsere Erziehung und seelische Gesundheit auswirken

› plötzliche Arbeitslosigkeit, der daraus sich entwickelnde Schuldenberg und ein notwendig werdender Umzug aus einem Eigenheim in eine enge Mietwohnung, wenn sich gleichzeitig Depressionen entwickeln, Probleme mit dem Partner entstehen, ein behindertes Kind viel Geduld und Kraft kostet, welche aber auch noch von einem anderen gesunden, temperamentvollen Kind in Anspruch genommen werden,
› wenn in Ihrer eigenen Kindheit Ihre Eltern sich nach langjährigen Streitigkeiten geschieden haben (während deren Sie selbst zu kurz kamen und immer in einem Klima der Spannung und Verängstigung aufwuchsen), die Mutter nach kurzer Zeit einen neuen Partner bekam, welcher die Kinder ablehnte und äußerst streng erzog,
› wenn Sie dann als Kind in der Schule versagten, von der Realschule auf die Hauptschule gehen mussten, dort wegen Ihrer Aggressionen auffielen, sich mitläuferhaft an bestimmte Cliquen hingen und mit Alkohol und Drogen in Berührung kamen, dann über das Jugendamt in eine therapeutische Wohngruppe mussten, dort sich zwar wieder etwas gefangen hatten, aber Ihre seelischen Verwundungen nicht ausreichend heilen konnten,
› dann Geborgenheit suchend in die Ehe flohen, zunächst mit Glück und aufgrund eigener Fähigkeit und Tüchtigkeit Ihr Leben in den Griff bekamen, viel schufteten, glücklich über die Geburt Ihrer zwei Kinder waren, für die Familie ein Haus mit viel Eigenleistung und Schulden bauten, dann – s. o. – plötzlich arbeitslos wurden …?

2 Was versteht man eigentlich genau unter »sexuellem Missbrauch«?

DEFINITIONEN UND FORMEN DES SEXUELLEN MISSBRAUCHS

Bei Erwachsenen liegt eine Straftat gegen die sexuelle Selbstbestimmung vor, wenn jemand an einer Person ohne dessen Zustimmung sexuelle Handlungen ausführt. Kinder können aber sexuellen Handlungen mit Erwachsenen nicht verantwortlich zustimmen bzw. ein sogenanntes »wissentliches Einverständnis« geben, da sie aufgrund ihrer Unerfahrenheit, ihrer fehlenden Kenntnisse und ihrer anderen psychosexuellen Entwicklungsstufe nicht in der Lage sind, beurteilen zu können, wer für sie der »richtige« Sexualpartner ist. Hinzu kommt, dass Kinder auch deswegen keine gleichberechtigten Partner von Erwachsenen sein können, da sie in vielfältiger Weise (emotional, rechtlich, sozial, finanziell usw.) von diesen abhängig sind und somit ein großes Beziehungs- und Machtgefälle besteht.

Die angeführten Beispiele im 1. Kapitel zeigen außerdem, dass der kindliche Wille völlig missachtet wird. Dies geschieht nicht nur durch die Anwendung von Gewalt oder Bedrohung, denn bei sexuellem Missbrauch im familiären Bereich ist beides oft nicht nötig: Der Missbraucher nutzt seine Macht- und Autoritätsposition sowie die Abhängigkeit des Kindes aus, es glaubt ihm, gehorcht ihm, stimmt wort- und widerstandslos zu.

Da es manchmal schwierig ist einzuschätzen, ob die sexuellen Handlungen gewollt oder ungewollt waren, setzten einige Forscher als Ausweg einen bestimmten Altersunterschied zwischen Opfer und Täter fest, um von der sicheren Annahme ausgehen zu können, dass ein wissentliches Einverständnis der jüngeren Person aufgrund des Macht- und Wissensgefälles nicht möglich ist (z. B. wurde für Kinder bis zum 12. Lebensjahr ein Altersunterschied von 5 Jahren bestimmt, für ältere Kinder sowie Jugendliche ein Altersunterschied von 10 Jahren). Durch eine solche Definition werden jedoch sexuelle Missbrauchshandlungen bzw. sexuelle Gewalt durch Gleichaltrige und jüngere Kinder nicht erfasst.

Manche Wissenschaftlerinnen und Wissenschaftler möchten weiter den sexuellen Missbrauch im engeren Sinne auf Handlungen mit Körperkontakt beschränken. Sie behaupten, dass z. B. Exhibitionismus und Voyeurismus harmlos seien, weil sie meist keine oder nur geringe Schädigungen der Kinder bewirken würden. Negative Folgen würden dann weniger durch die Tat selbst als durch die übertriebenen Reaktionen der Umwelt bewirkt werden. Dennoch wird immer wieder berichtet, dass Kinder und Jugendliche auch auf solche Handlungen ohne Körperkontakt negativ (z. B. mit Angst) reagieren können. Außerdem kann auch mit Worten und Blicken sexueller Missbrauch erfolgen oder vorbereitet werden, die Kinder wachsen dann in einem sexualisierten Klima auf, werden zum Sexualobjekt herabgewürdigt und dienen den sexuellen Bedürfnissen des Erwachsenen.

Dabei kann es manchmal sehr schwierig sein, das eine vom anderen zu unterscheiden. Denn natürlich bedürfen Kinder auch der körperlichen Nähe und Geborgenheit, natürlich ist das gemeinsame Baden eines Vaters mit seinem Kind »normal«, natürlich ist es kein sexueller Missbrauch, wenn die Tochter den Vater im Bad nackt sieht, usw. Das Problem ist, dass es Einzelfälle gibt, in denen die Beweggründe des Vaters bei einem Verdacht auf sexuellen Missbrauch nicht eindeutig sind, d. h. die Vermutung, dass es zum gemeinsamen Baden nur deswegen kam, damit der Vater sich sexuell erregen konnte, ist schwer zu beweisen. Kleine Kinder halten es dann auch für natürlich, dass der »Papa beim Waschen mit dem Finger in der Muschi hin und her machte«.

Sexueller Missbrauch entwickelt sich häufig von den weniger intimen Formen hin zu den intimen Formen des Körperkontaktes sowie eindeutiger sexueller Ausbeutung. Zu denken ist z. B. an das nicht nur natürliche sich nackt gegenüber dem Kind zeigen, sondern das mehr exhibitionistische sich nackt zeigen; an die nicht nur natürliche väterliche Zärtlichkeit, sondern das Sexualität stimulierende Streicheln und Liebkosen; an das Zeigen von pornografischen Filmen oder Abbildungen; an genitale Berührungen; an die Masturbation im Beisein des Kindes; an die Aufforderung zur Manipulation am Glied; schließlich an das Eindringen in die Scheide des Kindes mit Finger, Penis oder Fremdkörper sowie an oral-genitalen und anal-genitalen Verkehr.

Wegen der zuletzt aufgeführten Definitionsschwierigkeiten wichen einige Forscher auf das Kriterium der negativen Folgen aus, weil Einigkeit darüber besteht, dass sexuelle Handlungen als Missbrauch aufzufassen sowie Handlungen zwischen Erwachsenen und Kindern verwerflich sind, wenn dadurch die Kinder geschädigt werden. Aber auch für diese Definition gelten Einschränkungen, da nicht jeder sexuelle Missbrauch direkte Auswirkungen zeigt.

Zusammenfassend wird unter sexuellem Missbrauch von Kindern jede Handlung verstanden, die an oder vor einem Kind entweder gegen den Willen des Kindes vorgenommen wird oder der das Kind aufgrund seiner körperlichen, seelischen, geistigen oder sprachlichen Unterlegenheit nicht wissentlich zustimmen kann. Die Missbraucher nutzen ihre Macht- und Autoritätsposition aus, um ihre eigenen Bedürfnisse auf Kosten der Kinder zu befriedigen, die Kinder werden zu Sexualobjekten herabgewürdigt.

3 Gibt es eigentlich auch harmlosen Erwachsenen-Kind-Sex?

AUCH SOGENANNTE »ECHTE PÄDOPHILE« BZW. »BOYLOVER« ÜBEN GEWALT AUS – NUR FEINER GESPONNEN!

Der Bremer Soziologie-Professor Lautmann nimmt innerhalb der sexuell missbrauchenden Männer eine etwa fünf Prozent große Gruppe von sog. *»echten Pädophilen«* an. Deren »Erwachsene-Kind-Kontakte« würden nicht innerhalb der Familie stattfinden sowie nicht auf Gewalt zum Selbstzweck beruhen. Weiter würden sie sich nur dann – wenn überhaupt – auf Sex mit Kindern einlassen, wenn diese es selbst wollen. Dies bezeichnet er als ein »Entgegenkommen von Kindern«, z. B. aus Entdeckerfreude, Ausprobieren, um mit den Genitalien von Erwachsenen spielen zu wollen, mit dem Feuer spielen zu wollen usw. Letztlich laufen die Ausführungen von Lautmann darauf hinaus, dass 1.) diese »echten« Pädophilen allgemein als Förderer, Gönner, Lehrer, Freunde usw. von Kindern anzusehen seien (wie z. B. in den Anfang 2010 bekannt gewordenen Fällen von sexuellem Missbrauch durch Lehrer in der Odenwaldschule), welche 2.) die Kinder höchstens ein Stück verführen (ohne negative Folgen), sie dabei 3.) als mündige Sexualpartner ansehen würden und ihnen 4.) zum Recht auf sexuelle Selbstbestimmung auch mit Erwachsenen verhelfen müssten.

Solche Gedanken werden auch von sehr vielen sexuellen Missbrauchern immer wieder zur Rechtfertigung des eigenen Handelns verwendet, wobei sie sich gleichzeitig von anderen (auch ihrer Ansicht nach abzulehnenden) Formen sexueller Kontakte zwischen Erwachsenen und Kindern abzugrenzen versuchen.

Lautmann behauptet für seine »echten Pädophilen« Folgendes: »Letztlich will und initiiert er das Sexualwerden der Beziehung nur innerhalb der Grenzen dessen, was das Kind jeweils zulässt und wozu es bereit ist« – wobei er immerhin im Nachsatz einschränkend vermerkt: »so jedenfalls ist sein Ideal«.

Es soll hier nicht bestritten werden, dass es sicherlich auch sexuelle Missbraucher gibt, welche versuchen, die sexuellen Handlungen mit einem Kind »nur« mit verführerischen Mitteln sowie ohne Drohung und Gewalt zu erreichen, oder auch sich zu Kindern hingezogen fühlende Männer, welche sich jede sexuelle Handlung mit Kindern verbieten. Allerdings dürfte deren Anzahl selbst innerhalb der schon sehr kleinen Gruppe von Lautmanns »echten Pädophilen« äußerst gering sein. Dies zeigt schon ein genauerer Blick in die Interviews von Lautmann mit »echten Pädophilen«. Insgesamt bemühen sich diese Männer exzessiv um Kinder und stellen bewusst eine ganz besondere Nähe und ein körperlich-sexualisiertes Klima her. Wie einseitig dabei die unreifen Bedürfnisse des Erwachsenen eine Rolle spielen, wie schnell die »Liebe« auf ein anderes Kind wechseln kann, wie eben doch der ablehnende Wille eines Kindes mit offensiver Verführung überwunden wird und wie stark den Kindern die eigenen verzerrten Meinungen und Wahrnehmungen unterstellt werden, zeigen die folgenden Zitate von Lautmann aus seinen Interviews mit »echten Pädophilen«:

»Was mich reizt, ist, dass sie noch keine Spur von Schamhaaren haben. Das heißt, ich kann voll sehen, was Sache ist. Ihr schönster Ort ist nicht zugewachsen. Die beginnen ja schon mit dreizehn, vierzehn zu wachsen; mit elf spärlich, mit zwölf sieht man schon etwas. Gut, ein paar Schamhaare, das macht mir nichts, aber am liebsten mag ich, wie man im Fachjargon sagt, ball pussy, d. h. nackte Muschi.«

»Wenn ich einen Jungen habe, der zehn, elf ist, wünsch ich mir immer, dass ich der erste Mensch bin, der seinen Samen schluckt.«

»Ich habe ihn gefragt, ob ich an seinem Geschlechtsteil lutschen darf. Er hat es verneint. Dann haben wir es doch gemacht. Der sexuelle Kontakt lief über mehrere Jahre. Gedauert hat es, bis er 18 Jahre alt war« (wobei Lautmann das Nein dieses Kindes abwertet, indem er es »einer gewissen Ratlosigkeit« sowie »dem Zögern vor dem Unbekannten« zurechnet).

»Wenn ich was mache, dann muss ich ganz sicher sein, dass das Kind auch nichts sagt. Ich habe denen auch gesagt: Wenn das jemals rauskommt, komme ich in große Schwierigkeiten, und du kommst ins Erziehungsheim. Das wirkte. Ich sage immer, du hast doch deinen Willen, und ich habe auch meinen Willen. Ich betrachte dich als vollwertigen Partner, obwohl du ein Kind bist.«

Zusammenfassend zeigt sich also auch bei diesen »echten Pädophilen« von Lautmann, dass die im vorangegangenen Kapitel aufgestellten Kriterien für sexuellen Missbrauch auf sie ebenso zutreffen. Der Wissenschaftler Amendt (1997) drückt dies folgendermaßen knapp und eindeutig aus:

> »Was ist das Förderliche für das Kindeswohl an einer sexuellen Handlung zwischen einem Kind und einem Erwachsenen? Oder noch prägnanter: Was hat der Penis eines erwachsenen Menschen in oder an der Vagina einer Vierjährigen zu suchen und welche Vorteile hat es zum Beispiel für die Vierjährige, wenn sie einen erwachsenen Mann masturbiert oder sich masturbieren lässt oder unter Rücksicht auf die vaginal-anatomisch bedingte Schmerzgrenze sich ganz oder teilweise penetrieren lässt? Analoges gilt für Knaben.«

Die Sucht nach Sex kann (nicht nur bei den sexuellen Missbrauchern) vielfältigste Ausdrucksformen annehmen, zwischen mehr oder weniger normalen bis hin zu krankhaft-perversen und in Einzelfällen tödlichen. Dies soll im Folgenden anhand von Inhalten aus den im

Internet ausgelegten Seiten von sog. »Boylovers« (= Knabenliebe) veranschaulicht werden. Im Internet beschreiben sie sich selbst folgendermaßen: »Ein Boylover erstrebt eine freundschaftliche Beziehung zu einem Jungen, die Sexualität nicht zwingend beinhaltet, aber auch nicht zwingend ausschließt.« Auch sie sprechen sich einerseits – blind gegenüber dem eigenen Handeln – gegen (gewaltförmigen) sexuellen Missbrauch von Kindern aus und betonen andererseits sehr stark den vermeintlich eigenständigen Willen des Kindes in Bezug auf Sex mit einem Erwachsenen: »*Wenn du* aber mal mit einem großen Freund oder einer Freundin Zärtlichkeiten austauschen oder Sex haben *willst*, dann solltest du es ihm oder ihr auch *sagen können;* und wenn ihr beide wollt, dann solltet ihr es *eigentlich auch tun dürfen*. Das ist jedenfalls unsere Meinung ... Wenn ein unter 14-Jähriger aber Sex mit einem Jugendlichen oder Erwachsenen will, dann sollte der ältere Freund auch mitmachen dürfen ... Wir setzen uns dafür ein, dass das heutige Gesetz so geändert wird, dass in Zukunft immer der Wunsch und Wille des Kindes zählen.«

Falls es doch zu einer Aufdeckung/Anzeige kommt, fand sich noch vor Jahren im Internet folgende (für sich sprechende) Information für Kinder und Jugendliche:

»Juppheidi – Juppheida
Verhör–Vernehmung–Razzia«

»Fall bloß nicht auf die Tricks der Polizei herein, z. B. wenn sie dir versprechen, ein gutes Wort für dich einzulegen, ..., damit du etwas aussagst, was du eigentlich nicht aussagen willst. Außer deinen Personalien musst du nichts angeben! Gerade bei Sexfällen braucht die Polizei unbedingt deine Aussage ... Manchmal sagen sie, dein Freund hat schon alles zugegeben, ... Meistens ist das gelogen! ... Lass dich nicht einschüchtern! Manchmal drohen sie sogar mit Schlägen! Geh jedenfalls nicht allein zum Verhör ... Die Kripo ist anfangs sehr freundlich. Oft sind es zwei Beamte.
Der eine macht auf ›harte Tour‹ und der andere auf ›weiche Tour ... Infor-

miere sofort hinterher deine(n) Freund(e) und alle, die es wissen müssen! Ruf vorsichtshalber nicht von zu Hause aus an, sondern benutze eine öffentliche Telefonzelle, damit du ungestört reden kannst. Die privaten Apparate werden manchmal abgehört ... Als Zeuge musst du in der Regel vor dem Staatsanwalt oder dem Richter aussagen ... Erinnern können musst du dich natürlich auch als Zeuge vor dem Staatsanwalt und Gericht nicht, vergessen kann ja schließlich jeder mal etwas.«

Zu fragen wäre also, was die »echten Pädophilen« oder »Boylovers« alles zu verbergen haben und inwieweit Folgendes stimmt: »In einer Boylove-Beziehung geht der ältere Partner auf das kindliche Wesen ein, er fördert es und versucht nicht, es in ein Korsett zu pressen.« Die Homepages der »Boylovers« und der damit verbundenen Szene im Internet weisen darauf hin, dass diese »Boylovers« genauso wie auch die »echten Pädophilen« und alle anderen sexuellen Missbraucher letztlich Kinder für ihre eigenen Bedürfnisse benutzen.

Auf den Internetseiten der »Boylovers« finden sich auch Bildergalerien mit z. B. »über 3000 hübschesten Bildern von Jungen im Alter von 6 bis 16 Jahren. Wunderschöne Jungen, aktiv im Sport, am Strand, im Pool, in Schwarz-Weiß oder Farbe: Jungen, wie Jungen eben sind«. Die Kinder werden hier zur Massenware, es bleibt nichts von den Versprechungen auf einer Boylover-Homepage übrig, dass »der Junge sich selbst in der Boylove-Beziehung als Persönlichkeit erlebt« sowie »sein Wesen wie Körper ganzheitlich wahrgenommen« werden.

Darüber hinaus enthalten die »Boylover«-Homepages auch zahlreiche sog. »Links«, mit denen man per Mausklick mit anderen Seiten im Internet verbunden wird, z. B. zu einer »Boyfeet-Page« mit dem Text: »Ich würde gerne die Füße eines Jungen anbeten, an ihnen lecken und saugen, nachdem er aus seinen übelriechenden und feuchten Turnschuhen herauskommt.«

Die sexuellen »Vorlieben« werden dabei von Link zu Link immer abweichender, wobei die fließenden Übergänge nicht nur durch die

»Links« gewährleistet werden, sondern auch auf sich ausbreitende sexuelle Fantasien und Interessen innerhalb von Personen hinweisen. Das ausufernde Netz von Links im Internet ist als Spiegel der unterschiedlichsten mehr oder weniger abweichenden, pervertierten oder gewaltförmigen Sexualbedürfnisse, -fantasien und -praktiken des Menschen anzusehen (im Übrigen alles auch leicht zugänglich für Kinder). Und letztlich: Es besteht immer eine meist mehr als weniger ausgeprägte Tendenz, andere Menschen für seine sexuellen »Vorlieben« zu benutzen, als austauschbares Objekt, als bezahlte Ware. Um dies nochmals zu verdeutlichen, sei aus den Interviews von Lautmann ein weiterer »echter Pädophiler« zitiert:

> »Anfangs hat sie [eine knapp Zwölfjährige] sich schon ein bisschen angestellt. Ich: ›Komm jetzt, du hast mich doch lieb! Jetzt mach halt; ist doch nichts dabei.‹ Sie: ›Okay, gut, mach ich es halt.‹ Ich, eine Weile später: ›Komm, jetzt richtig, ohne was dazwischen.‹ Da hat sie sich noch mehr angestellt. Aber ich habe ihre Hand genommen und so reingeschoben und gesagt: ›Jetzt komm, jetzt mach mal.‹ Ich habe meine Hose ausgezogen, und sie hat gemacht bis zum Ende.« Lautmann ergänzt zynisch: »Der Koitus kam allerdings erst an ihrem zwölften Geburtstag.
> Diese Mischung von Überreden, Bedrängen und entschlossenem Vorgehen wirkt abstoßend, wäre da nicht die Vermutung, dass es unter Jugendlichen durchaus oft genauso zugeht, immer noch.«

Lautmann führt dieses Zitat in einem Kapitel an, welches überschrieben ist mit »Grenzsituationen«, und verharmlost dann (wie fast alle sexuellen Missbraucher) Überredung und Druck auf Kinder mit Ausdrücken wie: »verführt wird heftig«; »einiges Zureden erfordert es offensichtlich, wenn der Pädophile überredet werden will«; »sanfte Überredung ist sicher harmlos und mit dem hohen Maß an Verbalisierung im pädophilen Aushandeln notwendig verbunden«; »einen labilen oder unvollständigen Konsens vermute ich dort, wo ein Partner keine Kindesreaktionen berichtet, aus denen Einverständnis hervorgeht«. Es erscheint notwendig, hier Maßstäbe zurechtzurücken und eindeutig von sexuellen Missbrauchshandlungen zu sprechen, auf welche die Definitionskriterien des vorangegangen Kapitels zur sexuellen Ausbeutung von Kindern zutreffen.

4 Das mit dem Missbrauch – stimmen die hohen Zahlen wirklich?

HÄUFIGKEITSANGABEN ZUM SEXUELLEN MISSBRAUCH

Ernst (2005) geht aufgrund ihrer umfassenden Forschungsübersicht davon aus, dass etwa 10 bis 15 % der befragten Frauen sowie etwa 5 % der Männer bejahen, bis zum Alter von 14 oder 16 Jahren »mindestens einen unerwünschten oder durch die ›moralische‹ Übermacht einer deutlich älteren Person oder durch Gewalt erzwungenen sexuellen Körperkontakt« erlebt zu haben. Solche auf ein seuchenartiges Ausmaß des sexuellen Missbrauchs hinweisende Zahlen sollten aber immer im Zusammenhang mit einer differenzierten Betrachtung von den Häufigkeiten unterschiedlicher Arten sowie von der Dauer des sexuellen Missbrauchs erfolgen, um einer unnötigen Dramatisierung und Emotionalisierung vorzubeugen:

Die Diplom-Psychologin Lange veröffentlichte 1998 ihre Befragung von Schülerinnen im Alter von 16 und 17 Jahren zu Erfahrungen mit sexueller Belästigung/sexueller Gewalt. Dabei fand sie die folgenden Häufigkeiten

Grad der Belästigungs- bzw. Gewalterfahrung	Mädchen		Jungen	
	Anzahl	Prozent	Anzahl	Prozent
0	176	49	268	82
1	83	23	45	14
2	75	21	10	3
3	28	8	2	1

Erläuterung:

Gruppe 0
49 % der Mädchen und 78 % der Jungen berichteten über keine sexuelle Belästigung oder sexuelle Gewalterfahrungen.

Gruppe 1
(»leichte« Belästigungs-/Gewalterfahrung): Dieser Gruppe wurden vor allem die Befragten zugeordnet, die verbale oder nonverbale Belästigung schilderten, also z. B. »3- bis 4-mal in der Woche doof angelabert worden, fühl mich irgendwie voll belästigt«, oder: »Wir hatten einen Jungen in der Klasse, der hat ständig die Mädchen angetatscht, an Brust oder Hintern, eines Tages haben ihn alle 6 Mädchen der Klasse zusammengeschlagen.« Zu der Obergrenze dieser Gruppe wurden aber auch gezählt z. B.: das Masturbieren eines unbekannten erwachsenen Mannes am Baggersee, Ähnliches erlebte die Befragte dort etwa 20-mal; mit 9 Jahren von einem fremden Mann (etwa 45 Jahre alt) an den Hintern gefasst, und diese Befragte erlebte in den letzten Jahren 3- bis 4-mal, dass Bekannte (18/19 Jahre) ihres Freundes ihr an den Hintern gefasst und sie begrabbelt hatten; im Schwimmbad wollte ein Mann Ende 40 der 17-jährigen an die Brust fassen.

Gruppe 2
(»mittelschwere« Belästigungs-/Gewalterfahrung): Hierunter wurden vor allem Schilderungen eingeordnet, aus denen auch ein körperlicher Übergriff ersichtlich und in denen psychischer Druck bzw. körperliche Gewalt angewendet wurde. Auch sexueller Missbrauch im Kindesalter mit Körperkontakt fiel in diese Gruppe, wenn es sich um ein einmaliges Ereignis handelte ohne offenen Ausdruck von Gewalt. In die Untergrenze dieser Gruppe fielen z. B.: »Entblößer hat mich angesprochen, als ich 8 Jahre alt war, sollte ihn auch berühren, es kamen Leute und er lief weg, zeigte auch Nacktfotos«; »Beim Joggen lief ein Mann hinter mir und meiner Freundin hinterher und fragte nach der Uhrzeit, schnappte meine Freundin und verlangte, wir sollen uns entkleiden; durch mein Schreien lief er allerdings weg.« Die Obergrenze wird gekennzeichnet durch z. B.: Vergewaltigungsversuch durch ersten Freund (sie 15, er 19 Jahre: »Es wird jetzt endlich Zeit, ich brauche meine Befriedigung«); ein Kollege des Vaters hat das 6-jährige Mädchen mit zum

Ententeich genommen, hat sie gebeten, ihn zu küssen, hat ihr dann die Unterhose runtergezogen und sie einige Minuten lang innen an den Oberschenkeln gestreichelt.

Gruppe 3
(»schwere« Belästigungs-/Gewalterfahrung): (Hierunter wurden gezählt das Erzwingen von sexuellen Handlungen unter Anwendung von massivem psychischem Druck oder körperlicher Gewalt. Beispiele: als Kind von einem Mann in Hauseingang gelockt, sie sollte dessen Penis anfassen; als 13-jähriges Mädchen mit Onkel im Ehebett geschlafen, er wollte sie ausziehen; mit 6 oder 7 Jahren von jungem Mann ins Gebüsch gelockt und befummelt worden; der Bruder der Freundin überfiel das Mädchen, zerriss ihr die Hose, sagte: »Mach es mir wenigstens mit der Hand« (nachdem er vorher sagte: »Ich kann nicht anders, wenn ein Mädchen neben mir liegt»), sie tat es, er schlief dann ein, und sie sei dann rausgegangen und habe erst mal gekotzt; der Opa missbrauchte das 8 Jahre alte Mädchen während eines dreiwöchigen Besuchs etwa jeden zweiten Tag, zeigte ihr Pornos, und sie musste ihm »die Eier kraulen«; ein Jugendlicher wurde in betrunkenem Zustand von einem etwa 30 Jahre alten Mann »abgeschleppt, hat gefummelt, ich konnte mich nicht wehren«; ein guter Freund hat die Jugendliche »geschnappt«, sie aufs Bett gezerrt, ihre Klamotten zerrissen und versucht, sie zu vergewaltigen.

Je nach der Art und Weise der Befragungen ergeben sich in der Forschung sehr unterschiedliche Häufigkeitsangaben, was auch für alle weiteren Zahlenangaben in diesem Kapitel zutrifft, sodass letztlich immer von ungefähren Schätzungen bzw. Mittelwerten verschiedener Untersuchungen ausgegangen werden muss. In Bezug auf die »Intensität« des sexuellen Missbrauchs kann allgemein aufgrund der vorliegenden Untersuchungen grob von den folgenden Häufigkeiten ausgegangen werden:

sehr intensiver sexueller Missbrauch versuchte oder vollendete vaginale, anale oder orale Vergewaltigung; Opfer musste Täter oral befriedigen oder anal penetrieren	**15 %**

intensiver sexueller Missbrauch Opfer musste vor Täter masturbieren; Täter masturbierte vor Opfer; Täter fasste Opfer an die Genitalien an; Opfer musste Täter an die Genitalien anfassen; Opfer musste Täter die Genitalien zeigen	35 %
weniger intensiver sexueller Missbrauch Täter versuchte, die Genitalien des Opfers anzufassen; Täter fasste Brust des Opfers an; sexualisierte Küsse, Zungenküsse	35 %
sexueller Missbrauch ohne Körperkontakt Exhibitionismus; Opfer musste sich Pornos anschauen; Täter beobachtete Opfer beim Baden	15 %

Zur Häufigkeit des sexuellen Missbrauchs im Einzelfall wird angenommen, dass es sich etwa bei zwei Dritteln der Fälle um einmaligen und bei einem Drittel um mehrmaligen sexuellen Missbrauch handelt. Hierbei muss aber wiederum nach dem Bekanntheitsgrad zwischen TäterInnen und Opfer unterschieden werden. Der Missbrauch durch Fremde erfolgt wohl in über 90 % der Fälle einmalig. Kommen dagegen die TäterInnen aus dem Bekannten- oder Freundeskreis, so handelt es sich nur noch in zwei Dritteln der Fälle um einmaligen Missbrauch, und beim Missbrauch durch Angehörige muss schließlich davon ausgegangen werden, dass es sich zwischen ein und zwei Dritteln der Fälle um mehrmaligen Missbrauch handelt. Speziell beim Vater-Tochter-Missbrauch scheint es in der Regel zu mehrmaligen Übergriffen zu kommen.

Vergleichbar sind die Zahlenangaben zur zeitlichen Dauer des sexuellen Missbrauchs. Etwa zwei Drittel der sexuellen Missbrauchshandlungen erfolgen einmalig bzw. an einem Tag, aber es muss wohl befürchtet werden, dass ungefähr 10 % der Fälle sogar über einen Zeitraum von mehr als einem Jahr bis hin zu neun Jahren dauern. Langwährender sexueller Missbrauch erfolgt überwiegend durch Angehörige, und dabei wiederum wohl meist durch Väter bzw. Stiefväter.

Wer sind die Täter und Täterinnen? Zunächst soll auf deren Geschlechtszugehörigkeit eingegangen werden. Die beiden folgenden Diagramme zeigen, dass es ganz überwiegend Männer sind, die sexuell missbrauchen, und zwar sowohl bei weiblichen wie bei männlichen Opfern.

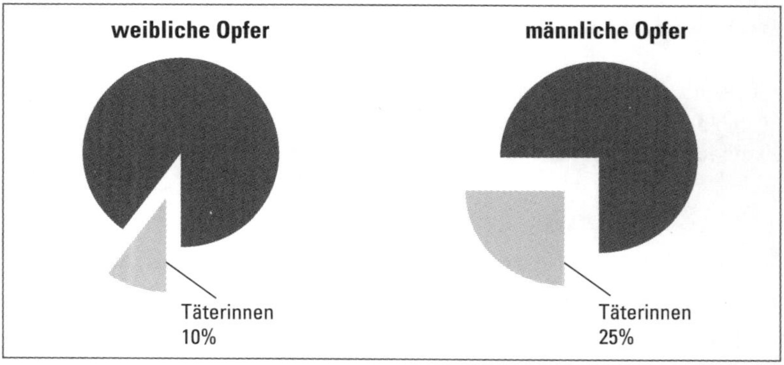

Die Altersverteilung der Opfer dieser Täterinnen gibt in etwa das folgende Diagramm wieder:

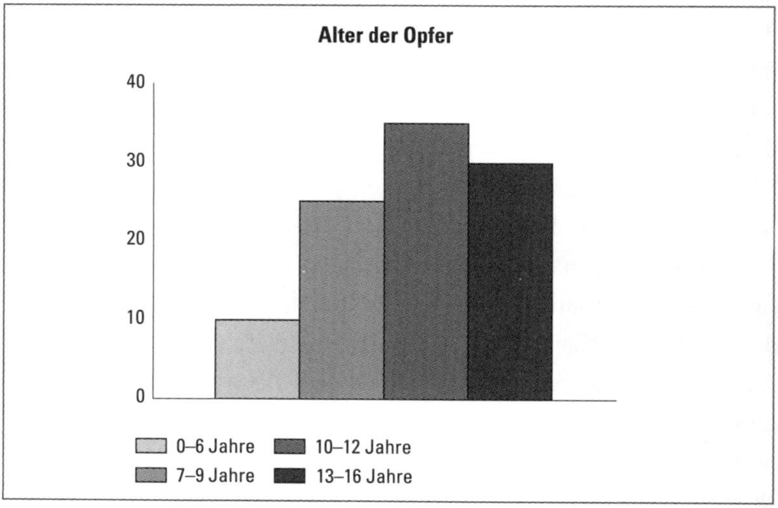

Zum Vergleich dieser Altersverteilungen der Opfer sexuellen Missbrauchs mit den anderen Formen der Kindesmisshandlung seien die Zahlen aus 2007 in den USA (wo eine Meldepflicht von Kindesmisshandlungen besteht) aufgeführt (U.S. Department of Health & Human Sciences, 2009):

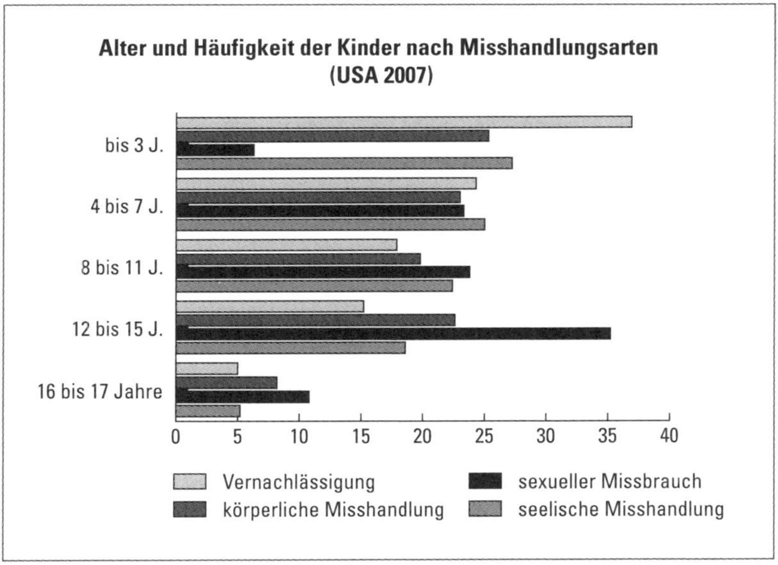

Der sexuelle Missbrauch weist einen Häufigkeitsgipfel bei den 12 bis 15 Jahre alten Kindern auf mit 35,2 Prozent, bei den 4 bis 7 sowie 8 bis 11 Jahre alten Kindern sind es jeweils etwa 23 Prozent, bei den Kindern bis zu drei Jahren 6,3 Prozent. Bei der Vernachlässigung besteht gegenüber den anderen Misshandlungsarten ein eindeutiger Gipfel in den ersten drei Jahren bei kontinuierlicher Abnahme in den späteren Altersgruppen, allerdings immer noch im Vergleich zu den für die anderen Misshandlungsarten bedeutsam hohen Häufigkeiten. Das Ausmaß der körperlichen sowie der seelischen Misshandlung liegt relativ konstant etwa zwischen 19 bis 27 Prozent und nimmt erst ab bei den 16- und 17-Jährigen.

Die bis heute noch zäh sich haltende Meinung, dass vor allen Dingen Mädchen sexuell missbraucht werden, die im »Lolita«-Alter sind, muss angesichts dieser Zahlen als eindeutig widerlegt angesehen werden.

Über die Altersverteilung der männlichen Täter gibt das nächste Diagramm einen Überblick. Bemerkenswert ist die zwar seit Langem erforschte, aber wenig bekannte Tatsache, dass zu mindestens einem Drittel die Missbraucher selbst noch Kinder, Jugendliche und Heranwachsende sind. Aber auch der Mythos, dass Missbraucher von Kindern nur »widerliche, altersabgebaute« Männer sind, ist schon lange widerlegt: Nur etwa ein Zehntel der männlichen Täter sind über 50 Jahre alt.

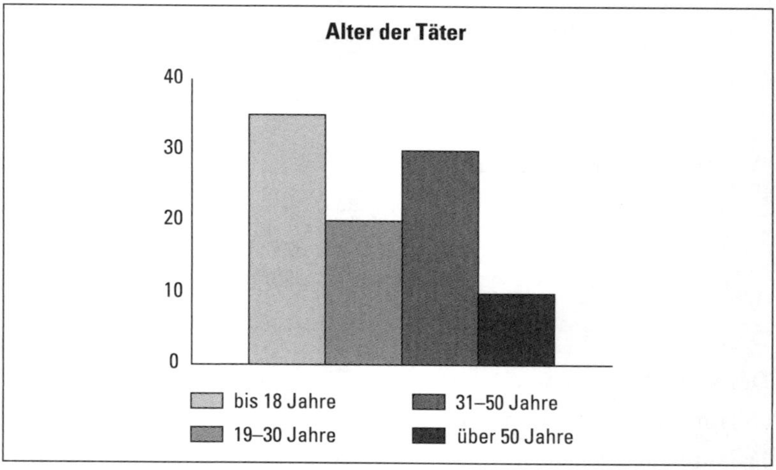

Auch in Bezug auf den Bekanntheitsgrad zwischen Opfer und Täter müssen Vorurteile korrigiert werden, wie es die folgenden Häufigkeitsangaben aufzeigen.

Bekanntheitsgrad der TäterInnen zu den Opfern

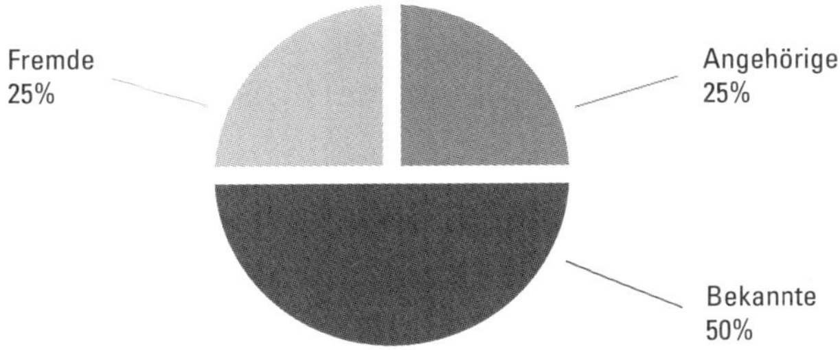

Während früher fälschlich angenommen wurde, dass sexuelle Missbraucher fast ausschließlich fremde Täter seien, entstand vor einigen Jahren die ebenso falsche Annahme, dass sexueller Missbrauch ganz überwiegend durch Familienangehörige erfolgen würde. Zu der obigen Abbildung ist weiter zu ergänzen, dass die angeführten Zahlen vor allem für weibliche Opfer gelten. Bei den Jungen kommen die Täter wohl etwas seltener aus der Familie und dementsprechend häufiger aus dem außerfamiliären Bereich.

Falsch ist wohl auch die vor einigen Jahren vielfach geäußerte Meinung, dass bei innerfamiliärem Missbrauch vor allen Dingen Väter die Täter sind. Eher treffen wohl die im folgenden Diagramm angeführten Zahlenverhältnisse bei Missbrauch durch Familienangehörige zu.

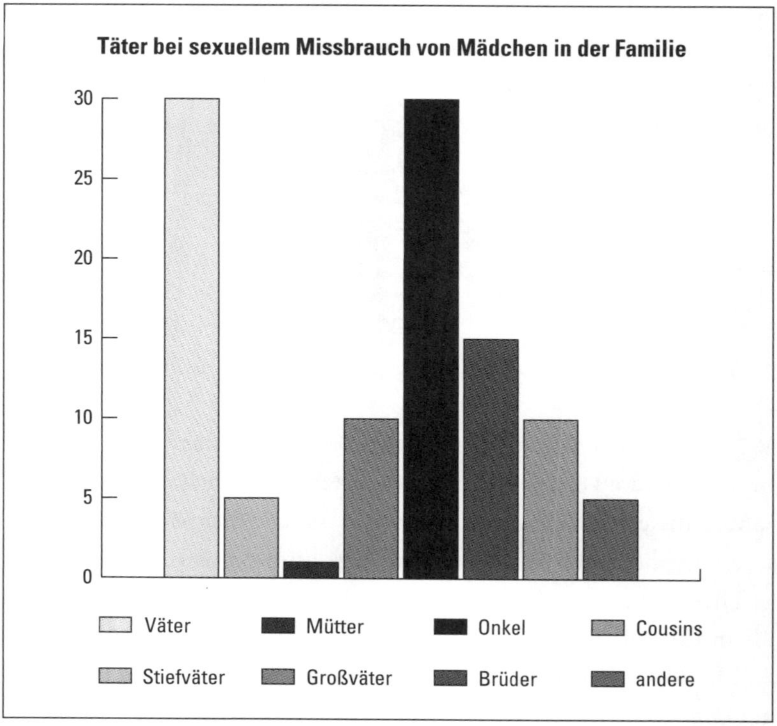

Beim Onkel erinnern sich manche vielleicht an die frühere Warnung vor dem »bösen, fremden Onkel«, der sich aber anscheinend vor allen Dingen im familiären Bereich findet.

5 Gab es sexuellen Missbrauch schon immer? Oder hat er zugenommen?

ZUR GESCHICHTE DES SEXUELLEN MISSBRAUCHS

In diesem Kapitel erfolgt kein »trockener« geschichtlicher Abriss über längst vergangene Zeiten, die nur noch für den Historiker von Interesse sind. Im Gegenteil, es soll – in enger Verbindung mit dem nachfolgenden 6. Kapitel – aufgezeigt werden,

- » dass sexuelle Ausbeutung und körperliche Misshandlung von Kindern als eine Kontinuität in der Menschheitsgeschichte anzusehen sind, welche bis in die heutige Zeit hineinreicht,
- » dass auch gegenwärtig sowohl Kinder von erwachsenen Männern und Frauen wie auch Mädchen und Frauen von Männern vielfach und alltäglich für unterschiedlichste aggressive und sexuelle Bedürfnisse im Sinne von Blitzableiter, Sündenbock und Lustobjekten herhalten müssen,
- » dass wir gerade erst Ende des letzten Jahrhunderts angefangen haben, die Realität des erschreckenden Ausmaßes sexueller Gewalt in unserer Gesellschaft sowie auch des Machtgefälles zwischen den Geschlechtern zunehmend anzuerkennen, wobei die Frauen- und Kinderschutzbewegung diese Einsichten bei vielen Menschen nur gegen starke innere Widerstände und durch beharrliche Öffentlichkeitsarbeit erreichen konnten,
- » dass immer noch – formelhaft ausgedrückt – unter einer dünnen Schicht der Humanität bald die Barbarei hervorbricht und
- » dass diese beiden Kapitel 5 und 6 äußerst wichtig sind, um einige ausschlaggebende Ursachen der sexuellen Gewalt in unserer Gesellschaft aufzudecken.

Der wohl früheste Hinweis auf sexuelles Begehren von Männern nach kleinen Kindern findet sich auf einer etwa 5000 Jahre alten Tontafel der Sumerer: »(Der Gott) Enlil sprach zur (Göttin) Ninlil von Beischlaf. Sie will nicht. Meine Vagina ist zu klein. Sie versteht den Beischlaf nicht. Meine Lippen sind zu klein. Sie verstehen nicht zu küssen.«

In den antiken Hochkulturen aufzuwachsen bedeutete nicht selten die Gefahr sexuellen Missbrauchs, wie die folgenden Beispiele aufzeigen:

- Wohl um die »Knabenliebe« nicht ausufern zu lassen, wurden in Griechenland sexuelle Beziehungen von Männern zu Jungen unter 12 Jahren mit harten Strafen bedroht. Ein Verstoß gegen dieses Gesetz wurde aber nur selten geahndet.
- In den griechischen Hafenstädten arbeiteten Mädchen wie auch Jungen als Prostituierte.
- In Athen konnten Jungen per Vertrag gemietet werden.
- Im alten Rom gab es wohl zu viele Männer, die in den Bordellen nach bereits in der Wiege kastrierten jungen Knaben suchten, sodass der Kaiser Domitian diese Kastration für Kinder, die für Bordelle vorgesehen waren, unter Strafe stellte.

In der Rechtssprechung dieser Zeit und im Alten Testament war Vergewaltigung eines Mädchens oder einer Frau eher ein Eigentumsdelikt zuungunsten des Mannes als ein Delikt gegen die sexuelle Selbstbestimmung des Opfers. Auch die seelischen und körperlichen Verletzungen der Opfer waren nicht ausschlaggebend für die Strafverfolgung. Nur wenn beispielsweise ein Mann ein noch nicht verlobtes Mädchen ohne die Erlaubnis des Vaters vergewaltigte, hatte er mit Strafe zu rechnen. Er musste dann das Mädchen heiraten und dem Vater den Brautpreis auszahlen. Im Deuteronomium, einem Buch des Alten Testaments, heißt es wörtlich: »Wenn jemand an eine Jungfrau kommt, die nicht verlobt ist, und ergreift sie und schläft bei ihr, und es wird entdeckt, so soll der, der bei ihr geschlafen hat, ihrem Vater fünfzig Silberschekel geben und soll sie zum Weibe haben, darum, dass er sie geschwächt hat.« Weiter war nach dem deuteronomischen Gesetz eine verlobte Jungfrau zu steinigen, wenn sie bei einer Vergewaltigung »innerhalb der Stadtmauern« nicht geschrien hatte. Dahinter stand die bis heute sich haltende Vorstellung, dass sie die Vergewaltigung durch Hilfeschreie hätte verhindern können. Fand die Vergewaltigung eines verlobten Mädchens jedoch jenseits der Stadtmauern auf freiem Feld statt, so »soll der Mann, der ihr beiwohnte, allein sterben. Dem Mädchen aber sollst du nichts tun«. Die Vergewaltigung einer verheirateten Frau wurde wie Ehebruch geahndet und führte zum Tode beider.

»Jungfräulichkeit« und »Unbescholtenheit« der Frau waren im germanischen Volksrecht (5.–8. Jh.) wie auch in der Zeit der Rechtsbücher und Stadtrechte (12.–13. Jh.) sowie der Zeit des gemeinen deutschen Rechts (16.–18. Jh.) ausschlaggebende Kriterien für die Strafbarkeit von Vergewaltigungen. Nach dem Schwabenspiegel (1274) mussten z.B. »fahrende« Frauen sich den gewaltsamen Geschlechtsverkehr gefallen lassen, und eine strafrechtliche Verfolgung setzte zwingend lautes Schreien während sowie unmittelbares Mitteilen nach der Vergewaltigung durch die betroffene Frau voraus. Während das Nürnberger Stadtrecht (Sachsenspiegel, 13. Jh.) auch die »Notzucht einer bescholtenen Frau« ahndete, wurde nach der Peinlichen Gerichtsordnung Karls V. (16. Jh.) nur der gewaltsame Geschlechtsverkehr an einer »unverleumdeten Frau, Witwe oder Jungfrau« als Vergewaltigung mit dem Tode bestraft.

Erst allmählich setzte sich mit der Ausbreitung und weiterentwickelten Ethik des Christentums die »Unschuld des Kindes« durch, wobei die kindliche Sexualität und sexuelle Handlungen mit ihnen zunehmend als unmoralisch und schädlich galten.

In den Erziehungsbüchern des 18. und 19. Jahrhunderts wurde den Kindern dann regelrecht nachspioniert, um jedwede Art von sexuellen Empfindungen bei ihnen zu unterdrücken, und an den Kindern bekämpften die Erwachsenen sicherlich auch ihre eigenen mit Beängstigung empfundenen Wünsche und Bedürfnisse. 1813 wurde z. B. in den »Grundsätzen zur Erziehung und des Unterrichts« des Pädagogen Niemeyer u. a. vor den folgenden »gewöhnlichen Veranlassungen des Geschlechtstriebes« gewarnt: »Erhitzende Kost; warme Federbetten; enge, zusammenpressende Kleidung; Reiz der Geschlechtsglieder durch Reiten auf Stöcken und Spielpferden, durch Schaukeln der Knie, durch Herabgleiten von Treppengeländern, durch angewöhntes Übereinanderschlagen der Schenkel; gemeinschaftliches Baden ohne alle Badekleider.« Es wird aber auch vor »eigentlichen Verführungen« gewarnt, und zwar: »Durch ältere Personen, männliche und weibliche Bediente, Friseurs, Wollüstlinge, Spaßmacher, junge Gespielen, die selbst schon verführt und verdorben, sichs zum Geschäft machen, andere in die Geheimnisse ihrer verstohlenen Lust einzuweihen, oder wohl gar – horrendum dictu! – durch Lehrer und Erzieher.«

Die Desexualisierung der Kinder (verbunden mit einer Doppelmoral der Erwachsenen) reichte sogar weit bis in die Zeit nach dem 2. Weltkrieg:

- Noch 1967 schrieb ein Professor in Deutschland wider die Onanie: »Ablenkung und Abhärtung des Kindes durch Sport, kalte Waschungen, viel Aufenthalt im Freien; Wandern, Schwimmen, altersentsprechende leichte Gartenarbeit; Erwecken des kindlichen Interesses und Hinlenken seines Geistes auf andere Dinge. Nicht die Masturbation verbieten (das reizt zum Widerspruch), sondern verächtlich machen.«
- Noch 1962 beschrieb es ein anerkannter Psychotherapeut als Erfolg, dass sein 14-jähriger Patient nach eineinhalb Jahren Therapie nur noch »ein einziges Mal pro Woche onaniere«, nachdem er es früher »im gleichen Zeitabschnitt sechs und mehr Male tat«.

Etwa seit der Renaissance wurden Kinder also zunehmend nicht mehr als »kleine Erwachsene« betrachtet, sondern die Entwicklungsphasen der Kinder- und Jugendzeit bekamen im Laufe der Jahrhunderte einen immer größeren Eigenwert. Allerdings wurde noch z. B. Ludwig XIII. ab dem zweiten Lebensjahr jeden Morgen ausgepeitscht, sogar am Morgen seiner Krönung zum König, während es andererseits als selbstverständlich galt, dass er mit einem Jahr mit der Infantin von Spanien verlobt wird und er auf die Frage »Wo ist der Allerliebste der Infantin?« seine Hand auf seinen Penis legte. Solche Beispiele verweisen darauf, dass bei der Bewertung sexueller Handlungen zwischen Erwachsenen und Kindern die jeweils herrschenden gesellschaftlichen Moralvorstellungen zu beachten sind. Es geht hier aber weniger darum, frühere Generationen und Gesellschaften zu verurteilen, sondern für die gegenwärtige Zeit moralische Maßstäbe einzufordern, d. h. für unsere Zeit festzulegen, dass der Penis oder die Hand eines Erwachsenen zu dessen sexueller Befriedigung bei einem Kind nichts zu suchen haben.

Parallel zu der Betrachtung, dass die Lebensphasen der Kindheit und Jugend als besonders schützenswert anzusehen sind, spielten aber auch gesellschaftliche Notwendigkeiten eine Rolle: Die Eltern-Kind-Beziehung musste von sexuellen Momenten befreit werden, um die neu entstandene Struktur der bürgerlichen Familie nicht zu gefährden, die auf die Monopolisierung der Sexualität zwischen den Ehepartnern angewiesen ist. Außerdem setzte sich wohl die (kapitalistisch orientierte) Einsicht durch, dass seelisch und körperlich gesunde Kinder (und somit auch die späteren Erwachsenen) den Industriellen und Militärs mehr nützten als ausgebeutete, kranke Kinder.

Und dennoch: Viele Kinder wurden weiterhin missbraucht. In den öffentlichen Krankenhäusern im Königreich Preußen wurden 1899 insgesamt 13.971 geschlechtskranke Frauen behandelt: Von diesen waren 434 Mädchen unter 14 Jahren und 4268 Mädchen im Alter von 15 bis 20 Jahren. Da zu der damaligen Zeit eine Krankenhausbehandlung nicht sehr üblich war, wird die Zahl der Infizierten etwa viermal so hoch eingeschätzt. Viele dieser Mädchen waren von ihren Vätern und Brüdern sowie von Kostgängern der Familie sexuell missbraucht worden. Einige wurden auf diese Weise noch vor ihrer Einschulung geschlechtskrank. Andere gingen der Prostitution nach und holten sich die Krankheit dort. 1876 lebten in London 20.000 Straßenkinder, wobei viele Mädchen nur durch Prostitution überlebten. Mitte des 19. Jahrhunderts war eines von sechzig Häusern in London ein Bordell und eine von 16 Frauen eine Dirne. 1889 nahmen mehrere Experten auf einer internationalen Konferenz in Brüssel an, dass knapp 70 % aller Prostituierten vor ihrem 21. Lebensjahr an Syphilis erkrankten: »Defloriert mit 16, prostituiert mit 17, syphilitisch mit 18« wurde dies zynisch benannt. 1884 wurde in Budapest eine Affäre aufgedeckt: Etwa 400 12 bis 15 Jahre alte Mädchen fielen Missbrauchern zum Opfer. Auch für Wien wurde damals angenommen, dass über die Hälfte der nicht registrierten Prostituierten minderjährig war, und für Stuttgart wurde vermutet, dass die Hälfte der Prostituierten vor dem 17. Lebensjahr defloriert war. Von den in den Jahren 1878 bis 1887 in Paris verhafteten heimlichen Prostituierten waren 12.615 = 46,7 % »minorenn«, in den Jahren 1888 bis 1898 waren es 14.072 = 48,8 %. Der Pariser Gerichtsmediziner Bernard schrieb 1886: »Unzucht mit kleinen Kindern ist heutzutage ein sehr häufiges Delikt, insbesondere in den dicht bevölkerten Industriegebieten. Bei dieser Art von Verbrechen sind die Angeklagten oft reife und ältere Männer, und man kann sagen, dass das Alter des Rechtsbrechers meistens umgekehrt proportional zu dem seines Opfers ist.«

In den letzten 100 Jahren ist die Leugnung bzw. Anerkennung des sexuellen Missbrauchs eng mit der Geschichte der Psychoanalyse verbunden. Freud führte 1896 zunächst die hysterischen Symptome von 18 Patienten auf sexuellen Missbrauch zurück. Ein Jahr später begann er bereits diese Verführungstheorie zurückzunehmen zugunsten des Ödipuskomplexes: »Ich musste endlich zur Einsicht kommen, dass diese Berichte (von Patientinnen, dass sie vom Vater verführt worden waren) unwahr seien, und lernte so verstehen, dass die hysterischen Symptome sich von Fantasien, nicht von realen Begebenheiten ableiten.«

Für diese Sinneswandlung von Freud finden sich in der Literatur u. a. die folgenden Gründe: unbewusste Abwehr des durch seinen eigenen Vater erlittenen sexuellen Missbrauchs; Angst vor beruflicher Isolierung; Sorge, die Psychoanalyse in Misskredit zu bringen.

Allerdings schloss Freud weiterhin die Möglichkeit der ›realen Verführung‹ nie ganz aus, wenn auch in der herrschenden Lehrmeinung eindeutig die Angaben von Patienten und Patientinnen über sexuellen Missbrauch in der Kindheit alleinig im Sinne von ödipalen Wunsch-Fantasien interpretiert wurden. So stieß z. B. ein Vortrag von Ferenczi im Jahre 1932 bei den Psychoanalytikern auf extreme Ablehnung (»Tatsächliche Vergewaltigungen von Mädchen, die kaum dem Säuglingsalter entwachsen sind, ähnliche Sexualakte erwachsener Frauen an Knaben, aber auch forcierte Sexualakte homosexuellen Charakters gehören zur Tagesordnung ... Auch Kinder angesehener, von puritanischem Geist beseelter Familien fallen viel öfter, als man es ahnen vermag, wirklichen Vergewaltigungen zum Opfer. Entweder sind es die Eltern selbst, die für ihre Unbefriedigtheit auf diese pathologische Art Ersatz suchen, oder aber Vertrauenspersonen wie Verwandte, Hauslehrer, Dienstpersonal, die Unwissenheit und Unschuld der Kinder missbrauchen«).

Die Diskussion um den sexuellen Missbrauch ebbt auch in neuester Zeit nicht ab. Insbesondere nach spektakulären Prozessen wie z. B. in Münster und Worms werden die Glaubwürdigkeit der Kinder sowie das Ausmaß von sexuellem Missbrauch immer wieder als übertrieben infrage gestellt. Der Psychologe Bange (1992) fasst dabei die (Forschungs-)Geschichte folgendermaßen zusammen:

- »Auf jeden Versuch, sexuelle Gewalt gegen Kinder zu problematisieren, folgte immer der Versuch, die Realität sexuellen Missbrauchs an Kindern zu leugnen.
- Dabei wurde jedesmal die Glaubwürdigkeit der Opfer angezweifelt. Der Ödipuskomplex diente immer wieder als Möglichkeit, den Opfern eine rege Fantasie zu unterstellen und die Täter als ab-

norm hinzustellen, um die Normalität des Problems zu verschleiern.

- Mit Ausnahme der heutigen Diskussion wurde der sexuelle Missbrauch immer als ein besonderes Problem der Zeit hingestellt. Die historische Kontinuität wurde nicht wahrgenommen.
- Nach den Folgen für die Opfer wurde, außer seitens der Frauen- und Kinderschutzbewegung, nicht gefragt.
- Die Debatten über die sexuelle Gewalt gegen Kinder sind immer durch die herrschenden kulturellen Normen und Werte bestimmt.«

Ganz ähnlich sind auch die geschichtlichen Bewertungen der Vergewaltigung von Frauen zu sehen. Zwar mussten hierbei Männer im Grunde zu allen Zeiten mit härteren Strafen als bei sexuellem Missbrauch von Kindern rechnen, aber bemerkenswert sind die folgenden Begründungen (nach dem Psychiater Feldmann, 1992), warum die Vergewaltigung als strafwürdig galt: »In älterer Zeit stand das Opfer der Tat selbst nicht im Vordergrund der Betrachtung, geahndet wurde nicht eigentlich, was ihm selbst an Gewalt angetan wurde. Vielmehr wurde eine Vergewaltigungstat – in Übereinstimmung mit der Unterprivilegierung der Frau in einer patriarchalischen Gesellschaft – eher wie ein Eigentumsdelikt aufgefasst, und zwar begangen an dem rechtmäßigen Besitzer der Frau (Vater oder Ehemann) oder doch gegenüber ihrem zukünftigen Besitzer: Die Frau verlor an Wert.« Bis heute werden Frauen und Mädchen weltweit noch zu sehr als Besitz, als Ware, als Tauschgegenstand, als Sexualobjekt betrachtet und behandelt. Es ist wohl Wirtz (1989) zuzustimmen, wenn sie schreibt, dass dies nicht Geschichte und veraltete Gesetzgebung, sondern auch heute noch schmerzliche, immer wieder erfahrbare Realität ist. Weltweit ist dabei zu erinnern an Kinderpornografie, an Prostitution, an Mädchenentführung, an Zwangsverheiratung, an Vergewaltigung (die Vergewaltigung in der Ehe wurde in Deutschland erst 1997 unter Strafe gestellt) usw. usf.

6 Wird das heute nicht alles übertrieben? Einige Monster, nun ja, aber …

WIE WEIT IST IN DEUTSCHLAND DIE HUMANITÄT VON DER BARBAREI ENTFERNT?

Bevor nun in den späteren Kapiteln auf spezifische Probleme des sexuellen Missbrauchs eingegangen wird, ist es sicherlich sehr wichtig, einmal innezuhalten und unseren derzeitigen Stand des Wissens und Umgangs mit Sexualität und Aggression/Gewalt in unserer Gesellschaft zu bewerten. Vor dem Hintergrund des vorangegangenen historischen Kapitels wird sich erneut zeigen, dass dies durchaus nicht »nur alles Geschichte« ist! Um es mit Worten aus einem Schulleben zu umschreiben: Wir Erwachsenen sind noch lange nicht so weit, dass wir im Fach »körperliche, seelische und sexuelle Gewaltfreiheit« so etwas wie ein sozial-emotionales und geistiges Zeugnis der Reife ausgehändigt bekommen können – wir befinden uns höchstens erst in der Grundschule. Dies bedeutet weiter, dass es gar nicht so verwunderlich ist, wenn in Deutschland ein erschreckend hohes Ausmaß an sexueller Gewalt herrscht – es geht eben nicht um einige »Sexualmonster in Menschengestalt«, auf die wir mit dem Finger zeigen und so unser aller Monsterhaftes projizieren können! Und damit leitet dann dieses Kapitel auch zu den Ursachen sexueller Gewalt/sexuellen Missbrauchs in unserer Gesellschaft über. Aber »Gesellschaft« ist etwas sehr Anonymes: sie setzt sich aus uns allen zusammen, und somit werden in diesem Kapitel auch Ursachen sexueller Gewalt in jedem von uns angesprochen.

Um nun zunächst eine versuchsweise etwas neutralere, distanziertere Position einzunehmen, stellen Sie sich bitte vor, Außerirdische seien in Deutschland gelandet, um zu erkunden, inwieweit die Humanität von der Barbarei entfernt ist. Deren erste Erfahrungen sind schockierend: Sie teilen das laute Entsetzen in der Öffentlichkeit über auch für sie unvorstellbare Verbrechen von Sexualtätern an Kindern; sie können ein wenig verstehen, warum gehäuft Todesstrafe und Kastration gefordert werden; und zunächst trügt selbst sie der vielfach verbreitete Eindruck von einer hochzivilisierten Gesellschaft, welche von nur wenigen Monstern in Menschengestalt schicksalhaft heimgesucht würde. Da sie aber Möglichkeiten schneller Erkenntnisgewinnung besitzen, stellen sie sehr bald eine ganz andere Diagnose: Sie meinen zwar einerseits wohlwollend, dass sich im Bereich der Technik gewisse Revolutionen in relativ kurzer Zeit in Deutschland vollzogen haben, stellen aber andererseits fest, dass die Bevölkerung insgesamt noch auf dem Entwicklungsstand von sozial-emotionalen Analphabeten verblieben sei.

Zu diesem vielleicht etwas zu harten Urteil gelangten die Außerirdischen aufgrund einer Checkliste, welche die folgenden Ergebnisse enthielt:

» Zunächst stellten sie fest, dass es wohl richtig war, dass seit etwa 1985 der sexuelle Missbrauch nach vorangegangener fast vollständiger Tabuisierung in Forschung und Praxis gegenüber den anderen Formen der Kindesmisshandlung äußerst stark in den Vordergrund rückte – aber sie meinten auch, dass es eigentlich schon lange vor 2010 dringend notwendig gewesen wäre, auch die anderen Formen der Kindesmisshandlung wieder sehr viel mehr und gleichwertiger zu beachten.

» Grundlage ihrer Abschätzung der Häufigkeiten von körperlicher Misshandlung in Deutschland waren Veröffentlichungen zwischen 1997 bis 2008 mit hinreichend aussagekräftigen Untersuchungen (weitere detailliertere Angaben in Deegener, 2009). Danach kamen die Außerirdischen zu folgenden Abschätzungen heutiger Häufigkeiten der körperlichen Misshandlung von Kindern und Jugendlichen in Deutschland:

Völlig bis weitgehend körperstrafen-freie Erziehung	Züchtigung		Misshandlung	
	leichte bzw. seltene	schwere bzw. häufige	leichte bzw. seltene	schwere bzw. häufige
25%–35%	30%–40%	15%–20%	5%–10%	5%

In etwa 25 bis 35% der Elternhäuser liegt eine völlige bis weitgehend körperstrafenfreie Erziehung vor. Körperliche Züchtigungen (also z.B. Ohrfeigen, mit Stock schlagen, mit Gegenstand nach dem Kind werfen) werden in 30 bis 40% der Elternhäuser in leichter bzw. seltener sowie 15 bis 20% in schwerer bzw. häufiger Ausprägung angewendet. Eindeutige körperliche Misshandlungen wie z.B. Zusammenschlagen, Würgen oder Verbrennungenzufügen erleiden Kinder in leichter bzw. seltener Ausprägung in etwa 5 bis 10% sowie in schwerer und häufiger Ausprägung in 5% der Elternhäuser.

Bei Bussmann (2002, 2005, 2006) von der Universität Halle-Wittenberg fanden die Außerirdischen weitere Zahlen: Die von ihm befragten Familien waren nach den Elternantworten zu diesen und anderen körperlichen Erziehungsmaßnahmen in die folgenden Sanktionsgruppen aufgeteilt worden:

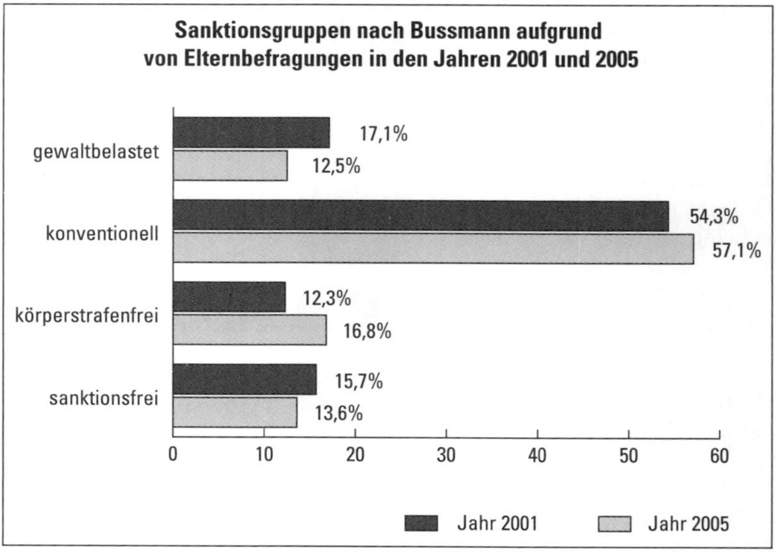

Die sogenannten sanktionsfreien Eltern würden nach Bussmann nur »sehr selten« diese körperlichen und andere Sanktionen anwenden, also durchaus nicht völlig darauf verzichten. Bei der als körperstrafenfrei eingestuften Erziehung würden Eltern »ebenfalls weitgehend auf Körperstrafen« verzichten, sie also dennoch anwenden. Eltern konventioneller Erziehung würden häufiger leichte körperliche Strafen einsetzen und nur »weitgehend« auf schwere Körperstrafen verzichten, während die gewaltbelastete Erziehung eine überdurchschnittliche Häufigkeit bei schweren Körperstrafen aufweisen würde.

Die o. a. Tabelle führt 12,5 % gewaltbelastete Familien aufgrund der Befragung von Eltern im Jahre 2005 an – aufgrund der ebenfalls befragten Kinder und Jugendlichen errechneten sich allerdings 21,3 % gewaltbelastete Familien für 2005. Obwohl insgesamt auch in den Erhebungen von Bussmann z. T. sehr deutliche Verbesserung zum Ausdruck kommen, besteht nach Ansicht der Außerirdischen weiterhin bis heute ein sehr hohes Ausmaß an Körperstrafen und vor allen Dingen eindeutiger körperlicher Misshandlung in der Erziehung. Bussmann (2006) stellt dazu einerseits fest, dass »die Verbreitung von Gewalt in der Erziehung … zwar weiter allmählich« abnimmt, muss aber andererseits auch einräumen, dass »die Zahl gewaltbelasteter Familien und insbesondere misshandelter Kinder und Jugendlicher … nahezu unverändert« ist.

» In Bezug auf die Vernachlässigung waren die Außerirdischen extrem erstaunt, dass für Deutschland keine wissenschaftlich seriös erhobenen Angaben zu deren Häufigkeit vorliegen. Bei ihrer weltweiten Suche fanden sie dann z. B. in den USA für 2007 folgende Häufigkeiten der verschiedenen Misshandlungsformen:

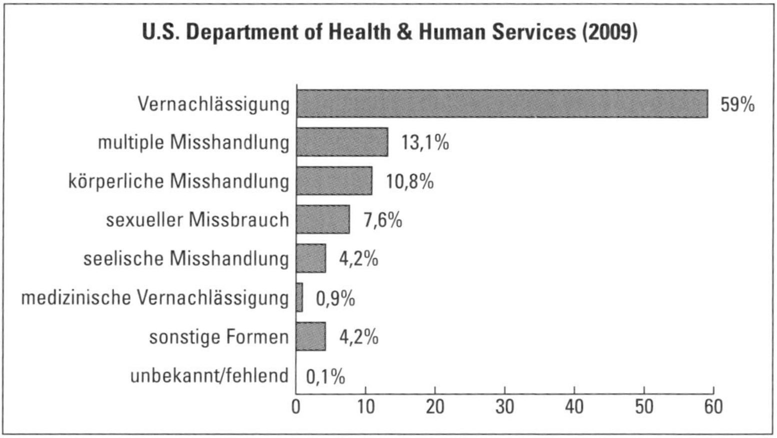

Es zeigt sich die herausragende Bedeutung der Vernachlässigung unter den Misshandlungsformen mit 59 %. Entsprechend fanden die Außerirdischen auch in anderen Ländern, dass Vernachlässigung eindeutig die häufigste Form der Kindesmisshandlung ist.

» Die Datenlage in Deutschland zur Häufigkeit seelischer Misshandlung mussten die Außerirdischen als noch viel ungenügender bezeichnen als bei der Vernachlässigung. Einen klitzekleinen Anfang sahen sie in den folgenden Zahlen von Bussmann zur Häufigkeit (zusammengefasst: sehr häufig/häufig/manchmal/selten/1- bis 2-mal) verschiedener Erziehungsmaßnahmen:

Vergleich der Häufigkeiten seelischer elterlicher Erziehungsmaßnahmen (Bussmann, 2005)					
	Elternbefragung		Kinder- und Jugendlichenbefragung		
	2001	2005	1992	2002	2005
Kind niederbrüllen	40,0	45,7	52,5	57,2	65,1
nicht mehr Reden mit dem Kind	29,1	25,3	36,8	43,6	42,1

Danach könnte eher von einer leichten Zunahme von seelischen Sanktionen ausgegangen werden. In diese Richtung weisen auch Befunde von Baier (2008) über eine Abnahme elterlicher Zuwendung (u. a. Belobigung, in den Arm nehmen, trösten): »Der Rückgang … bedeutet, dass während 1998 noch 74,7 % aller Jugendlichen von einer hohen Zuwendung berichteten, dies 2005/06 nur noch 71,6 % taten.«

» Zur Gewalt unter (Ehe-)Partnern fanden die Außerirdischen bei Rückert (2001), dass in die etwa 400 Frauenhäuser in Deutschland jährlich rund 45.000 Frauen flüchten, wobei weiter angenommen wird, dass etwa die gleiche Zahl privates Obdach vor ihren Partnern sucht. Auf der Grundlage von Jahresberichten dreier Frauenhäuser wurden 49.500 bis 67.500 Kinder hochgerechnet, die pro Jahr mit ihren Müttern vor der Gewalt des (Ehe-)Partners in ein Frauenhaus flüchten (Kavemann und Mitarbeiter, 2001).
In einer Untersuchung von Müller und Schröttle aus 2004 wurden repräsentativ Frauen im Alter von 16 bis 85 Jahren nach erlittener Partnergewalt befragt, wobei »mindestens jede vierte Frau

(25 %) …, die in einer Partnerschaft gelebt hat, körperliche (23 %) oder – zum Teil zusätzlich – sexuelle Übergriffe (7 %) durch einen Beziehungspartner ein- oder mehrmals erlebt hat«. Von den Frauen, die Gewalt in der Paarbeziehung erlebt hatten, gaben 23 % an, die Kinder hätten davon nichts mitbekommen, und 11 %, sie wüssten nicht, ob die Kinder etwas davon mitbekommen haben. In der großen Mehrheit der Fälle aber hatten die Kinder die Gewalt der Eltern miterlebt oder gerieten sogar in die tätliche Auseinandersetzung mit hinein:

Die Kinder …	**Prozent**
… haben die Situation angehört	57,1 %
… haben die Situation gesehen	50,0 %
… gerieten in die Auseinandersetzung mit hinein	20,6 %
… haben versucht, mich zu verteidigen oder zu schützen	25,0 %
… haben versucht, meinen Partner zu verteidigen	2,0 %
… wurden selbst körperlich angegriffen	9,8 %
… haben nichts mitbekommen	23,0 %
… weiß nicht, ob Kinder etwas mitbekommen haben	11,1 %
keine Angaben	0,4 %

(Mehrfachnennungen möglich; Fallbasis: alle gewaltbelasteten Paarbeziehungen mit Kindern im Haushalt)

» Zu den weiteren von den Außerirdischen festgehaltenen Erkenntnissen über Gewalt und Aggression in Deutschland seien im Folgenden nur die Kapitelüberschriften aufgeführt:

- › Gewalt gegen alte Menschen in Familie und Pflege-/Altenheimen
- › Gewalt in den Medien: Fernsehen, Internet, Videos, Computerspiele usw.

Nach einer inzwischen längst überholten Schätzung der amerikanischen »National Association for Better Broadcasting« sieht ein Kind zwischen dem 5. und 15. Lebensjahr im Durchschnitt die gewalttätige Vernichtung von 13.400 Personen im Fernseher. Der Soziologe Grober (DIE ZEIT, 12/1993) kommt aufgrund seiner Forschung zu dem Schluss, dass sicherlich nicht das Fernsehen allein für die Gewaltbereitschaft von Jugendlichen verantwortlich gemacht werden kann, sondern auch soziale, familiäre und persönliche Faktoren berücksichtigt werden müssen. Aber er warnt auch vor einer Verharmlosung der schädigenden Auswirkungen: »In den Sechzigerjahren haben wir den Dreck in Flüsse geleitet und waren froh, dass wir das Zeug aus den Augen hatten. Später mussten wir lernen, dass es woanders wieder hochkam. Mit der Gewalt im Fernsehen könnte es uns ähnlich gehen!«

- Vergewaltigungen von Frauen
- Ausmaß der Kinderpornografie
- Prostitution von Frauen, aber auch von Männern und Kindern/Jugendlichen
- deutsche Sextouristen in der Dritten Welt
- sexuelle Belästigungen und Mobbing am Arbeitsplatz
- Gewalt/Mobbing in der Schule
- sexueller Missbrauch und körperliche Misshandlung von behinderten Kindern und Erwachsenen
- Sexualisierung von Frauen in den Medien, in Filmen, in der Werbung, in der alltäglichen Sprache
- Rechtsradikalismus und Fremdenfeindlichkeit
- usw. usf.

Aufgrund all ihrer Erkenntnisse fragten sich die Außerirdischen angesichts des gefundenen ungeheueren Ausmaßes verschiedenster Formen des von ihnen genannten »sozial-emotionalen Analphabetismus«, wie sie den typischen Erwachsenen in Deutschland für ihre Sternenbewohner daheim veranschaulichen sollten.

Sie meinten, in dem Buch von Bieler (1989) »Still wie die Nacht – Memoiren eines Kindes«, in welchem er sein Erleiden von sexuellem Missbrauch, körperlicher Misshandlung und Vernachlässigung aufarbeitet, ein prototypisches Spiegelbild dieses Menschen gefunden zu haben:

> »Ein Wort zu meinen Eltern. Sie laden alles auf mich ab, ihre Verbitterung, ihre Wut, ihre Geilheit, ihre ungestillten Sehnsüchte, ihr Scheitern im Beruf, ihren grenzenlosen Neid, ihren Geltungsdrang, ihre Eifersucht auf Männer und Frauen, ihre schmutzigen Witze, ihre Ungeduld, ihre Pfennigfuchserei, ihren falschen Stolz, ihren Missmut, ihre Feigheit, ihre Begeisterung für jeden Hohlkopf, ihre Besessenheit von Wahnideen, ihre Angst vor dem Alleinsein, ihren Hunger nach Liebe und ihr Scheitern an sich selbst. Doch das Schlimmste ist: Ich, der Fünfzigjährige, bin der Erbe ihrer Gefühle.«

Warum versuchen die Menschen diese Weitergabe von Generation zu Generation nicht mit mehr Willen zu verhindern, warum unternehmen sie nicht sehr viel mehr individuelle und kollektive Anstrengungen, um andere gesellschaftspolitische (auch finanzielle) Prioritäten zu setzen – so fragten sich die Außerirdischen. Die Antwort fanden die Außerirdischen bei Sigusch (1996):

> »Gegen Kinderpornografie zum Beispiel sind wir unisono. Für Programme aber, die Kinderleben retten können, sind im Ernst nur wenige, weil es Geld und Gemütlichkeit kostete und eine andere Art zu leben erforderte.«

Aufgrund der offensichtlichen mangelnden Einsichtsfähigkeit und Verantwortungsübernahme fragten sich die Außerirdischen weiter, ob denn diese Art Menschen erst eine ganz kurze stammesgeschichtliche Entwicklung hinter sich hätten oder als ausgesprochene Spät- bzw. Langsamentwickler einzustufen seien. Sie verließen uns; für ihre Verhältnisse wohl mit normaler Geschwindigkeit, aber auf manche Beobachter wirkte es schon fast wie eine überstürzte Flucht.

7 Wie die Alten sungen, so zwitschern auch die Jungen.

SEXUELLER MISSBRAUCH DURCH KINDER, JUGENDLICHE UND HERANWACHSENDE

Innerhalb der Forschung über den sexuellen Missbrauch wurde der Bereich des sexuell übergriffigen, sexuell gewalttätigen Verhaltens durch Kinder, Jugendliche und Heranwachsende in Deutschland im Gegensatz zum Ausland lange Zeit vernachlässigt, obwohl etwa 20–25 % der Vergewaltigungen und 30–40 % der sexuellen Missbrauchshandlungen durch Kinder bzw. Jugendliche bzw. Heranwachsende begangen werden.

An dieser Stelle sollen die Ausführungen über sexuell aggressive Kinder und Jugendliche insbesondere deswegen erfolgen, weil sich auf der Grundlage der vorangegangenen Kapitel geradezu der Gedanke aufdrängt, dass wir Erwachsenen unsere Kinder schon sehr früh einem ungesunden »psychosozialen Erbgut« aussetzen. Dazu zwei Fallbeispiele:

Benjamin, 8 Jahre alt:
Bereits im Alter von 5 Jahren fällt Benjamin im Kindergarten auf: Immer wieder begibt er sich unter Tische und versucht bei Kindern und Erwachsenen Hund zu spielen, d.h. er schnüffelt bei diesen am Genitalbereich. Wird er dann abgewiesen, antwortet er: »Aber ich habe dich doch so lieb.« Dies sagt er auch, als er einer Mutter, die ihr Kind abholt, unvermittelt an den Busen griff. Unter Androhung von Schlägen zwingt Benjamin andere Kinder zu Doktorspielen, wobei er auch versucht, Mädchen Gegenstände in die Scheide zu stecken. Ein Junge berichtet, dass Benjamin an seinem Penis geleckt und ihm einen Finger in sein Poloch gesteckt hatte, einen anderen zwang er,

seinen Penis in den Mund zu nehmen. Einige Male wollte er von einer Erzieherin einen Hammer bekommen, um sich – wie er sagt – »den Po zuzunageln«. Bei geringfügigen Frustrationen reagiert Benjamin mit Beißen, Kratzen, Werfen von Gegenständen, sowie anderen Personen und sich selbst den Hals zudrücken. Häufig zieht Benjamin Babykleidung an oder spielt Kleinkind. Dabei entblößt er sich auch gerne vor den anderen Kindern. Nach der Einschulung wird der recht gut begabte Benjamin zunehmend versteckt oder offen aggressiv, würgt eine Mitschülerin mit einem Springseil um den Hals, tritt einem Mitschüler ins Gesicht, will einer Mitschülerin die Haare abschneiden. Als er 7 Jahre alt ist, berichtet eine Mitschülerin ihrer Mutter, dass Benjamin sein Pipimännchen in ihr Spältchen gesteckt hatte mit der Bemerkung: »Jetzt bumsen wir«, wobei er sie vorher mit Schlägen bedroht sowie nachher aufgefordert hatte, niemandem etwas zu erzählen. Benjamin bestreitet dies auch gar nicht, allerdings sei dieses Mädchen »heiß« auf ihn gewesen, genauso wie »Kathrin, die war auch heiß auf mich, die hab ich auch gebumst«. Nachdem Benjamin in eine Pflegefamilie kam, drängt er sehr auf eine Rückkehr ins Elternhaus. Der Vater habe sich schon gebessert, er würde nicht mehr so viel mit dem Kochlöffel und der Hand ins Gesicht und auf den Po schlagen. Er habe allerdings auch Angst, dass sein Vater ihn »totschlagen täte« oder »zerschlagen« würde oder mit seiner Pistole auf ihn schießen könnte. Auch von der Mutter hatte Benjamin viele Schläge bekommen, und weiter gibt der Junge an, dass der Vater die Mutter »als mal schlägt«. Vorher hatten sich dann beide angeschrien, z. B. mit »Du blöde Kuh, ich zieh von hier fort!« sowie »Geh doch!«. Bis zuletzt hatte Benjamin oft mit der Mutter gemeinsam gebadet, manchmal war auch der Papa im Bad dabei, und »da hat er Mama auch am Pipi und am Po angefasst«. Weiter berichtet der Junge von Filmen, »in denen die Männer die Frauen ficken und die Frauen immer so Stöhnen machen, wie Mama, wenn Papa sie fickt«.

David, 14 Jahre alt:

David beschimpft seinen Stiefvater mit »schwuler Bock«. Seine Mutter ist empört, gibt ihm eine schallende Ohrfeige und fragt schreiend, wie er dazu komme, solch einen Ausdruck zu benutzen. »Frag ihn doch selbst!«, brüllt David zurück, und beim Hinauslaufen ergänzt er: »Und an der Beate war er auch!« Im Erstgespräch gibt David an, dass seine Eltern sich getrennt hatten, als er vier Jahre alt war. Zunächst blieb er beim Vater, aber nachdem dieser ein Jahr später wegen Drogenkonsums verhaftet wurde, zog er zur Mutter. Dort lebte schon sein Stiefvater, über den David sagt: »Mit 5 oder 6 Jahren musste ich dem schon einen runterholen. Und so ab 8 Jahren, da musste ich ihm auch einen Blasen.« Zu dieser Zeit hatte seine Schwester Beate ihn mal gefragt, ob der Papa auch an ihn gehen würde, und seitdem hatten sie es auch oft zu dritt gemacht. Etwa im 11. Lebensjahr führte der Stiefvater bei David zum ersten Mal Analverkehr durch. David sagt dazu: »Das tat tierisch weh, ich hab wie verrückt geschrien, und danach bin ich schnell aufs Klo gelaufen, um zu kotzen.« Später, wenn z. B. Beate schreiend auf dem Stiefvater saß, hatte er immer weggeguckt und sich die Ohren zugehalten. »Wie sollte ich denn helfen?«, fragt er mich weinend. Rückblickend meint David, dass seit Jahren jeden Tag der Stiefvater mit ihm etwas gemacht hatte. Nachdem dieser verhaftet wurde, habe Beate von sich aus David zu sexuellen Handlungen aufgefordert. David gibt aber zu, dass er seine Schwester auch durch Drohungen und Schläge zu solchen Handlungen gezwungen hatte. Angst und Prügel kannte auch David. Der Stiefvater hatte ihn extrem viel – auch krankenhausreif – geschlagen, wollte ihn auch einmal mit dem Traktor überfahren. Trotz fast normaler Begabung musste David in eine Schule für Lernbehinderte wechseln, später in eine Schule für Lernbehinderte und Verhaltensgestörte, in der auch viel Gewalt herrschte. Seit einem halben Jahr beging David wiederholt Diebstähle und lief immer häufiger von zu Hause fort zu seiner Clique im Bahnhofsviertel, sodass seine Mutter an seinen Fenstern Schlösser anbringen ließ, damit er wenigstens nicht mehr nachts weglaufen konnte. Auf die Frage am Ende des Erstgesprächs, was er denn alles für sich ändern möchte, antwortet David: »Das ganze Leben.«

Zu diesen Fallbeispielen müssen einige Erläuterungen erfolgen:

- Zunächst einmal muss betont werden, dass nach heutigen Schätzungen etwa 60 bis 70 % der sexuell übergriffigen Minderjährigen keine eindeutigen psychosozialen Störungen des Erlebens und Verhaltens aufweisen bzw. sich nur geringfügig von nicht delinquenten Jugendlichen unterscheiden.
- Umgekehrt formuliert: Bei etwa 30 bis 40 % der sexuell übergriffigen Minderjährigen liegen ausgeprägtere Störungen des Verhaltens und Erlebens vor, sehr oft verbunden mit bereits von früher

Kindheit an bestehenden vielfältigen psychosozialen Belastungen und mehr oder weniger vielfältigem Gewalterleiden.

» Außerdem sind diese sexuell aggressiven, übergriffigen Minderjährigen in Bezug auf die Häufigkeit und den Schweregrad sowie die Ursachen der sexuell aggressiven Handlungen als extrem unterschiedlich anzusehen.
» Etiketten wie »sexuell grenzverletzende Kinder« oder »jugendlicher Sexualtäter« werden den vielfältigen Belastungen und in ihrer Bedeutsamkeit zumindest vergleichbaren anderweitigen Störungen des Verhaltens und Erlebens dieser Minderjährigen nicht gerecht. Entsprechend ist es falsch, fast routinemäßig diese Kinder und Jugendlichen Spezialisten für die Behandlung sexueller Delikte zuzuführen – was Chaffin (2008) sarkastisch damit vergleicht, als ob man grundsätzlich ein krankes Pferd immer erst zum Pädiater anstatt zum Veterinär bringt.

In den o. a. beiden Fallbeispielen deutet sich an, dass sexuell übergriffige Minderjährige vielfältige Gewalterfahrungen innerhalb der Familie erlitten haben. Aufgrund der Forschung ist davon auszugehen, dass bei vielen dieser sexuell grenzverletzenden Minderjährigen Kindesmisshandlungen gegenüber der Normalbevölkerung noch häufiger erfolgen, dabei einen ausgeprägteren Schweregrad aufweisen, früher in der Kindheit beginnen und sich häufiger überlagern. Dazu zwei Beispiele:

Häufigkeit von erlittener Misshandlung sexuell grenzverletzender Minderjähriger in England nach Vizard et al. (2007)

AutorInnen	Körperliche Misshandlung	Sexueller Missbrauch	Emotionale Misshandlung
Richardson et al. (1995)	55 %	41 %	nicht erfasst
Dolan et al. (1996)	30 %	25 %	nicht erfasst

AutorInnen	Körperliche Misshandlung	Sexueller Missbrauch	Emotionale Misshandlung
James and Neil (1996)	42 %	35 %	61 %
Manocha & Mezey (1998)	23 %	29 %	14 %
Taylor (2003)	21 %	32 %	10 %

Kinder unter 13 Jahren mit sexuell grenzverletzendem Verhalten scheinen sogar noch häufiger und ausgeprägter unterschiedlichste Formen der Kindesmisshandlung zu erleiden als sexuell aggressive Jugendliche:

Stichprobe	sexueller Missbrauch	körperliche Misshandlung	Vernachlässigung	seelische Misshandlung
Johnson (1988)	50 %			
Johnson (1989)	100 %			
Friedrich u. Luecke (1988)	75 % der Jungen 100 % der Mädchen			
English u. Ray (1991)	96 %	93 %	86 %	68 %
Araji u. a. (1992)	86 %			
Araji u. a. (1993)	74 %			
Bonner u. a. (1996)	67 %	41 %	24 %	46 %

Stichprobe	sexueller Missbrauch	körperliche Misshandlung	Vernachlässigung	seelische Misshandlung
Pithers u. Gray (1996)	93 % der Jungen 100 % der Mädchen	52 % der Jungen 42 % der Mädchen	12 % der Jungen 8 % der Mädchen	31 % der Jungen 38 % der Mädchen
Taylor (2003)	44 %	24 %	27 %	13 %
Bonner u. a. (1999)	48 %	32 %	16 %	35 %
Burton u. a. (1997)	72 %			

Kindesmisshandlungen und andere Gewalterfahrungen überlagern sich häufig mit weiteren Risikofaktoren für eine gesunde Entwicklung, und zwar bei sexuell grenzverletzenden Minderjährigen oft noch ausgeprägter als bei anderen – klinischen wie nicht klinischen – Vergleichsstichproben. Ein Beispiel: Vizard und Mitarbeiter (2007) untersuchten 280 junge Menschen mit sexuell übergriffigem, aggressivem Verhalten im Alter von 5 bis 21 Jahren bei einem mittleren Alter von 13;9 Jahren.

In Bezug auf die Häufigkeit selbst erlittener Misshandlung ergaben sich die aufgrund der bisherigen Ausführungen erwartet hohen Werte:

Sexueller Missbrauch	**71 %**
Körperliche Misshandlung	**66 %**
Seelische Misshandlung	**74 %**
Körperliche Vernachlässigung	**59 %**
Vernachlässigung durch mangelnde elterliche Beaufsichtigung	**49 %**

Darüber hinaus bestanden u. a. folgende Belastungsfaktoren:

Psychische Störung der Mutter	35%
Misshandlung oder Vernachlässigung der Mutter in der Kindheit	35%
Die Mutter erleidet Gewalt durch den Partner	44%
Vorstrafen des Vaters	29%
Kinder leben mit leiblichen Eltern zusammen	5%
Tod eines Familienmitglieds oder anderer bedeutsamer Bezugsperson	30%
Inkonsistente elterliche Erziehung	44%
Übermäßig strenge elterliche Erziehung	53%
Sexualisierendes familiäres Klima	44%
Außerhäusliche Unterbringung des Kindes/Jugendlichen	76%
Wechselnde Wohnsitze (2- bis 5-mal)	45%
Ein bis fünf Schulwechsel	63%

Hinzu tritt nun, dass Kindern und Jugendlichen von Erwachsenen und Medien sehr häufig vorgelebt wird, dass Bedürfnisse aggressiv durchgesetzt werden, dass aggressive, gewaltförmige Konfliktlösungen erfolgreich und als Mittel der Wahl anzusehen sind, dass der Mächtigere sich durchsetzt und dass Schwächere als Blitzableiter benutzt werden. Diese Einstellungen und Verhaltensweisen werden sehr häufig übernommen und verinnerlicht, z. B. über Nachahmung, Modelllernen und Identifikation mit dem Aggressor, und weiter werden die dann ausgeübten Verhaltensweisen oft durch das Lernen am Erfolg/ Misserfolg verstärkt. Außerdem müssen viele Kinder aufgrund ihrer Gewalterfahrungen sowie der damit häufig verbundenen Rolle eines Kindes, welches den Eltern zur Bedürfnisbefriedigung mehr oder weniger unbeschränkt zur Verfügung steht, fast zwangsläufig denken: »Wenn mein Vater/meine Mutter dies alles mit mir tun durfte, warum sollte ich dies nicht mit x oder y auch tun dürfen?!« (s. Cierpka und Cierpka, 1997). Dabei erleichtern dann auch die entstandenen Empathiestörungen die Benutzung anderer für die eigenen Bedürfnisse.

Wichtig ist, in diesem Zusammenhang zu erwähnen, dass viele Untersuchungen gezeigt haben, dass ein Zusammenhang zwischen Gewalterleiden sowie späteren Straftaten und Entwicklungsstörungen besteht. Zum Beispiel befragte das Kriminologische Forschungsinstitut Niedersachsen (Baier und Mitarbeiter, 2009) Schülerinnen und Schüler der 9. Jahrgangsstufe danach, welche Delikte (z. B. Vandalismus, Ladendiebstahl, Fahrzeugdiebstahl, Einbruch, Verkauf von Drogen sowie fünf Gewaltdelikte: Körperverletzung, schwere Körperverletzung, Raub, Erpressung und sexuelle Gewalt) sie in den letzten 12 Monaten vor der Befragung selbst begangen hatten, und setzten dies in Beziehung zur erlebten elterlichen Erziehungsgewalt in Kindheit und Jugend:

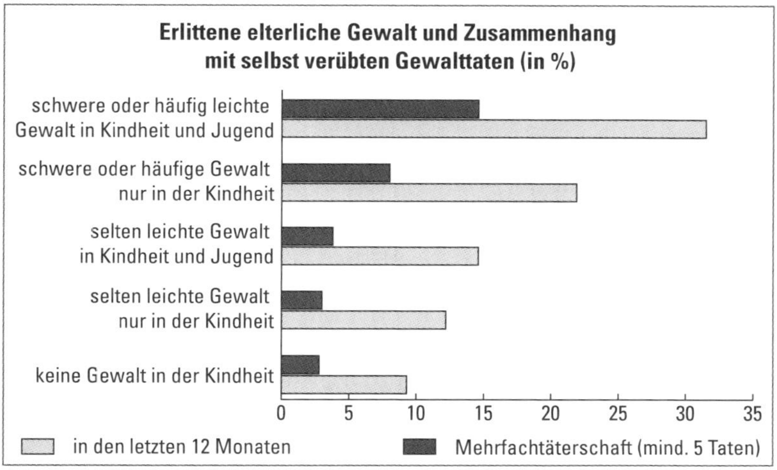

Zwischen den einzelnen Untergruppen (also von »keine elterliche Gewalt in der Kindheit« bis hin zur »schweren oder häufig leichten

Gewalt in Kindheit und Jugend«) stieg der Prozentsatz der im Durchschnitt 15 Jahre alten Befragten mit selbst verübten Delikten/Gewalttaten kontinuierlich an von 9,3 % bis 31,5 %. Eine vergleichbare Tendenz ergab sich bei denjenigen Befragten, die angaben, in den letzten 12 Monaten mindestens 5 Delikte/Gewalttaten begangen zu haben. Zusätzlich verweisen Pfeiffer und Wetzels (2001) auf ihren folgenden Forschungsbefund: Junge Menschen, die Opfer innerfamiliärer Gewalt waren, schließen sich signifikant häufiger in Gewalt befürwortenden Gleichaltrigengruppen zusammen. Dies bedeutet auch, dass das Risiko zur eigenen Gewalttätigkeit wächst. Carroll und Mitarbeiter (1999) fanden in diesem Zusammenhang weiter bei delinquenten Jugendlichen, dass sie sehr viel stärker als nicht delinquente Jugendliche dazu neigten, sich Ansehen in der Gruppe der Gleichaltrigen über unangepasstes, regelbrechendes Verhalten zu verschaffen. Figuerdo und Mitarbeiter (2000) ergänzen solche Überlegungen dahingehend, dass sexuell aggressive Jugendliche in der Peergruppe bezüglich Status, Ansehen und Konkurrenzfähigkeit benachteiligt sind u. a. aufgrund mangelnder sozialer Kompetenz, psychischer und Verhaltensstörungen sowie ausgeprägter Selbstunsicherheit. Um diese psychosozialen Defizite mit den ihnen gegebenen Möglichkeiten auszugleichen bzw. zu umgehen, würden sie zunächst mit auffälligem, leicht grenzverletzendem, aber nicht notwendigerweise delikthaftem Sexualverhalten reagieren, das die Autoren als zeitweise auftretende Abweichung vom normal konkurrierenden »Balzverhalten« betrachten. Dieses Verhalten bezeichnen sie als »nicht kriminelle Sexualität«, die in ihrer Untersuchung zuerst einmal ein starker Prädiktor für nicht sexuelle Kriminalität war. Allerdings ist diese dann wieder ein starker Prädiktor für sexuelle Kriminalität – bei generell vorhandenen bedeutsamen Interaktionen mit der Variable der psychosozialen Defizite.

Aber neben den Gewalterfahrungen in der Familie sind auch die weiteren angeführten Belastungsfaktoren zu berücksichtigen. Zum Beispiel untersuchten Lösel und Mitarbeiter (2004) die Auswirkungen der Kumulation von Risikofaktoren, und zwar in Bezug auf ungünstige Erziehungsmerkmale, wobei jeweils als ein Risiko gezählt wurde, »wenn Mütter oder Väter zu jenen 10 Prozent der Eltern gehörten, die am meisten körperlich straften, am wenigsten engagiert waren, am inkonsistentesten erzogen, am wenigsten mit ihrer Erziehung zufrieden waren oder in anderen Erziehungsmerkmalen ungünstige Ausprägungen berichteten«:

Zusammenhang zwischen der Anzahl von Erziehungsrisiken und der Intensität kindlicher Verhaltensprobleme nach Lösel et al. (2004)

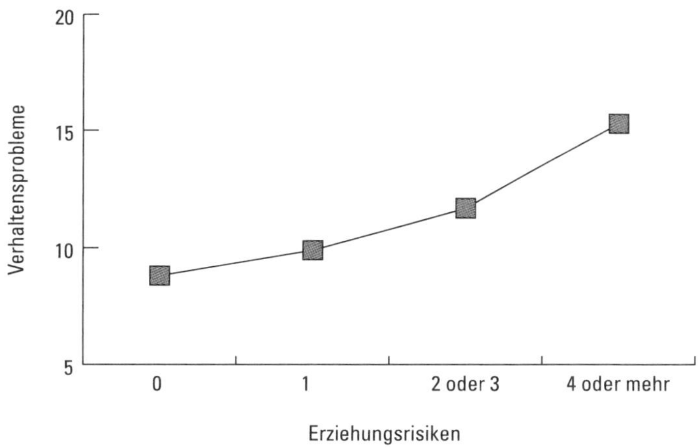

In der Gruppe mit keinem Erziehungsrisiko fanden sich bei dieser Stichprobe im Mittel etwa 8,8 kindliche Verhaltensprobleme, während in der Gruppe mit vier und mehr Erziehungsrisiken im Mittel ungefähr 15,3 kindliche Verhaltensprobleme auftraten.

Je ausgeprägter und früher nun multiple bis chronische und sich überlagernde Belastungsfaktoren vorliegen, umso eher müssen komplexere, tief greifende Störungen der kognitiven, emotionalen, sozialen und neurobiologischen Entwicklung erwartet werden – sowohl bei sexuell grenzverletzenden wie nicht sexuell grenzverletzenden

Minderjährigen! Es darf nicht verwundern, dass als gemeinsame Auswirkungen dieser Faktoren immer wieder gefunden wurde, dass sexuell aggressive/sexuell auffällige Jugendliche mangelnde soziale Kompetenz, erhöhte Selbstunsicherheit, negatives Selbstbild, hohes Ausmaß an Störungen des Erlebens und Verhaltens sowie an Alkohol- und Drogenmissbrauch, niedrigen Schulabschluss, vermehrte verbale oder körperliche Gewalt gegenüber Gleichaltrigen in der Schulzeit, schlechten Arbeitsplatz, geringe Beschäftigungsdauer usw. aufwiesen (wobei natürlich diese Faktoren nicht in eine Entwicklung zum Missbraucher einmünden müssen!).

Auch Mullen (1997) geht davon aus, dass z. B. sexueller Missbrauch und andere Formen der Kindesmisshandlung sowie die weiteren Risikofaktoren wie gestörte familiäre Verhältnisse und wenig fürsorglicher, stark kontrollierender Erziehungsstil sich wechselseitig beeinflussen. Sie führen dann insgesamt zu einer Störung in der Entwicklung des kindlichen Selbstwertes und der Vorstellung, die Welt zu meistern, zu einer mangelnden Möglichkeit, vertrauensvolle Beziehungen einzugehen, zu erhöhter sozialer Unsicherheit und Einsamkeit, zu vermehrten Gefühlen der Hilflosigkeit und Hoffnungslosigkeit.

Dieser Komplex von Benachteilungen wiederum kann als neuer Risikofaktor aufgefasst werden, welcher die Wahrscheinlichkeit späterer Störungen des Verhaltens und Erlebens im Jugend- und Erwachsenenalter erhöht. Warum dann der eine Jugendliche z. B. »nur« durch dissoziales Verhalten, der andere aber durch sexuell deviantes (= abweichendes) Verhalten auffällt, bedarf weiterer Erklärungen, auch wenn inzwischen unzählige Male nachgewiesen wurde, dass Kindesmisshandlungen allgemein die Wahrscheinlichkeit für späteres aggressives, dissoziales, gewalttätiges Verhalten erhöhen.

Diese weiteren Erklärungsmodelle stellen nun eine Verbindung her zwischen der Bindungstheorie (also der Qualität der frühen, kindlichen Beziehung zu den Eltern), der männlicher Sozialisation und sogenannten kognitiv-lerntheoretischen Modellen (siehe auch Kapitel

15). Es wird davon ausgegangen, dass eine unsichere Bindung (grob: schlechte, belastete Beziehung) zu den primären Bezugspersonen bei Jungen zu geringem Selbstbewusstsein, mangelnder sozialer Kompetenz vor allem gegenüber Mädchen, mangelndem Einfühlungsvermögen, Angst vor Nähe, Vertrauenslosigkeit in interpersonale Beziehungen, sozialer Isolierung, Gefühlen der inneren Vereinsamung usw. führen. Dadurch insgesamt unfähig geworden, sich für die eigenen Wünsche und Bedürfnisse adäquat einzusetzen, versuchen sie den entstandenen Zustand chronischer Deprivation, d. h. ihre ausgeprägten Bedürfnisse nach Zuwendung, Anerkennung, Liebe und körperlicher Sexualität, durch ein sexuelles Verhalten zu überwinden, welches keine Anforderungen an Selbstvertrauen und intime, vertrauensvolle Beziehungen stellt, nämlich z. B. Vergewaltigung eines Gleichaltrigen, Missbrauch eines Kindes, Exhibitionismus gegenüber einer Jugendlichen, obszöne Telefonanrufe und Voyeurismus. Hinzu kommt, dass die erlebte Gewalt in Familie und sozialem Umfeld übernommen wird, z. B. über Modelllernen und Identifikation mit dem Aggressor, und so – nun in der Täterrolle – Gefühle von Hilflosigkeit und Ohnmacht überwunden werden. Aber es muss eben auch berücksichtigt werden, dass einige Forscher fanden, dass mithilfe unsicherer Bindung in der Kindheit und geringen Selbstwertgefühls die sexuellen Übergriffe nur dann statistisch bedeutsam vorhergesagt werden konnten, wenn gleichzeitig auch traditionelle Vorstellungen von Männlichkeit bestanden.

Viele Autoren gehen in diesem Zusammenhang weiter davon aus, dass über mehr unbewusste Lernvorgänge (Konditionierungsprozesse) spezifische von der Norm abweichende sexuelle Fantasien oder Handlungen immer ausgeprägter mit sexueller Erregung verbunden und fixiert werden können. Dabei führt dann die erlebte sexuelle Befriedigung während Masturbation oder Sexualdelikten oder des Anschauens von Pornografie dazu, dass die abweichenden (devianten) sexuellen Fantasien/Handlungen im Laufe der Zeit immer verstärkter aufgesucht bzw. ausgeübt und so zu sexuellen Bevorzugungen werden. Ergänzend wird angenommen,

- dass solche Lernprozesse abweichender sexueller Präferenzen häufiger bei sexuell unerfahrenen, kaum aufgeklärten, wenig positive Beziehungen zu Gleichaltrigen/Mädchen aufweisenden Jugendlichen stattfinden;
- dass deviante sexuelle Fantasien und Gedanken auch auf einem »Nährboden männlicher Sozialisation zur potenziellen Täterschaft« erwachsen (Stichwort: alltägliche Sexualisierung von Frauen in den Medien, in den Filmen, in den Werbungen, in der Sprache; s. u.);
- dass sie umso leichter in Handlung umschlagen, wenn Jugendliche aufgrund ihrer Entwicklung dazu neigen, bei unterschiedlichsten Konflikten aggressiv bis antisozial zu reagieren (Stichwort: häufiges gemeinsames Vorkommen sexuell devianter Verhaltensweisen und anderer antisozialer Handlungen);
- dass sie besonders attraktiv für Jugendliche sind, welche unter den bereits angeführten Folgen einer unsicheren Bindung in der Kindheit leiden, d. h. sie wenden sich männlichen Stereotypien und sozialen Normen bzw. Klischeebildern zu, welche ihr Selbstwertgefühl steigern, ihren Möglichkeiten der Beziehungsgestaltung entsprechen und von der Gruppe der Gleichaltrigen verstärkt werden.

Diese bisher angeführten Erklärungsansätze zu sexueller Gewalt/sexuellen Übergriffen im Kindes- und Jugendalter lassen sich durch psychoanalytische Modellvorstellungen noch vertiefen. Dabei wird davon ausgegangen, dass es in unserer Kultur für Jungen schwieriger ist als für Mädchen, eine sichere geschlechtliche Identität zu entwickeln, da die zunächst für Jungen wie für Mädchen engen Bindungen und Identifikationen mit der Mutter nur von den Jungen aufgegeben werden müssen – wobei erschwerend hinzukommt, dass der Vater aufgrund mangelnder Teilnahme an der Entwicklung und Erziehung für Jungen ein nur unzulänglich erreichbares Identifikationsobjekt darstellt. In dieser Situation würden dann die Jungen in ihrem Bemühen, sich von der Mutter abzulösen sowie ein Bild von Männlichkeit trotz Abwesenheit der Väter zu entwickeln, ihre Identität stärker als die Mädchen über das Geschlecht definieren müssen. Mit anderen Worten: Die Jungen versuchen ihre Probleme der Identitätsfindung durch eine starke Betonung der eigenen Geschlechtlichkeit zu bewältigen, was zu einer ausgeprägten Sexualisierung ihrer sozialen Wahrnehmungen, Gefühle und Beziehungen führt. In Verbindung mit der allgemeinen Sozialisierung zur Männlichkeit führt dies letztlich dazu, dass sexuelle Potenz mit sozialer Potenz gleichgesetzt wird, oder, wie es Harten ausdrückt: »Daraus folgt ... die größere Tendenz, Gefühle und Beziehungen zu sexualisieren, kommunikativen Handlungen eine sexuelle Bedeutung zu unterlegen und Bedürfnisse nach Macht und Zuwendung mit sexuellen Wünschen zu verknüpfen.«

Die so entstandene männliche Identität bei Jungen ist nun nach dem psychoanalytischen Modell sehr zerbrechlich, d.h. es können sehr viele Ängste und Unsicherheiten bei den Jungen entstehen, z.B. Angst vor Nähe, Angst, vor Mädchen/Frauen nicht bestehen zu können, Angst vor einer übermächtigen Mutter, Angst aufgrund von Trennungserlebnissen oder Misshandlungen usw. Solche Ängste, Verletzungen und Ohnmachtsgefühle lösen oft Aggressionen aus, die sich in einem übersteigerten Ausleben männlicher Verhaltensstereotypien äußern und letztlich zu aggressivem Sexualverhalten führen können. Anders ausgedrückt: Jungen versuchen ihre unsichere männliche Identität und ihre negativen Kindheitserfahrungen kompensatorisch durch Überbetonung von männlicher Dominanz, Aggression und Stärke zu überwinden, wobei sich hinter dem Männlichkeitspanzer sehr viel Unsicherheit und Angst verstecken. Geht man noch einen Schritt weiter, so können Pädophile nach dem psychoanalytischen Modell grob dahingehend umschrieben werden, dass sie der als aggressiv erlebten Auseinandersetzung mit der Mutter ausweichen, dass sie sich im Kontakt mit Frauen unsicher und unterlegen fühlen sowie dass sie erst aus der dominanten Position gegenüber Kindern diese Schwächen überwinden und sexuell erregt werden können.

Die bisher dargestellten Entwicklungen werden nun weiter überlagert durch die schon mehrfach angesprochenen Einflüsse der Sozialisierung zur Männlichkeit, womit folgende »Lernziele« für die männliche Kindheit und Jugend in unserer Gesellschaft gemeint sind: sexuelle Aktivität als Gradmesser von Männlichkeit und »psychosozialer Potenz«; Sexualisierung von Beziehungen, Bedürfnissen und Aggression; Entwertung des weiblichen Geschlechts und dessen Verfügbarkeit als Blitzableiter, Sündenbock und Sexualobjekte; Gleichsetzung von Männlichkeit mit Macht, Kontrolle und Dominanz; Verdrängung der Gefühlswelt.

Vor dem Hintergrund der bisherigen Ausführungen wundert es nicht, dass Ryan und Mitarbeiter (1996) anhand einer extrem großen Stichprobe fanden, dass nur ein Drittel der sexuell Aggressiven in Sex einen Weg sah, Liebe und Zuneigung einer anderen Person gegenüber zu zeigen. Dagegen war für sie Sex z. B. ein Weg, andere »zu verletzten/zu erniedrigen/zu bestrafen« (8%), Ärger und Wut abzubauen (9%) und sich mächtig zu fühlen (24%). Allgemein sahen 56% Aggression als einen Weg an, sich selbst zu verteidigen, und meinten gleichzeitig, dass Aggression eine von ihnen erwartete männliche Eigenschaft ist. Weiter gaben viele als Auslöser ihrer Missbrauchshandlungen Ärger, Frustration, Langeweile und familiäre Probleme an.

Tritt nun eine sexuelle Grenzverletzung bei Minderjährigen auch nur geringfügiger Art auf, so schreckt das Umfeld meist panikartig auf und lässt die Kirchenglocken Alarm läuten, während die anderweitigen ebenfalls äußerst gravierenden Störungen des Erlebens und Verhaltens häufig jahrelang nur mit einem leisen Bimmeln begleitet wurden. Dementsprechend besteht auch in den Behandlungen sexuell grenzverletzender Minderjähriger eine zu starke Fixierung auf das

»Sexuelle« unter relativer Vernachlässigung der anderen Störungen des Verhaltens und Erlebens sowie der vielfältigen psychosozialen Belastungen.

In diesem Zusammenhang seien (nach Dornes, 2000) die empirisch gefundenen wichtigsten Unterschiede zwischen Personen, welche in der Kindheit Misshandlung erlitten und diese an ihren eigenen Kindern wiederholten oder aber nicht wiederholten, aufgeführt: »Nichtwiederholer hatten in der Kindheit mindestens eine Person, an die sie sich mit ihrem Kummer wenden konnten, und/oder hatten irgendwann in ihrem Leben eine längere (mehr als 1 Jahr) Psychotherapie absolviert und/oder lebten gegenwärtig häufiger in einer befriedigenden Beziehung mit Ehepartner/Freund. Die in der Kindheit oder der Therapie gemachte Erfahrung, dass es auch menschliche Beziehungen gibt, die befriedigend sind, erlaubt es den Betroffenen, ihre Misshandlungsschicksale zu relativieren. Theoretisch gesprochen sind ihre Selbst- und Objektrepräsentanten (…) flexibler und reichhaltiger, weil sie auch Erfahrungen mit Bindungsfiguren einschließen, die verfügbar waren, und ebenso Vorstellungen von sich selbst als liebenswert beinhalten. Dies erhöht die Bereitschaft, eine Beziehung einzugehen, bzw. die Fähigkeit, sie erfolgreich zu gestalten.«

In diesem Rahmen verglichen Lambie und Mitarbeiter (2002) zwei Gruppen von in der Kindheit sexuell missbrauchten erwachsenen Männern, eine Gruppe mit und eine Gruppe ohne später selbst begangenen sexuellen Missbrauch von Kindern. Diejenigen, welche trotz erlittenen sexuellen Missbrauchs in der Kindheit später nicht zum Missbraucher wurden, hatten in Kindheit und Jugend mehr Freunde, häufigere soziale Kontakte, erfuhren während Kindheit und Jugend allgemein sowie in Krisensituationen mehr emotionale Unterstützung und körperliche Zuwendung durch Elternteile oder Verwandte oder andere Erwachsene.

Es geht also auch um Merkmale »guter« Beziehungen, welche sowohl effiziente Psychotherapien auszeichnen als auch bei sexuell

Aggressiven in Kindheit und Jugend durchgreifend fehlten, nämlich u. a. Empathie, Zuwendung, menschliche Wärme, positive Wertschätzung und Interesse, Stärkung der Selbstheilungskräfte und Ressourcen, Echtheit im Verhalten, aktive Hilfe und Unterstützung. Der Aufbau solcher Beziehungsqualitäten findet sich auch in allgemeinen Therapiezielen für jugendliche Sexualtäter wieder (Rotthaus, 1991): »Im Kern handelt es sich um die Frage, ob jemand bereit und in der Lage ist, den anderen als Person eigenen Rechts und eigenen Wertes zu erkennen und anzuerkennen und darauf aufbauend eine partnerschaftliche Beziehung einzugehen« – um dies zu entwickeln, bedarf es aber auch der eigenen positiven Erfahrungen, sich als eine solche Person in Kindheit und Jugend erlebt zu haben.

Insgesamt sind dann bei schwerwiegenderen sexuellen Grenzverletzungen in der Behandlung hinreichend die Nachreifung und Persönlichkeitsentfaltung der Minderjährigen sowie der Einbezug des sozialen Bezugssystems zu beachten. Natürlich muss die Behandlung auch auf die spezifisch begangenen sexuellen Übergriffe abgestimmt sein, also auch Themen beinhalten wie z. B.: Einstellungen und Wahrnehmungen von Mädchen/Frauen, die Idee der »Männlichkeit«, der Umgang mit »unmännlichen« Gefühlen, Opferwahrnehmung und Empathie, Wiedergutmachung, kognitive Verzerrungen (siehe Kapitel 15), Tatkonfrontation, mögliche eigene sexuelle Opfererfahrungen, Beziehungsgestaltung zwischen Jungen und Mädchen, Sexualaufklärung und Sexualfantasien.

Insgesamt ist aufgrund der internationalen Forschung bei den sexuell übergriffigen, aggressiven Minderjährigen mit recht guten Therapieerfolgen zu rechnen bei Rückfallquoten erneuter sexueller Übergriffigkeit/Aggression etwa zwischen 2 bis 15 % je nach den Delikt-, Diagnose-, Belastungs- und Behandlungsarten. Die Rückfallquoten nicht sexueller Übergriffe/Delinquenz lagen allerdings fast immer höher, z. T. bis zu 50 % – wohl aufgrund zu einseitiger auf das Sexualdelikt konzentrierter Therapien.

8 Sind erwachsene Täter auch schon im Jugendalter auffällig?

ZU BEGINN UND HÄUFIGKEIT SEXUELL ABWEICHENDEN VERHALTENS

Es wird heute bei vorsichtiger Einschätzung davon ausgegangen, dass etwa 30–50 % der erwachsenen Sexualtäter bereits in ihrem Jugendalter sexuell deviante (= abweichende) Interessen aufweisen, die dann auch zu sexuell devianten Handlungen führen können.

Darunter sind neben sexuellem Missbrauch von Jungen und Mädchen u. a. auch zu verstehen: Vergewaltigung, Fetischismus (sexuelle Erregung und Befriedigung durch – meist – Bekleidungsstücke, aber auch andere Gegenstände), Voyeurismus (heimliches Beobachten von sich ausziehenden oder nackten Fremden oder von Menschen, die Sex haben), Masochismus (sexuelle Erregung durch sich selbst zugefügte Schmerzen oder Demütigungen), Sadismus (sexuelle Erregung durch anderen Menschen zugefügte Schmerzen oder Demütigungen), Frotteurismus (Reiben/Streicheln an anderen Personen zur sexuellen Erregung, insbesondere an überfüllten Orten), Exhibitionismus (sexuelle Erregung, von anderen nackt oder bei sexuellen Handlungen gesehen zu werden), anonyme obszöne Telefonanrufe.

Es ist im Einzelfall immer daran zu denken, dass ein erwachsener Sexualtäter verschiedene sexuell deviante Interessen, Fantasien und Handlungen aufweisen kann (nicht muss!), also z. B. nicht nur Minderjährige sexuell missbraucht, sondern auch Erwachsene vergewaltigt und sich exhibitioniert.

Weiter sind folgende Punkte zu berücksichtigen:

- » Bei erwachsenen Tätern, die bereits vom Jugendalter an Minderjährige missbrauchten, kann es im Einzelfall zu erschreckend hohen Opferzahlen kommen.
- » Sexuelle Missbraucher müssen nicht nur eine spezifische Altersgruppe bevorzugen, sondern können Opfer aus mehreren Altersgruppen aufweisen.
- » Sexuelle Missbraucher müssen nicht nur in den Gruppen mit innerfamiliären Opfern oder mit außerfamiliären Opfern verbleiben, sondern können Opfer aus beiden Gruppen aufweisen.
- » Sexuelle Missbraucher müssen nicht in den jeweiligen Gruppen von sogenannten »Hands-off«-Übergriffen oder »Hands-on«-Angriffen/Übergriffen verbleiben (also sexueller Missbrauch mit oder ohne Körperkontakt), sondern können in beiden Bereichen auffallen.
- » Sexuelle Missbraucher müssen nicht nur »weibliche« oder nur »männliche« Opfer aufweisen, sondern können auch Opfer beiderlei Geschlechts missbrauchen.
- » Sexuelle Missbraucher können nicht selten auch andere nicht sexuelle Straftaten sowie körperliche Gewalttaten begehen.

9 Warum schweigen so viele sexuell missbrauchte Kinder und Jugendliche?

ÜBER DIE KONFLIKTE, WELCHE DIE OPFER VERSTUMMEN LASSEN

Das geschilderte hohe Ausmaß von sexuellem Missbrauch in unserer Gesellschaft steht in einem krassen Missverhältnis zur Anzahl der bekannt gewordenen bzw. der angezeigten Fälle.

In Deutschland wurden 2008 12.052 Fälle von sexuellem Missbrauch angezeigt (Bundeskriminalamt, polizeiliche Kriminalstatistik). Dies erfolgte nach den §§ 176, 176a, 176b des Strafgesetzbuches (StGB – zu den Paragrafen des Strafgesetzbuches gegen die sexuelle Selbstbestimmung siehe Kapitel 22). Soll aber das gesamte Ausmaß sexueller Gewalt gegen Kinder erfasst werden, so müssen auch noch der Inzest (§ 173 StGB), sexueller Missbrauch in Abhängigkeitsverhältnissen bzw. von Schutzbefohlenen (§ 174 StGB), die Vergewaltigung und sexuelle Nötigung (§§ 177, 178 StGB), der sexuelle Missbrauch widerstandsunfähiger Personen (§ 179 StGB), die Förderung sexueller Handlungen Minderjähriger (§180 StGB), die Ausbeutung von Prostitution (§ 180a StGB) sowie exhibitionistische Handlungen (§ 183 StGB) berücksichtigt werden.

Es verbleibt aber, dass die Anzahl angezeigter Fälle, das sogenannte »Hellfeld«, sehr viel kleiner ist als das »Dunkelfeld« nicht angezeigter sexueller Gewalt an Kindern und Jugendlichen. Je nachdem, wie nun die Beziehung zwischen Hell- und Dunkelfeld geschätzt wird (die Annahmen liegen zwischen 1:5 bis 1:20), errechnen sich ganz verschieden hohe Zahlen zum Ausmaß des sexuellen Missbrauchs (zwischen »nur« 50.000 bis hin zu 300.000 kindlichen Opfern jährlich). Über diese Schätzungen wurde und wird noch heftig gestritten, je nach Standpunkt (z. B. ob die aufgrund § 183 StGB erfassten Fälle von Exhibitionismus überhaupt mitgerechnet werden dürfen) werden immer wieder andere Zahlen veröffentlicht. An dieser Stelle sei zur eigenen Urteilsbildung auf die Häufigkeitsangaben über die in den letzten Jahren in Deutschland durchgeführten Untersuchungen in den Kapiteln 4 und 6 sowie die Darstellungen zum Ausmaß des »sozial-emotionalen Analphabetismus« verwiesen. Im vorliegenden Kapitel sollen dagegen die Ursachen aufgezeigt werden, warum so viele sexuell missbrauchte Kinder und Jugendliche schweigen. Es sollen die Konflikte verständlich werden, welche die Opfer verstummen lassen.

Zur Veranschaulichung nun ein Fallbeispiel, das später wieder neu aufgegriffen und ergänzt wird (s. S. 128, 144, 160):

> Die 13-jährige Karin erscheint mit ihrer Mutter sowie einer Sozialarbeiterin bei der Polizei und gibt an, dass ihr Vater sie im letzten Jahr häufig an die Brust und das Geschlechtsteil gefasst habe, einmal habe er auch versucht, sich nachts zu ihr ins Bett zu legen. Bei den alltäglichen Liebkosungen sei der Vater häufig so komisch gewesen, habe sich »unten herum« ganz eng an sie gedrückt. Sie habe sich immer gewehrt, allerdings sei dann ihr Vater böse geworden, habe sie z. T. festzuhalten versucht, mit ihr geschimpft, sie auch mal geschlagen. Häufig habe er sie auch zu überreden versucht und gesagt, er habe sie doch so lieb, es sei doch nichts dabei, es sei viel besser, wenn der Vater sie aufklären würde.
> Kurz darauf werden die Mutter sowie die Sozialarbeiterin von der Staatsanwältin angehört, Die Sozialarbeiterin gibt an, dass die Mutter ihr vor etwa einem halben Jahr mitgeteilt habe, dass mit Karin etwas nicht stimme, diese sei seit einigen Wochen ängstlich und niedergedrückt, sehe schlecht aus, habe gesagt: »Mutter, lass mich mit Papa nicht allein!« Auch teilt die Sozialarbeiterin mit, dass der Vater in ihrem Beisein dem Mädchen wie auch dem 16-jährigen Sohn Horst schon an das Geschlechtsteil gegriffen habe. Die Mutter fürchtet, ihr Mann könne mit Karin Geschlechts-

verkehr gehabt haben. Karin wird daraufhin zu einer gynäkologischen Untersuchung geschickt, die Ärztin stellt fest, dass Karin schon mehrmals Geschlechtsverkehr gehabt haben müsse. Direkt danach erfolgt eine Anhörung von Karin durch die Staatsanwältin, welche Karin mit dem Ergebnis der Untersuchung konfrontiert. Unter diesem Druck gibt Karin Folgendes an:

1. Der Vorfall in der Nacht im Bett habe sich anders ereignet, sie habe aus Angst vor dem Vater die Wahrheit verschwiegen. Zwar stimme es, dass er zu ihr ins Bett gekommen sei und ihr den Mund zugehalten habe. Der Vater habe ihr dann allerdings die Schlafanzughose ausgezogen, wogegen sie sich gewehrt habe mit Treten und Kratzen, er habe ihr jedoch mit der flachen Hand ins Gesicht geschlagen, sie festgehalten sowie zum Geschlechtsverkehr gezwungen. Sie habe dann weinend im Bett gelegen, ihr Vater sei weggegangen mit der Bemerkung, sie solle es nicht der Mama sagen, sonst würde er sie jeden Tag schlagen.
2. Auch zu den weiteren Ereignissen gibt Karin nun andere, z.T. detaillierte Schilderungen, der Vater habe sie häufiger zum Geschlechtsverkehr (auch genital-oralen Verkehr) gezwungen, sie schätzt etwa 5- bis 6-mal im letzten Jahr.

Nach diesem Gespräch gehen Karin und ihre Mutter in die Mittagspause, es wird ihnen mitgeteilt, dass nachmittags ein Gespräch mit einem Sachverständigen stattfinden werde.

Karin begegnet mir dann wie versteinert, voller Angst, redet kaum, bricht immer wieder in Tränen aus. Sie gibt zu erkennen, dass sie früher niemandem etwas gesagt habe, weil sie Angst hatte, die Mutter würde böse mit ihr sein, würde die Familie verlassen oder sie in ein Heim stecken. Weiter habe sie Angst vor den Drohungen ihres Vaters gehabt. Der Vater habe auch immer viel Alkohol getrunken, habe viel geschlagen und geschimpft. Sie macht sich Gedanken, wo der Vater jetzt sei, ob dieser ins Gefängnis komme. Unvermittelt bricht dann aus ihr heraus, ihr Bruder Horst habe sie erpresst, sie habe vor einem halben Jahr einen Ausländerbuben als Freund gehabt, und Horst habe ihr gedroht, dies Mama oder Papa zu sagen. Jedes Mal, wenn Horst »es mit mir machte«, habe er wieder gedroht, es dem Papa zu erzählen. Fast jeden dritten Tag habe es der Horst gemacht. Sie verneint nun, dass der Vater sie zum Geschlechtsverkehr gezwungen habe, es sei nur der Horst gewesen.

Am nächsten Tag wird Karin vor dem Amtsgericht als Zeugin vernommen. Nun führt sie aus, dass ihre erste Aussage stimme, der Vater habe sie nur angefasst, mehr nicht, sie habe gestern eine riesige Wut auf den Vater gehabt. Sie beharrt darauf, dass nur immer Horst mit ihr geschlafen habe, dies habe sie allerdings freiwillig gemacht. In der insgesamt eineinhalbstündigen Anhörung gibt Karin auch an, dass ihre Mutter zu ihr gesagt habe, sie solle die Wahrheit sagen, vielleicht käme der Vater dann wieder nach Hause.
Der Bruder gibt in seiner Vernehmung an, dass seine Schwester lüge, er habe nicht mit ihr geschlafen, aber in der Schule wisse ja jeder, dass sie sich jedem Buben an den Hals werfen würde, wahrscheinlich habe sie mit Freunden geschlafen. Im Übrigen sagte die Mutter an diesem Tage noch vor der Staatsanwaltschaft aus, dass ihre Tochter häufig lüge, auch schon ihre Unterschrift unter einer Klassenarbeit gefälscht habe und sogar schon beim Ladendiebstahl erwischt worden sei. Zudem vermutet die Mutter, dass ihre Tochter auf den Stiefvater eifersüchtig sei, sie wolle diesen wohl aus der Wohnung ekeln und die Mutter für sich allein besitzen.
Einen Monat später kommt Karin auf Veranlassung der Staatsanwaltschaft zur Begutachtung in die Klinik: sie ist zwischenzeitlich in ein Heim gekommen, der Vater ist nicht mehr in Haft, allerdings unter der Auflage, seine Familie nicht zu besuchen; er wohnt bei einer Schwester. Sie sei im Heim einige Male von der Mutter besucht worden, Horst sei nur ein Mal gekommen, habe sie ganz böse angeguckt. Die Mama habe gesagt, sie solle zugeben, dass das mit dem Papa nicht wahr sei. Jetzt äußert Karin, dass auch ihre Aussagen über den Bruder nicht stimmen würden, sie habe in Wirklichkeit nur mit einem Freund geschlafen. Sie gibt zu erkennen, dass sie gerne wieder nach Hause möchte, im Heim gefalle ihr es gar nicht, und sie würde sich wünschen, der Papa käme auch wieder nach Hause. Karin ist zu spontanen Äußerungen nicht bereit, sie wirkt sehr unruhig, sehr verlegen, läuft häufig rot an, immer wieder bricht sie in Weinen aus, haut sich dann eine Ohrfeige, wird abrupt ruhig bzw. versteinert; dann aggressiv, was denn das ganze Gerede solle u. Ä. Auf die Frage, ob sie sich so fühle, dass alles, was sie aussage, für sie auch irgendwie verkehrt sei, nickt Karin und geht wortlos aus dem Zimmer, die Atmung geht immer schneller, wird immer schnappender, sie fällt dann in sich zusammen, sie ist kaum mehr zu beruhigen.

Das Beispiel von Karin soll zunächst einmal aufzeigen, dass hier ein Kind und Opfer viel zu sehr zur Zeugin reduziert wird, die Beweise liefern soll, um einen Täter zu bestrafen. Die Gefühle und Konflikte dieses »Beweismittels«, die Belastungen und Bewältigungsmöglichkeiten des Kindes, seine Bedürfnisse und Leiden kommen höchstens am Rande vor.

Gerade aber sexuelle Ausbeutung – und auch körperliche Misshandlung! – innerhalb der Familie führt bei den betroffenen Kindern und Jugendlichen zu zahlreichen Konflikten und Belastungen. Sie wirken sich insgesamt dahingehend aus, dass die meisten Kinder letzten Endes verstummen. Diejenigen Opfer, welche den Missbrauch offenbaren, öffnen sich häufig zunächst nur bruchstückhaft oder in Andeutungen. Kommt es aufgrund klarer oder vermehrter Aussagen zu einer Anzeige, kann es auch geschehen, dass die Opfer ihre Aussage wieder zurücknehmen bzw. sehr wechselhafte Angaben machen, was die Glaubhaftigkeitsbegutachtung sehr schwierig machen kann.

Zum Verständnis eines solchen Aufdeckungsverhaltens der Kinder und Jugendlichen sollen nun einige typischen Konflikte bzw. Ängste aufgeführt werden:

» Die sexuell missbrauchten Kinder haben Angst, selbst bestraft bzw. moralisch verurteilt zu werden. Sie befürchten, dass man sie mehr oder weniger offen beschuldigt, die sexuellen Handlungen von sich aus herbeigeführt bzw. herausgefordert zu haben. So besteht oft das Erleben vermeintlicher Schuld und Mitverantwortung für den sexuellen Missbrauch.
» Die kindlichen Opfer haben Angst, dass sie nach ihren Aussagen einmal durch den missbrauchenden Mann selbst, zum anderen auch durch weitere Personen aus dem engen sozialen Umfeld bestraft werden, wobei zum Teil konkrete Gewaltandrohungen vorliegen.

Lucie, 14 Jahre alt, wird von ihrem einschlägig vorbestraften Onkel nach einem Besuch nach Hause gefahren. Er biegt in einen Waldweg ein, mit der Begründung, er müsse mal. Als er wiederkam, hatte er sein Glied entblößt und forderte das Mädchen auf, ihn mit der Hand bis zum Samenerguss zu manipulieren. Der Onkel drohte ihr: »Wenn du was erzählst und ich komm aus dem Bau wieder raus, bring ich dich um!« Bianca, 13 Jahre alt, und Bernadette, 11 Jahre alt, wurden beide von ihrem Vater seit eineinhalb Jahren missbraucht. Er kam nachts in ihr Bett, steckte ihnen den Penis zwischen die Beine und hat dann »so rumgespielt und geschmust, sowohl von vorne wie von hinten, am Po und an der Scheide so rumgemacht, es kam auch Weißes raus. Er ist auch mit dem Finger vorne reingegangen«. Dies sei alles so ein- bis dreimal in der Woche geschehen. Der Vater habe gesagt: »Besser, ich fick euch, als ein anderer«, und weiter bedrohte er sie bis hin zu »Schneid ich euch den Kopf ab!« Brigitte, 11 Jahre alt: »Die [zwei Bekannte der Familie] haben gesagt, Papa ist schon sehr alt, der würde krank werden, wenn er davon erfährt; ich käme dann ins Heim, dort wird man geschlagen.«

» Die missbrauchten Kinder haben Angst, »schuld« daran zu sein, dass jemand aus der Familie oder dem engsten Bekanntenkreis »wegen ihnen« bestraft wird, ins Gefängnis kommt, wobei diese missbrauchende Person häufig trotz allem geliebt wird.

Miriam, 4 Jahre alt, gibt auf die Frage, warum ihre Mama mit ihr in die Klinik(-Ambulanz) kommt, Folgendes an: »Weil der Papa mir ins Pullerchen gepikst hat – aber ich hab ihn trotzdem noch lieb ... Im Bett, da haben wir dummes Zeug gemacht, da war der Papa auch mit dem Finger am Pullerchen. Er wollte ein bisschen spielen, da ist er abgerutscht ins Pullerchen ... Das darf ich nicht sagen. [Warum?] Das ist etwas Schlimmes. [Wer hat das gesagt?] Papa. Er hat gesagt, wenn ich was sage, muss er mir ganz fest den Boiler verhauen.«

» Die sexuell ausgebeuteten Kinder fühlen sich in diesem Zusammenhang »schuldig«, weil sie jemanden »verraten« haben, der als wichtige Person zum engsten sozialen Umfeld gehört und der sie mit unterschiedlichsten Begründungen verpflichtet hat, das gemeinsame Geheimnis niemandem weiterzuerzählen.

- Es bestehen so bei den Kindern starke Loyalitätskonflikte, das heißt, z. T. wird es von diesen Kindern als sehr zwiespältig erlebt, was als das höhere Gut einzuschätzen ist: die »Intaktheit der Familie an sich« oder »die eigene seelische und körperliche Unversehrtheit bzw. Gesundheit«.
- Außerdem bestehen die angeführten Loyalitätskonflikte noch darin, dass z. T. die Autorität, das Ansehen sowie die Wichtigkeit der Person des Vaters für die Familie und auch für die Opfer selbst höher und positiver eingeschätzt werden, als umgekehrt die ausbeutenden Seiten des Vaters gegenüber dem Kind negativ eingestuft werden. Schließlich befinden sich die Kinder auch in vielfältigen – emotionalen, sozialen, finanziellen, rechtlichen – Abhängigkeiten zum Vater. Dies meint auch, dass der Verlust des Vaters bzw. eines positiven Vaterbildes für die betroffenen Kinder nur schwer zu ertragen ist, z. B. für jüngere Kinder.
- Die Auswirkungen einer solchen Abhängigkeit von einem positiven Vaterbild seien noch im Zusammenhang mit körperlicher Misshandlung veranschaulicht (wobei nochmals darauf hingewiesen werden soll, dass verschiedene Misshandlungsformen in einer Familie nicht selten auch gleichzeitig vorliegen). Schlägt ein Vater unberechenbar und uneinsehbar mit Bezug zu bestimmten Situationen und Handlungen sein Kind, kann es geschehen, dass dieses Kind unbewusst immer häufiger ein negatives Verhalten aufweist, welches in seinen Augen bestrafungswürdig ist. Dadurch bekommt der Vater nun durch das Kind sozusagen eine Berechtigung für seine Schläge, und das Kind erhält sich auf diese Weise ein »positives Vaterbild«: Es kann sich nun sagen: »Mein Vater hat völlig recht, wenn er mich schlägt, nicht er ist schlecht, sondern ich!«
- Solche Abhängigkeiten können natürlich auch dann bestehen, wenn z. B. durch Tod, Scheidung sowie andere längere physische oder emotionale Abwesenheit des Vaters von den Kindern ein – im positi-

ven Sinne – Vaterersatzobjekt gesucht wird: Dies können im Einzelfall Stiefvater, Onkel, Opa, väterlich wirkender Nachbar usw. sein.

» Allgemein wird diese Abhängigkeit weiter bei denjenigen Kindern stark erhöht sein, welche z. B. von früh auf oder allgemein lang während unter Trennungen, mangelnder emotionaler Zuwendung, gehäuftem Liebesentzug usw. leiden. Sie werden oft noch als Erwachsene ein fast kleinkindhaftes Bedürfnis nach Nähe, Geborgenheit und Anerkennung aufweisen; sie klammern sich häufig an Mitmenschen und setzen so unbewusst in Szene, was ihnen in der Kindheit existenziell fehlte, nämlich die hinreichende Nähe, Geborgenheit und Anerkennung durch ein (Ersatz-)Eltern-Objekt.

Ich denke hier z. B. an ein sexuell missbrauchtes Mädchen, welches in ihren ersten Lebensjahren in einem extrem vernachlässigenden sowie auch körperlich misshandelnden Elternhaus aufwuchs und dann in ein Heim kam. Sie fiel dort durch sogenanntes distanzloses Verhalten auf, lief auf jeden Erwachsenen zu, setzte sich ihm auf den Schoß, sprach Fremde auf der Straße an und umarmte sie, begrüßte wahllos Besucher mit Küssen, redete Ausstellungspuppen im Kaufhaus an und drückte sich an sie. In den ersten Wochen nach der Heimaufnahme im Alter von 5 Jahren konnten bei ihr die Auswirkungen der hier angesprochenen Konflikte von misshandelten Kindern beispielsweise durch folgende spontane Äußerungen zu ihren blauen Flecken an Beinen und Armen erkennbar werden: »Meine Mami hat die gemacht«, »Ich bin die Treppe heruntergefallen«, »Ich darf erst wieder nach Hause, wenn die Flecken weg sind«, »Ich bin gerne bei euch, aber Mami hab ich am liebsten«. Ich lernte dieses Mädchen im Alter von 16 Jahren kennen, nachdem sie von ihrem Stiefvater über lange Zeit sexuell missbraucht und körperlich misshandelt worden war. Nach besonders extremen nächtlichen Misshandlungen berichtete sie unter dem Druck einer anonymen Anzeige (wohl durch Nachbarn, welche Schreie gehört hatten) sowie bei der sofort am nächsten Morgen erfolgenden polizeilichen Anhörung davon und erstattete Anzeige, die sie aber wenige Tage später widerrief. Es sei alles erfunden gewesen, sie habe den Stiefvater aus Eifersucht belastet, um ihn loszuwerden und die Mutter für sich allein zu besitzen.

- Die sexuell missbrauchten Kinder haben Angst, ihre Kernfamilie zu verlieren. Sie fürchten, in ein Heim oder eine Pflegefamilie zu kommen (was wiederum als Strafe für vermeintlich selbst mitverantwortete Handlungen aufgefasst wird). Solche Ängste können natürlich besonders stark sein nach vorangegangenen Trennungserfahrungen (z. B. Scheidung der Eltern, frühere Heimaufenthalte).
- Die kindlichen Opfer haben Angst, auch von weiteren Familienmitgliedern verlassen zu werden, weil diese sie als »Verräter« bzw. Verantwortliche hinstellen, welche die Familie bloßstellen, in finanzielle Schwierigkeiten treiben sowie in soziale Isolierung bringen können.
- Vor allen Dingen bestehen natürlich gerade dann Angst und Schuldgefühle gegenüber der Mutter, wenn der Missbraucher deren Partner ist. Es ist leicht verstehbar, dass die sexuell ausgebeuteten Kinder fürchten, nun neben dem Vater auch noch die Mutter zu verlieren, dass diese böse auf sie ist, sie ablehnt, ins Heim bringen könnte u. Ä. Sie vertrauen sich der Mutter auch nicht an, weil sie fürchten, diese zu sehr zu kränken und zu verletzen. Die Beziehung zur Mutter kann weiter durch eine mehr oder weniger berechtigte Wut und Enttäuschung der Kinder belastet sein, weil die Mutter sie alleingelassen und den Missbrauch zugelassen hat. Wenn die Mutter dann noch aufgrund ihrer Konflikte und Probleme eher ihrem Partner als ihrem Kind glaubt, können beim Kind die letzten Reste von Vertrauen in Erwachsene zerstört werden.
- Die sexuell ausgebeuteten Kinder haben Angst, auch vom weiteren sozialen Umfeld (Schulkameraden, Freizeitgruppe usw.) abgelehnt bzw. von diesem Umfeld mitsamt der eigenen Familie ins moralische und soziale Abseits gestellt zu werden.
- Die sexuelle Ausbeutung kann z. T. auch mit angenehmen körperlichen Empfindungen erlebt werden – ein Umstand, der wiederum die Gefühle der vermeintlichen Mitschuld bei sexuell

missbrauchten Kindern erhöhen kann. Weiter wird dadurch die Angst erhöht, durch die Umwelt als »verdorben« angesehen zu werden, entspricht es doch dem gängigen Vorurteil, dass sexuell missbrauchte Mädchen oder vergewaltigte Frauen häufig »mitschuldig« seien und den Ausbeutenden oder Vergewaltiger »verführt« hätten. Hinzu kommen natürlich die eigene Scham und Verwirrung: Vom Täter häufig als positiv, als natürliche Einführung in den Bereich der Sexualität oder sogar besondere väterliche Liebe ausgegebene sexuelle Ausbeutung wird subjektiv einerseits mit Angst, Schmerz und Scham ertragen, andererseits aber teilweise auch mit angenehmen körperlichen Empfindungen erlebt. Diese innere Zerrissenheit erhöht sich, weil die Kinder der Zärtlichkeit bedürfen und diese suchen, körperliche Nähe jetzt aber die Gefahr sexueller Ausbeutung bedeuten kann und der Vater mit Sätzen wie: »Wenn du das nicht machst, hast du Papi nicht lieb!«, zusätzlichen Druck ausübt.

» Auch die Erfahrung, dass die sexuell ausgebeuteten Kinder beim Missbraucher – ungewollt – sexuelle Erregung ausgelöst haben, führt beim Kind oft zu dem Gefühl, mitschuldig und mitverantwortlich zu sein. Auch hier kann es zu einer Sexualisierung des kindlichen Verhaltens kommen, um sich auf diesem – unbewussten – Wege ein positives Vaterbild zu erhalten: Nicht der Vater missbraucht mich für seine Bedürfnisse, sondern ich locke und verführe ihn, also bin ich schuldig, nicht er!

» Die sexuelle Ausbeutung kann z. T. bei den betroffenen Kindern verbunden sein mit positiven, stolzen Gefühlen. Zum Beispiel können Mädchen sich als besonders »erwachsen« angenommen und behandelt fühlen, als besonders wichtige Person für den Vater. Dies wird ja auch oft durch die Missbraucher gegenüber den betroffenen Mädchen betont, und gerade selbstunsichere, eher sich in der Familie ungeliebt fühlende Mädchen sind dann natürlich besonders leicht beeinflussbar. Diese im weitesten Sinne positiven

Gefühle erhöhen allerdings auf der anderen Seite auch die Gefühle vermeintlicher Mitschuld oder aber verstärken so etwas wie eine innere Verpflichtung zur gemeinsamen Geheimhaltung. Hinzu tritt meistens das allgemeine Schuldgefühl gegenüber der Mutter, welches oft noch erhöht wird durch das Hineindrängen in die Rolle einer Ersatzpartnerin für den Vater.

> Cyntia, 11 Jahre alt, fühlte sich schon deswegen schuldig, weil sie auch gerne die Geschenke des Opas angenommen hatte: »Danach sind wir oft in Spielzeuggeschäfte gegangen. Oder meist hat er mir Geld gegeben. Manchmal bekam ich auch nur Süßigkeiten.« Sie hatte über Jahre »fast jede Woche oder jede zweite Woche, manchmal auch zweimal in einer Woche« verschiedenste Arten von Missbrauchshandlungen erdulden müssen.

» Allgemein soll in diesem Zusammenhang noch einmal der Aspekt der stark emotional und sozial »verkümmert« aufgewachsenen Kindern aufgegriffen werden. Sie fühlen sich in ihrem Lebensstrom untergehend, klammern sich an den nächsten vorbeischwimmenden Baumstamm und tun häufig alles, um nicht vom Baumstamm verlassen zu werden. In dieser Situation der subjektiv erlebten existenziellen Not sind diese Kinder natürlich leicht ausnutzbar und beeinflussbar, auch sexuell, auch durch Gleichaltrige; aber sie suchen nicht eigentlich die »sexuelle Begegnung«, sondern »sozial-emotionale Geborgenheit«.

Zu diesen zahlreichen Konflikten, Ängsten und Belastungen kommt in den vernehmenden wie auch diagnostisch-therapeutischen Situationen noch hinzu, dass die psychosexuelle Thematik besonders auch gegenüber fremden Menschen sehr stark mit Schamgefühl erlebt wird. Auch ist es für die sexuell missbrauchten Kinder häufig nicht ohne große Aufregung möglich, vor Institutionen wie Jugendamt, Polizei, Staatsanwaltschaft oder Gericht auszusagen, da sie häufig als bedrohlich erlebt werden.

Welche Bewältigungsmöglichkeiten ein sexuell missbrauchtes Kind dann bezüglich dieser geschilderten Konflikte und Stresssituationen besitzt, hängt weiter von zahlreichen Persönlichkeitsmerkmalen sowie Lernprozessen im Rahmen der eigenen Entwicklung und des eigenen sozialen Milieus ab. So wäre es denkbar, dass ein eher passives, ängstliches, selbstunsicheres, sich ungeliebt vorkommendes Mädchen im Rahmen eines Umfeldes, in welchem Bedrohung, Gewalt und Abhängigkeit relativ stark zum Tragen kommen, im Zusammenhang der o. a. Konflikte und stressbehafteten Befragungssituationen eher durcheinandergerät. Es wird ggf. – quantitativ und qualitativ – verschiedene Aussagen machen, je nachdem, welche Seite eines Konfliktes die Oberhand gewinnt. Die sexuell missbrauchten Kinder finden sich ja oft in Konfliktsituationen wieder, in denen subjektiv gesehen alles, was sie tun oder nicht tun sowie sagen oder nicht sagen, einerseits richtig, andererseits aber auch falsch erscheint, und diese Waagschalen werden je nach Situation, Zeitpunkt des Gesprächs, Gesprächspartner und seinen Gesprächsabsichten verschieden ausschlagen können.

Insgesamt sollten diese Ausführungen verständlich machen, warum es praktisch fast die Regel ist und erwartet werden muss,

- dass es sexuell missbrauchten Kindern sehr schwerfällt, über ihren Missbrauch zu reden,
- dass sie dabei zunächst oft nur bruchstückhafte Andeutungen machen,
- dass sie gegenüber verschiedenen Personen ggf. andere Erinnerungen ihres Missbrauchs berichten,
- dass – insbesondere bei lang währendem Missbrauch – auch widersprüchlich erscheinende Angaben vorkommen können und
- dass es nicht nur in seltenen Fällen zu Rücknahmen der Beschuldigungen kommt, insbesondere dann, wenn die Polizei eingeschaltet wurde oder aber die Kinder aus der Familie herausgenommen wurden.

Aus den Darstellungen leitet sich auch die erwähnte hohe Dunkelziffer ab, d.h. diejenige hohe Zahl von Fällen bei sexueller Ausbeutung durch Verwandte und Bekannte, welche nie in die Öffentlichkeit gelangt, weil die betroffenen Mädchen im Rahmen der nicht lösbaren Konflikte verstummen und schweigen. Aber dies kann auch bei sexueller Gewalt durch Fremde geschehen, obwohl es den Kindern in solchen Fällen oft »leichter« fällt, sich anderen anzuvertrauen. Im Übrigen ist zu erwähnen, dass auch bei der Vergewaltigung von erwachsenen Frauen eine sehr hohe Dunkelziffer vorliegt. Die Gründe dafür sind ähnlich wie beim sexuellen Missbrauch von Kindern, also beispielsweise Scham- und Schuldgefühle, Angst vor dem Spießrutenlaufen im sozialen Umfeld, Befürchtungen von Schuldzuweisungen sowie Sorgen vor den Belastungen durch ein Ermittlungs- und Strafverfahren.

10 So ein Kind muss ja für sein Leben geschädigt sein?!

FOLGEN SEXUELLEN MISSBRAUCHS

Wie schon wiederholt betont, wurden der sexuelle Missbrauch von Kindern sowie die sexuelle Gewalt gegenüber Frauen noch bis etwa 1980/1985 in der Bundesrepublik stark tabuisiert und verdrängt. Dies geschah in der gesamten Gesellschaft, sowohl bei Laien wie auch bei den Helfern im sozialen, psychischen und medizinischen Bereich. Nachdem dann das Ausmaß der sexuellen Gewalt zunehmend anerkannt wurde, lastete auf allen eine neue Verantwortung, die man nun – auch aufgrund der Schuldgefühle gegenüber der eigenen Blindheit in der Vergangenheit – möglichst hundertprozentig wahrnehmen wollte. Es galt also, möglichst frühzeitig den sexuellen Missbrauch von Kindern und Jugendlichen in Kindergarten und Schule, Elternhaus und Verein, psychologischer und ärztlicher Praxis, Jugendhilfeeinrichtung und Nachbarschaft zu erkennen und zu beenden. Dazu war es notwendig, die Folgen des sexuellen Missbrauchs kennenzulernen. Vielfach wurde davon gesprochen, dass alle betroffenen Mädchen und Jungen »Signale« aussenden, d. h. trotz des bereits dargestellten Verstummens der Kinder sich die Auswirkungen des Missbrauchs in einer Vielzahl möglicher Störungen des Verhaltens und Erlebens äußern. Diese »stillen Hilferufe« gelte es nun zu erkennen – und keiner wollte sich mehr dem Vorwurf ausgesetzt sehen, so wie in der Vergangenheit keine oder zu wenig Bereitschaft zum Erkennenwollen zu zeigen. Dies führte in der Folgezeit teilweise zum anderen Extrem, d. h. bestimmte »Signale« wurden überbewertet und der Verdacht auf sexuellen Missbrauch mit einer zu großen (Selbst-)Sicherheit geäußert. Auf diese Gefahren soll aber erst vertiefender eingegangen werden, nachdem nun eine Reihe von möglichen Auswirkungen sexuellen Missbrauchs von Kindern und Jugendlichen aufgezählt, an Beispielen veranschaulicht sowie auch bezüglich ihrer Entstehung erklärt wird.

Angstgefühle:

Carmen, 13 Jahre: »Ich hatte im Heim immer panische Angst, mein Vater würde mir irgendwo auflauern. Früher hat er mir oft gesagt: ›Wenn du mich verrätst, bring ich dich um, bevor ich in den Knast komme.‹«

Sylvia, 14 Jahre: »Danach (nach dem Geschlechtsverkehr] hat mein Vater mir ein Taschenmesser an den Hals gesetzt und gedroht, wenn ich was sage, bringt er mich um … Einmal, da hab ich mich gewehrt, da hat er gesagt: ›Ich kleb dir eine, dass dir die Wand noch mal eine gibt.‹«

Susanne, 15 Jahre: »Wenn ich mich gewehrt habe, musste ich mit der Unterhose bekleidet vor seinem Bett stehen bleiben. Manchmal ein bis zwei Stunden. Auch im Winter, bei offenem Fenster. Geschlagen hat er [Stiefvater] mich oft, mit Gürtel und Stock.«

Angst gehört wohl zu den verbreitesten Folgeerscheinungen von sexuellem Missbrauch. Den Kindern wird bei Geheimnisverrat oft Gewalt angedroht, sie erleiden z. T. ausgeprägte Gewalt bei dem sexuellen Missbrauch und erleben gerade bei sexueller Ausbeutung durch Familienangehörige häufig eine ständige Bedrohung im familiären Alltag. Sie haben dann z. B. Angst, allein mit dem Täter zu Hause zu bleiben oder mit ihm allein wegzufahren. Angstanfälle können auch völlig unerwartet in bestimmten Situationen und vor bestimmten Menschen auftreten, wobei spezifische Merkmale der Tat oder des Täters unwillkürlich erinnert werden und Angst auslösen (auch wenn eine Person nur in Bezug auf den Bart oder den Tonfall dem Missbraucher ähnelt). Nicht selten besteht auch eine allgemein sich ausbreitende Angst vor Männern.

Das Beispiel der 10-jährigen Marion zeigt, wie vielfältig die entstandenen Ängste sein können:

Sie gab an, dass innerhalb der letzten drei Jahre ihr Vater sie öfter am ganzen Körper gestreichelt und betatscht hatte. Weiter musste sie häufig »sein Ding hart machen«, und etwa 10-mal hat »er mich zum Geschlechtsverkehr gezwungen«. Im Gespräch gibt sie u. a. an: »Ich hatte Angst, der Vater verhaut mich«; »ich soll es nicht der Mama sagen«; »ich habe Angst, dass der Papa weitermacht«; »dass er mich schlägt, davor habe ich auch heute noch Angst«; »früher hatte ich arg viel Angst, z. B. morgens, da wollte ich nicht aufstehen, da hatte ich Angst gehabt vor dem Papa, dass er wieder kommt«; »an Weglaufen hab ich auch gedacht, weil er andauernd an mich geht«; »hab den Mut verloren, ihr [Mutter] etwas zu sagen, weiß nicht, ob die mir glaubt«; »dass war eigentlich die ganzen Jahre, hatte eigentlich immer Angst«.

Schlafstörungen und Albträume:

Brigitte, 17 Jahre: »Vor dem Einschlafen, da sah ich es oft wieder vor mir, nur sein Gesicht sehe ich in letzter Zeit nicht mehr.«

Erika, 8 Jahre: »Ja, geträumt habe ich auch schlecht, von (fängt an zu weinen) Lawinen.«

Helga, 14 Jahre, berichtet, dass sie früher häufig geträumt habe, dass der Stiefvater nach Hause kommt und allen in der Familie wehtun würde, insbesondere der jüngeren Schwester. Sie würde versuchen, das Gewesene zu vergessen, aber sie würde immer wieder davon träumen, auch tagsüber würde es innerlich doch immer noch wehtun.

Laura, 18 Jahre, wurde über Jahre vom Pflegevater sexuell missbraucht. Sie hatte dies nie jemandem mitteilen können. Erst als sie mit ihrem Freund zusammenzog, vertraute sie sich diesem an, und zwar nachdem sie mehrmals in der Nacht im Schlaf aufgeschrien hatte, laut »Laß das, hör auf, du tust mir weh« gerufen und auch um sich geschlagen und dabei den Freund getroffen hatte.

Die Kinder fühlen sich bei familiärem Missbrauch in der Wohnung nicht mehr sicher vor dem Täter. Die Ein- und Durchschlafstörungen werden darüber hinaus auch dadurch verständlich, dass der Missbrauch abends oder nachts sowie im eigenen Bett erfolgt. Die Kinder schlafen sehr unruhig, wachen auch bei kleinsten Geräuschen auf; manche Kinder versuchen sich zu schützen, indem sie ihre Kleidung anbehalten. Die unverarbeiteten Konflikte und erdrückenden Belastungen können sich auch bei außerfamiliärem sexuellem Missbrauch in Albträumen äußern, wobei die Opfer dann oft weinend oder schreiend aufwachen und in Schweiß gebadet sind. Manche Kinder wollen sehr bewusst nicht einschlafen, weil sie die Wiederbelebung der Missbrauchssituation und die damit verbundenen Bedrohungen im Schlaf fürchten. Sie können sich dem Schlaf und der Erholung nicht »hingeben«, wollen die damit verbundenen Gefühle von Wehrlosigkeit und Ausgeliefertsein vermeiden. Auch tagsüber können sie sehr wachsam und unruhig wirken, so, als ob sie sich in ständiger »Alarmbereitschaft« vor drohender Gefahr befinden.

Depressive Reaktionen:

Manuela, 14 Jahre: »Es ist wie hohl, so, als ob ich sterbe. Ich kann mich zu nichts aufraffen.«

Die betroffenen Kinder und Jugendlichen werden aufgrund ihrer Gefühle der allgemeinen Hoffnungs-, Hilf- und Ausweglosigkeit oft depressiv. Bei jahrelangem Missbrauch trauern sie um ihre verlorene Kindheit und Jugend. Enttäuschung und Trauer entsteht weiter darüber, dass ein nahestehender Mensch das Vertrauen gebrochen, Drohungen angewendet und Schmerz zugefügt hat.

Geringes Selbstwertgefühl:

Barbara, 15 Jahre: »Früher dachte ich, ich wäre die Einzige, ich dachte, ich wäre schwarz im Gesicht, und jeder würde merken, was passiert ist.«

Horst, 16 Jahre: »Das sagen die mir alle seit Jahren. Die Lehrer in der Schule, dass ich eigentlich sehr viel mehr leisten könne; meine Erzieherin in der Gruppe, dass ich mir das doch nur einbilde, dass andere mich nicht hübsch finden würden, und die anderen in der Gruppe sagen mir auch immer wieder, ich bin o.k., sie seien gerne mit mir zusammen. Ich weiß das ja alles, aber ich kann nicht dagegen an – (weinend:) Ich komm da nie raus – werd den Mund nie aufkriegen.«

Die Opfer zeigen oft geringes Selbstwertgefühl aufgrund der entstandenen Scham-, Schuld- und Minderwertigkeitsgefühle. Im Zusammenhang mit den anderen Belastungen und Auswirkungen des sexuellen Missbrauchs führt dies nicht selten dazu, dass sie sich in vielen Bereichen nichts zutrauen, z. B. in der Schule in ihren Leistungen stark absinken bis versagen.

Essstörungen, z. B. Mager-, Fett- und Fresssucht:

Sabine, 20 Jahre, wurde etwa zwischen dem 9. bis 15. Lebensjahr vom Stiefvater sexuell missbraucht: »Ich habe ihm häufiger einen blasen müssen, dann bin ich immer gleich raus, auf die Toilette, und habe mich übergeben. Einmal habe ich auch gleich im Bett gebrochen, nachdem er im Mund abgespritzt hat. Zu der Zeit hatte ich auch schon immer weniger gegessen, keinen Appetit. Und dann habe ich später immer auch nach den Fressanfällen gebrochen, das kam dann später ganz von selbst.«

Essstörungen nach sexuellem Missbrauch können u. a. folgendermaßen erklärt werden: Jugendliche Mädchen weichen der Entwicklung zur Frau aus, sie versuchen ihre körperliche Entwicklung in der Pubertät abzustoppen. Da der Körper mit als Ursache des Missbrauchs angesehen wird, versuchen die Opfer, unattraktiv und unansehnlich zu werden, also zu dick oder zu dünn. Manche Jugendlichen – auch ohne Essstörungen – versuchen auch, durch sehr weite, verhüllende Kleidung ihren Körper vor Blicken zu verbergen. Bei Fresssucht dient das viele Essen z. T. auch dem Ausfüllen eines Gefühls der inneren Leere, wobei aber eigentlich »emotionale Nahrung« gesucht wird. Gelegentliches übermäßiges Essen wird auch zur Beruhigung gesucht, oder man möchte sich einfach auch mal »etwas Gutes gönnen« – wobei dann zu vieles Essen auch zum »Kummerspeck« wird. Das angegessene »Schutzpolster« bzw. der sehr kräftig gewordene Körper wirken gelegentlich wie eine »Panzerung« gegen Bedrohung. Bei Magersüchtigen scheint das zwanghaft gesuchte Abnehmen auch Ausdruck dafür zu sein, wenigstens in einem Bereich des Lebens die Kontrolle behalten zu können.

Kopf-, Hals-, Magen- und Unterleibschmerzen:
Solche Beschwerden ohne erkennbare organische Ursachen können als körperlicher Ausdruck des emotionalen Stresses, der inneren Konflikte angesehen werden (»mir bereitet etwas Kopfschmerzen«, »liegt was auf dem Magen«). Dementsprechend kann es auch zur Verspanntheit bis hin zu Lähmungserscheinungen (aus Angst und vor Schmerzen) kommen.

Erstickungsanfälle, »Kloß im Hals«, übersteigerte Atmung:
Mutter von Carina, 14 Jahre: »Wir mussten immer häufiger den Arzt holen, sie lag im Bett und hechelte immer stärker und wurde ganz steif dabei, gar nicht mehr ansprechbar.«
Margot, 17 Jahre: Sie steht auf dem Stationsflur, schreit laut und voller Angst, wobei sie mit dem Finger von sich wegzeigt und angibt, ihren Missbraucher zu sehen (es steht dort aber keine Person). Sie

steigert sich immer weiter in ihre Angst, atmet immer schneller und flacher, wird schwindelig und wird auf ihr Bett gebracht, um sich dort zu beruhigen.

Die seelischen Konflikte können vom Kind nicht ertragen werden, die »seelische Erregung« schlägt sich im Körperlichen nieder. Manche Jugendlichen beginnen bei großer Anspannung und Aufregung zu hyperventilieren, d. h. ihre Atmung wird immer schneller und schnappender, es kommt zu mangelnder Sauerstoffversorgung mit der Folge von Schwindelgefühlen, manchmal auch Ohnmachtsanfällen. Die Erstickungsängste eines Kindes können das Erleben der oralen Vergewaltigung widerspiegeln, aber auch dann entstehen, wenn der Täter dem Kind während des Missbrauchs den Mund zugehalten hatte, damit es nicht schreien kann. Es kann auch das Gefühl auftreten, einen »Kloß im Hals« zu haben und nicht mehr richtig schlucken zu können.

Störungen der allgemeinen Entwicklung:
Die Kinder weisen einen Entwicklungsstillstand oder -rückgang auf, weil sie den Schock und die Dauerbelastung des sexuellen Missbrauchs nicht verarbeiten können.

Einnässen oder Einkoten:
Mutter von Sascha, 6 Jahre: »Ich habe mir immer wieder Gedanken gemacht, was auf einmal nicht mehr mit ihm stimmt. Er hatte sich ganz normal entwickelt, und dann plötzlich, vor einem Jahr, fing er wieder an einzunässen, machte auch am Tag in die Hose. Ich konnte ihn kaum mehr allein lassen, er klammerte sich immer an mich.«

Das Einnässen kann als Ausdruck der allgemeinen Verunsicherung sowie der nächtlichen Angst angesehen werden. Kleinkinder mit schon immer bestehenden familiären Belastungen waren oft noch nie trocken. Häufiger geschieht es wohl, dass Kinder, die schon sauber und trocken waren, aufgrund der Traumatisierung durch sexuellen Missbrauch wieder anfangen einzunässen. Das Einkoten kann auch als Ausdruck verdrängter Aggression angesehen werden, d. h. die Wut kommt nur hinten heraus, das Kind zeigt auf indirektem, symbolischem Weg, dass »etwas stinkt« bzw. »etwas faul« in der Familie ist. Weiter kann das Einkoten auch als Versuch der Abwehr des sexuellen Missbrauchs (z. B. bei analer Vergewaltigung) angesehen werden.

Sprachstörungen wie Sprechverweigerung, Stottern und Stammeln: Sehr jungen Kindern fehlen manchmal einfach die Worte, um das auszudrücken, was sie erlebten, wobei sie aufgrund ihres Entwicklungsstandes kaum bewerten können, was ihnen geschah. Drohungen und Gewalt, Druck zur Geheimhaltung und die Ausnutzung der kindlichen Abhängigkeit führen dazu, dass die Opfer gleichzeitig reden und schweigen wollen, wobei dann Stottern als Kompromiss zwischen Etwas-sagen-Wollen sowie gleichzeitigem Verstummen gedeutet werden kann. Zum Teil tritt wohl auch Stammeln aufgrund von allgemeiner Aufregung und innerem Druck auf, oder dem Kind »verschlägt es die Sprache«, es redet kaum oder auch gar nicht mehr mit bestimmten Personen seines Umfeldes.

Sozialer Rückzug, Vereinsamung und Kontaktschwierigkeiten:
Kerstin, 18 Jahre: »Freunde, ja die habe ich, die kenne ich gut, komme gut mit ihnen aus, die sind ganz anders – aber so ganz sicher bin ich nie – nee, wenn die sagen, wie toll sie mich finden, dann krieg ich irgendwie Angst.«
Christine, 16 Jahre, wurde auf einem Freizeitgelände vor vier Jahren unter Bedrohung dazu gezwungen, einen Fremden mit der Hand zu befriedigen. Sie habe dem Mann in die Hose greifen und ihn befriedigen müssen. Es war ihr »richtig eklig gewesen, so richtig übel«, und sie hatte gleich danach ihre Hände waschen müssen. Vor zwei Jahren hatte sie einen Freund, »aber es war nur eine normale Freund-

schaft, alles, was darüber hinaus kommt, wollte ich nicht, hab ich mich geekelt«.

Der soziale Rückzug, das Sichabkapseln und Insichgekehrtsein geschehen u.a. aus den folgenden Gründen: Die Kinder meinen aufgrund ihrer Scham- und Schuldgefühle: »Ich bin der letzte Dreck, ich bin nicht vorzuzeigen.« Sie empfinden sich weiter als schlecht und sündig, wobei ein sehr negatives Selbstbild entsteht (»Ich bin nicht vorzeigbar, alle werden erkennen, wie ›schmutzig‹ ich bin«). Die Selbstunsicherheit breitet sich immer mehr aus, ein Anlächeln wird umgedeutet als Auslachen, die Kinder fühlen sich im Vergleich mit Gleichaltrigen viel weniger hübsch, klug usw. Hinzu tritt die Angst, dass die Suche nach Nähe und Geborgenheit zu erneutem sexuellem Missbrauch führt, wobei weiter quälende Erinnerungen an den Missbrauch umso lebendiger werden können, wenn Freunde auch körperliche Nähe wünschen. Außerdem wird Nähe auch vermieden aus Furcht, sich »zu verplappern«, und Abstand zu anderen Menschen verschafft auch das Gefühl, dass nicht durchschaut und erkannt werden kann, wie »schlecht, schmutzig und lächerlich« man sei (zumal dann, wenn das Kind denkt, es sei das einzige, dem so etwas geschieht). Manche Kinder schlüpfen aber auch in andere Rollen, um sich zu verstecken, z.B. in die Rolle des Klassenclowns, oder sie versuchen, unbewusst ihre Minderwertigkeitsgefühle krampfhaft auszugleichen, indem sie auf bestimmten Gebieten besonders gut sein wollen, z.B. in den Schulleistungen und in Sportvereinen. Andere wiederum stellen den Abstand durch aggressives, abweisendes Verhalten her, sie »stoßen alle vor den Kopf«. Es kann auch geschehen, dass Mädchen nicht nur gegenüber Männern und gleichaltrigen Freunden sehr misstrauisch und ängstlich sind, sondern allgemein kaum mehr vertrauensvolle Beziehungen eingehen können. Sie gehen kein Risiko mehr ein, nochmals enttäuscht und verletzt zu werden. Manchmal wenden sie sich dann ersatzweise übertrieben stark Tieren zu, wobei der

Umgang mit diesen so wirkt, als seien sie für die Kinder »die besseren Menschen«.

Vernachlässigung der Hygiene und des Aussehens:
Verena, 15 Jahre: Sie wurde von ihrem Vater etwa zwei Jahre lang missbraucht. Dies führte u. a. dazu, dass sie in die Drogenszene floh, wo sie einen jungen Mann kennenlernte, der sie dann im Auto zum Oralverkehr zwang. Sie kam nach einem Selbstmordversuch über die Intensivstation zur stationären Behandlung. Sie zog sich von allen zurück, lag zusammengekauert im Bett, wies jeden Körperkontakt ab. Dabei hatte sie auch ihre Körperhygiene völlig vernachlässigt, sie stank buchstäblich vor sich hin und versuchte so unbewusst, Menschen auf Abstand zu halten. Außerdem hatte sie zahlreiche Schnittwunden an den Armen, und seit etwa zwei Jahren ausgeprägte Essstörungen (mit völliger Nahrungsverweigerung, aber auch Fressanfällen). Sie war extrem depressiv, weinte sehr viel.

Auch auf dem Weg über mangelnde Hygiene sowie ein »abstoßendes Äußeres« versuchen die Opfer, auf Männer nicht attraktiv zu wirken bzw. die Menschen überhaupt auf Distanz zu halten. Manche kleiden sich wie eine »graue Maus«, um unscheinbar zu werden. Dass sich die Kinder nicht mehr waschen, kann auch daran liegen, dass der Missbrauch immer oder oft im Badezimmer erfolgte und so dieser Ort besonders gemieden wird. Im Übrigen wählen wohl viele Täter ganz bewusst Orte, von denen sie meinen, dass die gemeinsame Anwesenheit mit dem Kind keinen besonderen Verdacht erregt. Familienmitglieder zum Beispiel begegnen sich ja oft im Bad; Mütter finden es erst einmal ganz natürlich und begrüßenswert, wenn auch der Vater mit seinem Kind in der Badewanne planscht oder jeden Abend zu ihm ins Schlafzimmer geht und ihm noch etwas vorliest oder einen Gutenachtkuss gibt. Die mangelnde Körperpflege eines Opfers kann zusätzlich auch daran liegen, dass der Körper als »Mitschuldiger« abgelehnt bis gehasst wird, er ist »entwürdigt und entweiht«, schmutzig und nicht liebenswert. Im Rahmen einer Psychotherapie dauert es dann oft sehr lange Zeit, bis missbrauchte Jugendliche ihren Körper wieder annehmen und verwöhnen können, wieder in gesundem Ausmaß mit ihrem Äußeren eine positive »Ausstrahlung« aufweisen bzw. Aufmerksamkeit für sich erregen dürfen.

Leistungsverweigerung, Schulprobleme und Schulschwänzen:
Lehrerin von Margit, 9 Jahre: »Heute verstehe ich ja, warum Margit immer so müde war. Ich dachte, es käme vom Fernsehen. Es war ein richtiger Leistungsknick, auch in ihren Lieblingsfächern hatte sie sich verschlechtert. Mit diesen Leistungen hätte sie die Klasse wiederholen müssen.«

Das Kind hat keine Energie für Leistungsprozesse mehr frei, denn diese wird verbraucht und vereinnahmt durch die Geheimnisse, Erlebnisse, Konflikte und Belastungen des sexuellen Missbrauchs. Konzentrationsstörungen können auch als Folge schlafloser Nächte auftreten.

Konzentrationsstörungen und vermehrte motorische Unruhe:
Marion, 13 Jahre: »Wo er [der frühere, zwischenzeitlich arbeitslose Partner der Mutter] als daheim war und meine Mama arbeitete, da konnte ich in der Schule nicht so mit den Aufgaben mitkommen, konnte überhaupt nicht aufpassen, und zu Hause, bei den Aufgaben, da gings dann gar nicht. [Auf Frage, warum nicht:] »Da war ich so angespannt, da konnte ich mich nicht konzentrieren, und später, da war mir dann auch alles scheißegal, die ganze Schule.«

Weglaufen von zu Hause:
Das Weglaufen für Stunden, Tage oder auch viele Monate ist leicht als Flucht vor der allgemein unerträglich gewordenen familiären Bezie-

hung sowie der Missbrauchssituation zu begreifen. Flucht vor etwas ist aber auch immer verbunden mit einer Suche nach einer besseren Zukunft, nach Geborgenheit und nach vertrauensvollen Menschen. Dabei besteht die Gefahr, in neuen Abhängigkeiten wiederum ausgenutzt zu werden, und so kann das Weglaufen auch zur Prostitution führen, um Geld für das Überleben zu verdienen. Die Flucht vor der Familie kann den Einstieg in »Außenseitergruppen« bedeuten, wobei dann z. B. eine bestimmte Gruppe der Drogenszene als Ersatzfamilie angesehen wird. Bei diesen Gruppenmitgliedern, die sich von der Gesellschaft ausgrenzen sowie von dieser ausgeschlossen werden, fühlen sich die missbrauchten Jugendlichen trotz der eigenen Selbstunsicherheit und Minderwertigkeitsgefühle relativ stark und sicher. Eine Form des Weglaufens besteht darin, dass die missbrauchten Kinder und Jugendlichen kaum mehr zu Hause sind, sie verbringen möglichst viel Zeit unter Freunden oder irren in der Stadt herum, haben scheinbar immer etwas außerhalb zu tun, sind morgens die Ersten auf dem Schulhof und bummeln noch lange nach Schulschluss herum, bevor sie sich nach Hause wagen.

Aggressives und delinquentes Verhalten:
Die im Elternhaus und sozialen Umfeld häufig allgemein herrschenden aggressiven Beziehungen und gewaltförmigen Konfliktlösungen werden durch das »Lernen am Modell« übernommen. Können die entstandenen Gefühle von Wut, Hass und Enttäuschung gegenüber dem Täter oder auch der Mutter nicht ausgelebt werden, so werden sie auf andere Menschen verschoben. Häufig müssen dann jüngere, schwächere Kinder unter diesen Aggressionen leiden, oder es werden »die Männer« oder »die Erwachsenen« unisono verachtet und bestraft. Bei Kindern und Jugendlichen, welche im Elternhaus körperlicher Misshandlung oder sexuellem Missbrauch ausgesetzt sind, besteht eine erhöhte Gefahr, dass sie ebenfalls Kinder sexuell missbrauchen oder Aggressionen an ihnen ausleben. Als Ursache wird dabei auch die

»Identifikation mit dem Aggressor« angenommen, d.h. Gefühle der Ohnmacht und Hilflosigkeit als Opfer werden überwunden, indem nun die machtvolle Täterrolle eingenommen wird.

Selbstverletzungen/Selbstbestrafungen:
Tina, 14 Jahre: »Gestern dachte ich, nur Schuld bei mir, fühlte mich dreckig, hab mich wieder geschnitten, am Arm Ritzwunden.«
Erika, 13 Jahre: »Wenn ich mich ritze oder mir Zigaretten auf dem Armen ausdrücke, geht die ganze Spannung aus mir raus.«

Diese Autoaggressionen erfolgen in Form von Nägelkauen, Haareausreißen, Schnittverletzungen mit Messern, Glasscherben und Rasierklingen an den Armen und Beinen, Ausdrücken der Zigarette auf dem Körper, sich mit den Fingernägeln Striemen auf der Haut beizubringen. Eine Jugendliche zog sich auf diese Weise buchstäblich die Haut mit ihren Fingernägeln vom Leibe. Die Schuldgefühle werden dabei gegen sich selbst und den eigenen Körper gerichtet, wobei weiter der Hass und die Wut gegenüber dem Täter nicht auszuleben gewagt, sondern gegen sich gerichtet werden. Manche Opfer geben an, durch die Selbstverletzungen Gefühle der innerer Anspannung und Leere abbauen zu können. Natürlich sind diese Selbstverletzungen auch als Hilfeschrei zu verstehen.

Selbstmordgedanken und -versuche:
Melanie, 16 Jahre: Sie wurde im Kleinstkindalter zu Pflegeeltern gebracht, weil sie von den Eltern schwer vernachlässigt wurde. Nachdem diese nach einem Autounfall starben, kam sie zu einem Onkel, der sie mehrere Jahre sexuell missbrauchte. Sie wurde ihre Erinnerungen an die Missbrauchsszenen zunächst nicht los, immer wieder »sah« oder »hörte« sie ihren Täter und hatte entsprechende Albträume. Sie malte sehr viele Bilder, auf denen ihr Kopf dargestellt war wie in einem Käfig, in dem sie und ihre Erinnerungen eingesperrt waren.

Dazu schrieb sie z. B.: »Manchmal wäre ich froh, ich käme aus dem Gefängnis raus, in dem ich mich befinde. Stimmen und Bilder quälen mich. Warum nur? Dann möchte ich aber auch manchmal lieber tot sein. Tod, die ewige Ruhe. Aber wäre das die beste Lösung? Ich weiß es einfach nicht.«

Selbstmordgedanken und -versuche sind der dramatischste »Schrei nach Hilfe«. Sie spiegeln die lang währenden Gefühle der Hilf-, Hoffnungs- und Ausweglosigkeit wieder und erscheinen als einzige Möglichkeit der Flucht aus der Missbrauchssituation.

Weiter kommt in ihnen – auch wegen der vermeintlichen Schuld – auch eine Tendenz zur Selbstbestrafung zum Ausdruck, und in Verbindung mit dem entstandenen negativen Selbstbild kann sich der Gedanke verfestigen, »zu schlecht« und somit »nicht lebenswert« zu sein. Selbstmordversuche erfolgen auch, wenn Kinder vom sexuellen Missbrauch erzählt haben und ihnen niemand glaubt. Sie nur im Sinne eines »letztlich nicht ernst gemeinten Appells« zu verstehen ist häufig eine gefährliche Verharmlosung. Unterschätzt wird dann das Ausmaß der »Bilanz«, die von diesen Kindern oder Jugendlichen gezogen wird und in den Gedanken mündet, dass der Tod eine Erlösung von den Gefühlen der allgemeinen Sinnlosigkeit des eigenen Lebens und Alltags sei.

Überfordernde Rollenzuweisungen in der Familie:
Ilka, 10 Jahre: »Papi hat gesagt, dass ich den Haushalt schon so richtig gut wie die Mutti machen kann, hat auch gesagt: ›Ich hab die Mutti nicht so lieb wie dich‹, und dann hat er mich immer umarmt und überall so gestreichelt.«

Der Vater drängt das Mädchen in die Rolle einer Partnerin. Die Kinder übernehmen nicht selten auch Muttterersatz für die Geschwister und sollen ebenso die Verantwortung für den Haushalt tragen.

Zwanghaftes Verhalten:

Judith, 16 Jahre: »Auch wenn die Hände schon fast blutig waren, konnte ich kaum aufhören mit dem Waschen.«

Einige missbrauchte Kinder oder Jugendliche weisen einen Waschzwang auf. Sie versuchen durch ständiges Waschen, Baden oder Duschen sich unbewusst von dem »inneren« und »äußeren« Schmutz zu reinigen. Andere werden zwanghaft ordentlich, wodurch sie unbewusst versuchen, ihr Gefühlschaos zu ordnen bzw. Ordnung in ihr Leben zu bringen. Übermäßige Planung des alltäglichen Lebens kann natürlich auch erfolgen, um die Sicherheit vor sexuellen Übergriffen zu erhöhen.

Auffälliges Sexualverhalten:

Bärbel, 9 Jahre: »Seit 4 Jahren stecken mir die Jungen ihren Pipi rein. Gestern hab ich es im kalten Keller gemacht, aber es geht auch im Stehen. Das ist wie in den Filmen, die er aus der Peepshow mitbringt.« Ihre Mutter: »Er arbeitet dort als Kassierer. Liebe geht für meinen Mann durchs Bett. Sein Vater kann heute noch jedes Mädchen zwischen 18 und 25 Jahren haben, darauf ist mein Mann neidisch.«

Monika, 11 Jahre, erlitt über mehrere Jahre durch ihren Opa sowie einen Bekannten der Familie vielfältigsten sexuellen Missbrauch. Auf die Frage, ob sie mal sexuell aufgeklärt worden sei, gibt sie an: »Nee, hab ich alles von denen gelernt.«

Marga, 16 Jahre, wurde etwa seit dem 6. Lebensjahr vom Onkel missbraucht. Zunächst hatte er sie »befummelt, an der Brust, an der Scheide«, dann ab dem 9. Lebensjahr zum Geschlechtsverkehr gezwungen. Als sie ihre erste Periode bekam, verlangte der Onkel »nur« noch von ihr Manipulationen am Glied – aus Angst vor einer Schwangerschaft. Das Mädchen meinte, dass – soweit sie sich zurückerinnern könne – fast täglich Missbrauchshandlungen geschahen. Beide Eltern wussten

ganz offensichtlich von dem Missbrauch und erhielten deswegen auch viel Geld von dem Onkel. Später gaben auch ein Bruder und eine Schwester des Mädchens an, durch diesen Onkel missbraucht worden zu sein, welcher sie auch bedroht habe bis hin zu »Umbringen«-Wollen. Das Mädchen kam zu Pflegeeltern, welche es dann zur Therapie brachten, weil sie es in ihrer Hilflosigkeit abends manchmal einschlossen. Sie würde häufig abends bzw. nachts weglaufen, wobei sie auch schon gesagt habe: »Ich brauch einen Mann.«
Peter, 4 Jahre, greift im Kindergarten den Erzieherinnen an Brust und Po. Er kriecht unter die Bänke, um bei Mädchen an den Scheidenbereich zu fassen oder daran zu riechen. Er zwingt andere Mädchen, mit ihm im Spielhaus auf dem Spielplatz zu »bumsen«, und bedroht sie, damit sie ihn nicht verraten.

Auffälliges Sexualverhalten ist eine recht häufige Folge von sexuellem Missbrauch, insbesondere bei jüngeren Kindern oder aber bei lang während missbrauchten Jugendlichen. Kleinkinder spielen dann die erlebten Handlungen z. B. in der Puppenecke: Dies ist für sie aufgrund mangelnder moralischer Bewertungsmöglichkeiten genauso natürlich wie das Füttern der Puppenkinder, und deswegen spielen und reden sie mit den Puppen so, wie es der Missbraucher ihnen vorgemacht bzw. andressiert hat.

Die zu frühe, unverstandene Sexualisierung des Verhaltens und Erlebens kann sich auch in Zeichnungen ausdrücken (z. B. Bilder, auf denen die Strichmännchen nur noch mit Penis dargestellt werden). Weiter können die Kinder eine sexualisierte, nicht altersgemäße Sprache aufweisen, durch vermehrte Doktorspiele auffallen sowie mehr oder weniger ungehemmt auch in der Öffentlichkeit sich selbst befriedigen (auch Kleinstkinder versuchen sich dann im Genitalbereich zu streicheln und zu erregen, verbunden mit Stöhnen, Schwitzen und Anzeichen körperlicher Anstrengung, z. B. hochrotem Kopf).
Auch kann es vorkommen, dass das Kind die Handlungen, die es beim

Missbrauch erlitten hat mit Gleichaltrigen wiederholt. Bei mit körperlicher Gewalt oder starken Drohungen erfolgtem Missbrauch neigen Kinder auch dazu, diese Handlungen zwanghaft z. B. im Spiel zu wiederholen, sie also immer wieder »auszuagieren«, was ebenfalls als eine Form der Bewältigung des Traumas angesehen werden kann.

Eine große Gefahr besteht für missbrauchte Kinder weiter darin, dass sie entsprechend dem väterlichen Vorbild versuchen, nun selbst bei anderen Menschen über Sexualität Zuneigung und Nähe zu erhalten. Die Gefahr besteht darin, dass Jugendliche oder Erwachsene dieses sexualisierte Verhalten in ihrem Sinne umdeuten und sich aufgefordert fühlen: »Sie hat es ja selbst gewollt und mich gereizt.« Das gelernte Verhaltensmuster, über Sexualität auch Zuwendung zu erhalten, kann also zur Fixierung in einer Opferrolle führen.

Bei missbrauchten Jungen besteht eher die Gefahr, dass sie ihr sexualisiertes Verhalten aggressiv ausleben und dann Jüngere sowie Schwächere ihrerseits missbrauchen.

Sexuelle Funktionsstörungen sowie Angst vor körperlicher Nähe und Intimität:

Claudine, 18 Jahre, wurde lange Zeit vom Pflegevater sexuell missbraucht und kam in ein Heim, worauf sie jede Nähe zu gleichaltrigen Jungen vermied. Als sie später mit einem Jungen befreundet war, verließ dieser sie wieder: »Ich konnte mit ihm nicht zärtlich sein, nicht schmusen, und er hat mich dann verlassen, weil er nicht an mich rankommen konnte.« Auch bei ihrem jetzigen Freund »ist es noch ziemlich schlimm. Bei bestimmten Stellungen, da raste ich aus, da sehe ich dann das alles vom K., von früher, und wie es wehtat, dann stoß ich ihn weg«.

Sexualität und intime Beziehungen werden aufgrund der Missbrauchserfahrungen mit Scham, Ekelgefühlen, Schmerz und Erniedrigung verbunden. Dies kann bei Opfern in den intimen Beziehungen zu

Orgasmusschwierigkeiten, schmerzhaft erlebtem Geschlechtsverkehr und seelisch bedingtem Scheidenkrampf führen. Bestimmte Gerüche, Berührungen, Worte und Umgebungseindrücke können zu plötzlich wiederauftauchenden Erinnerungen an den Missbrauch führen, wodurch die Intimität auch in einer sehr liebe- und rücksichtsvollen Partnerschaft mit Abscheu erlebt und der Partner abgewehrt wird. Es kann auch geschehen, dass nur noch Beziehungen zu Partnern eingegangen und als befriedigend erlebt werden können, die dem anderen Geschlecht als dem der »Missbraucher« angehören. Allgemein kann die Angst vorherrschen, nur als Objekt »geliebt« zu werden, also allein der Befriedigung des Partners zu dienen.

Häufig wechselnde Geschlechtspartner bis hin zur Prostitution:
Die Missbrauchserfahrungen können zu einer ausgeprägten Unfähigkeit führen, tiefe und dauerhafte Beziehungen einzugehen. Einerseits werden Nähe und Geborgenheit gesucht, andererseits Beziehungen auch schnell als zu nah sowie bedrohlich erlebt, d. h. Beziehungen können nur noch nach der Formel »Ich sage ›Guten Tag‹, aber gleichzeitig auch ›Auf Wiedersehen‹!« gelebt werden. Solche Beziehungsstörungen können sich weiter überlagern mit der bereits beschriebenen Sexualisierung von Beziehungen sowie dem damit verbundenen gelernten Verhaltensmuster, über Sexualität Zuwendung zu erlangen. Weglaufen von zu Hause birgt die Gefahr der Prostitution, z. T. verbunden mit Drogenkonsum und delinquentem Verhalten, um Geld für Lebensunterhalt und Drogenbeschaffung zu verdienen.

Suchtverhalten (Alkohol, Drogen):
Lisa, 17 Jahre: »Ich fühle mich heute noch wie ein Haufen Dreck, bin beschmutzt, bestraft. Deswegen auch die vielen Selbstmordversuche, viel Alkohol und Drogen. Ich darf wohl nicht mehr glücklich sein. Wenn ich mich so fühle, trinke ich alles. Bis ich besinnungslos bin.«

Alkohol und Drogen dienen vielfach der Selbstbetäubung, um die Gefühle von Scham, Einsamkeit, Ekel, Angst und Schmerzen vorübergehend verblassen zu lassen. Die Suchtmittel führen zu einem Gefühl der momentanen Entlastung und Leichtigkeit, die innere Anspannung und Unruhe lassen nach, die quälenden Gefühle und Erinnerungen werden nicht mehr so bewusst erlebt.

Immerwährende Erinnerungen:
Julia, 14 Jahre: »Die Erinnerungen an die Ereignisse sind eigentlich immer da, egal, wo ich gerade bin, manchmal sehe ich es auch bildhaft vor Augen, auch Bilder, die ich nie gesehen habe, er kommt nach Hause und schlägt uns.« Das Mädchen wurde seit dem 6. Lebensjahr vom Stiefvater missbraucht. Zunächst sei der Stiefvater nur zärtlich gewesen, später habe er sie an Brust und Scheide gestreichelt, weiter dann Nacktaufnahmen gemacht, und schließlich sei es zum Samenerguss auf ihren Bauch sowie zum Stecken des Fingers in ihre Scheide gekommen. Immer wieder habe er auch vor ihr masturbiert. In den letzten zwei Jahren sei es auch einige Male zum Geschlechtsverkehr gekommen, außerdem erinnert sie zweimal Oralverkehr. Nach ihrer Erinnerung sei »eigentlich täglich etwas« gewesen. Bereits vor Jahren fand die Mutter die Nacktfotos und trennte sich von ihrem Mann. Nach einem Jahr zog sie jedoch wieder mit ihm zusammen, um sich dann bald aufgrund der vielen außerehelichen Beziehungen des Mannes wieder von ihm zu trennen, wobei die Tochter für längere Zeit dennoch bei ihm verblieb.

Die bisher angeführten möglichen Folgen von sexuellem Missbrauch in der Kindheit und Jugend machen es (auch aufgrund ihrer Wechselwirkungen) verständlich, warum es Opfern zunächst häufig nicht gelingt, ihre Missbrauchserlebnisse ganz bewusst vergessen und verdrängen zu wollen. Je nach zeitlicher Ausdehnung und Häufigkeit des sexuellen Missbrauchs oder dem Ausmaß von erlebter Bedrohung und Gewalt gelingt dies nur unvollkommen. Dazu tragen auch unwillkürliche Erinnerungen an den früheren Missbrauch aufgrund augenblicklicher spezifischer Sinneseindrücke bei, welche wiederum zu körperlichen und seelischen Stressreaktionen führen.

Parallel zu dem allgemeinen Erkennenlernen von »Signalen« der Opfer, welche auf sexuellen Missbrauch hinweisen können, sowie den »typischen« Folgen des sexuellen Missbrauchs, wurde dann in der Folgezeit weiter versucht, dieses Wissen zu verfeinern und zu vertiefen. So wurde z. B. zu unterteilen versucht nach Kurzzeit- und Langzeitfolgen:

Eher den Kurzzeitfolgen werden u. a. zugerechnet:

- emotionale Reaktionen:
  Ängste, Phobien, Depression, Schuld- und Schamgefühle, Feindseligkeit, Vertrauenslosigkeit, sozialer Rückzug, niedriges Selbstwertgefühl;
- unangemessenes Sexualverhalten:
  Übersteigerte Neugier im sexuellen Bereich, nicht altersgerechte sexuelle Beziehungen, ungehemmte Selbstbefriedigung, sexualisiertes Verhalten (mit Worten, Gesten);
- Auffälligkeiten im Sozialverhalten:
  Weglaufen von zu Hause, Schulschwierigkeiten und -schwänzen, aggressives/gewaltförmiges Verhalten, delinquentes Verhalten;
- psychosomatische Folgen:
  Ess- und Schlafstörungen, Kopf- und Bauchschmerzen.

Zu den häufigsten Langzeitfolgen werden u. a. gezählt:

- *Depression, Ängstlichkeit, niedriges Selbstwertgefühl, Selbstmordgedanken;*
- *Schwierigkeiten mit vertrauensvollen Beziehungen, Misstrauen, Unzufriedenheit in intimen Beziehungen, Furcht und Feindseligkeit gegenüber Männern;*
- *sozialer Rückzug, Passivität, Ängstlichkeit, Selbsthass;*
- *Suchtverhalten (Alkohol, Drogen, Medikamente, Tabak);*

- *Essstörungen (Mager-, Fett- oder Fresssucht);*
- *Störungen im psychosexuellen Bereich (sexuelle Funktionsstörungen, Ablehnung intimer Beziehungen, Prostitution).*

Bei erwachsenen Frauen, die in ihrer Kindheit sexuell missbraucht wurden, findet man u. a. gehäuft:
Angst, Depression und Selbstzweifel; Drogen- und Alkoholkonsum; Essstörungen; selbstverletzendes Verhalten; körperliche Beschwerden wie z. B. chronische Beckenschmerzen, Kopfschmerzen, Rückenschmerzen, Hauterkrankungen; sexuelle Funktionsstörungen; Bindungs- und Beziehungsstörungen.

Unterteilt wurden die Auswirkungen aber auch danach, ob sie insbesondere in bestimmten Lebensphasen der betroffenen Kinder und Jugendlichen auftreten und dementsprechend besonders beachtet werden müssen:

Frühe Kindheit:
Kleinstkinder bis zu einem Alter von 3 Jahren reagieren eher ganzheitlich auf sexuellen Missbrauch, d. h. mit allgemeiner Angst, Verwirrung, Verstörtheit, motorischer Unruhe, Ein- und Durchschlafstörungen. Weiter können damit verbunden Ess- und Gedeihstörungen auftreten. Die Angst vor Fremden (»Fremdeln«) kann übersteigert auftreten, aber umgekehrt tritt oft auch Distanzlosigkeit auf. Häufig ist weiter nicht altersgemäßes sexuelles Spielen zu beobachten.

Vorschulalter:
Auf der Ebene des Verhaltens können bei etwa 3- bis 6-jährigen Kindern auftreten: Entwicklungsverzögerungen; »regressives« Verhalten, d. h. Rückfall auf frühere Entwicklungsstufen: Die Kinder verfallen wieder in eine Babysprache, fangen wieder an einzunässen, lutschen vermehrt am Daumen, klammern sich wieder mehr an die Mutter; häufiges altersunangemessenes sexuelles Spielen; öffentliche und andauernde Selbstbefriedigung; Schlafstörungen (Albträume); erhöhte Ängstlichkeit.

Grundschulalter:
Bei den 6- bis 9-jährigen Kindern werden vielfach als typische Folgen beschrieben: somatische Beschwerden (z.B. Kopf- und Bauchschmerzen); plötzliche Schulleistungsstörungen; nicht altersangemessene sexuelle Handlungen mit jüngeren oder gleichaltrigen Kindern; sexuell provozierendes Verhalten; Schlaf- und Essstörungen; keine altersentsprechenden sozialen Beziehungen zu Gleichaltrigen; Zwangshandlungen wie ausgeprägtes Baden oder Waschen.

Vorpubertät und Pubertätsbeginn:
In diesem Alter zwischen 9 und 13 Jahren gewinnen vor allen Dingen an Bedeutung: sozialer Rückzug verbunden mit mangelndem Selbstwertgefühl; Verschlossenheit und Depressivität; Schulschwänzen; sexueller Missbrauch von jüngeren Kindern.

Heranwachsendenalter:
Bei den 13- bis 18-Jährigen können insbesondere folgende Verhaltensweisen als Folgen des sexuellen Missbrauchs auftreten: selbstverletzendes Verhalten; Weglaufen von zu Hause; Selbstmordgedanken und -versuche; Depressivität; Essstörungen; Drogen- und Alkoholkonsum; Schlafstörungen; erhöhte Ängstlichkeit; Vermeidung von körperlicher Nähe; Vernachlässigung der Hygiene; aggressives Verhalten; wenig Freundschaften zu Gleichaltrigen; mangelndes Selbstwertgefühl.

Nachdem dann im Verlaufe der Zeit auch der sexuelle Missbrauch von Jungen mehr beachtet wurde, gewannen die unterschiedlichen Folgen bei den Geschlechtern verstärkt Beachtung:

Unterschiedliche Auswirkungen des sexuellen Missbrauchs von Jungen gegenüber Mädchen
Die Auswirkungen des sexuellen Missbrauchs von Jungen unterscheiden sich in nur wenigen Bereichen von denjenigen der Mädchen, d.h. auch bei Jungen finden sich als Folgen z.B. Ängste, Schlafstörungen, Weglaufen usw. Von der Tendenz her scheinen Jungen ihre seelische Belastung eher nach

außen in Form von aggressiven Verhaltensweisen auszuagieren, während Mädchen eher nach innen gerichtet reagieren, z. B. durch Depression und gegen sich selbst gerichtete Aggressionen. Jungen verhalten sich z. T. auch deswegen aggressiv, um sich wieder als »richtige Jungen« fühlen zu können, da es nicht zum gesellschaftlich anerzogenen jungenhaften Verhalten passt, dass man ohnmächtig und hilflos in der Missbrauchssituation war. Jungen meinen weiter oft allein aufgrund der Tatsache, dass sie »homosexuellen« Kontakt mit einem Mann hatten, »schwul« zu sein. Sie fürchten dann, von den Gleichaltrigen als »schwul« bzw. »Arschficker« usw. ausgegrenzt zu werden. Wenn dann die sexuellen Kontakte zudem noch (unwillkürlich) angenehme Gefühle auslösten, wird dies von den Jungen als erneute Bestätigung angesehen, sie seien nicht »normal«. Ähnlich können die Reaktionen eines Jungen nach sexuellem Missbrauch durch eine Frau sein. Wenn er dies als ekelig erlebte oder keine Erregung verspürte, kann dies ebenfalls zu der Meinung führen, er sei »schwul«. Außerdem fürchten sie, ausgelacht oder in ihrer Männlichkeit infrage gestellt zu werden, wenn sie angeben, dass sie sexuelle Handlungen mit einer Frau als »bedrohlich«, »gewalttätig« oder »unangenehm« erlebt haben.

Letztlich müssen auch noch mögliche körperliche Auswirkungen des sexuellen Missbrauchs aufgeführt werden. Allerdings meinen viele irrtümlich, dass solche körperlichen Folgen einerseits sehr häufig sind und zum anderen als eindeutige Beweise betrachtet werden können. Dies ist jedoch nicht so: Körperliche Folgen treten bezogen auf das gesamte Ausmaß des sexuellen Missbrauchs eher selten auf, und der Anteil von Fällen, bei denen allein aufgrund der medizinischen Befunde der Nachweis sexuellen Missbrauchs gelang, dürfte verschwindend gering sein. Dennoch ist es natürlich wichtig, die folgenden körperlichen Symptome zu kennen:

› Geschlechtskrankheiten, Aids	› Verletzungen (Kratzer, blaue Flecken, Abschürfungen, Bisswunden, Risse) an Brust, Gesäß, Unterleib, Oberschenkel; Griffspuren u. a. an den Hüften bei Analverkehr

› unerklärliche Harnwegentzündungen, ungewöhnlicher Geruch im Genitalbereich	› unerklärliches Bluten oder nicht erklärbarer Ausfluss im Genital-, Rektal- oder Urethralbereich
› Ungewöhnlich starke Ausdehnung von Genital- oder Rektalbereich	› Fremdkörper in Harnröhre, Blase, Vagina und Anus
› Schwangerschaft	› Juckreiz und Wundsein im Genital- oder Urethralbereich; Bissspuren am Penis

Obwohl der Beweis sexuellen Missbrauchs allein durch ärztliche Untersuchungen extrem selten ist, wird dennoch bei hinreichendem Verdacht auf sexuellen Missbrauch mit Körperkontakt und Gewaltanwendung eher zu einer ärztlichen Untersuchung geraten, und zwar aus den folgenden Gründen:

» Folgeverletzungen und -erkrankungen sollten rechtzeitig erkannt werden;
» bei Jugendlichen sollte eine eventuelle Schwangerschaft frühzeitig festgestellt werden;
» neben anderen diagnostischen Hinweisen können ggf. medizinische Befunde einen Verdacht auf sexuellen Missbrauch erhärten;
» es ist für ein Opfer und seine Eltern wichtig, die Versicherung zu erhalten, dass das Kind körperlich keine Verletzungen aufweist bzw. nach einer notwendigen Behandlung »wieder in Ordnung« ist.

Sonja, 14 Jahre, äußerte Ängste, dass sie »kein normales Mädchen« mehr sei, weil ihre Scheide beim Geschlechtsverkehr mit dem Vater nicht feucht genug geworden sei, sodass sie nie mehr wie eine normale Frau lieben könne. Ihr Vater, der sie wohl mindestens 50-mal innerhalb von Jahren zum Geschlechtsverkehr gezwungen hatte, äußerte oft: »Es wird zu trocken«, woraufhin er dann den Penis aus der Scheide gezogen sowie ihr die Scheide mit Spucke eingerieben hatte. Sonja berichtete, dass es ihr schließlich mit 14 Jahren nicht mehr wehgetan hatte, wenn der Vater mit ihr Geschlechtsverkehr ausübte. Zu dieser Zeit sagte der Vater dann öfter zu ihr, dass ihre Scheide ausgeleiert sei, und warf ihr dann vor, dass sie wohl auch etwas mit anderen Männern gehabt habe.

Erwogen werden sollte aber auch immer, dass die ärztliche Untersuchung eine erneute Belastung des Kindes oder der Jugendlichen darstellen kann, was eine behutsame Vorbereitung bedeutet sowie die Suche nach Ärztinnen, die erfahren und einfühlsam mit Opfern sexueller Gewalt umgehen.

Nach dem Kinderarzt Herrmann (1997) sollten die folgenden Punkte bei einer ärztlichen Untersuchung (auch durch die Begleitperson) beachtet werden:

- Eine Untersuchung beim Verdacht auf sexuellen Missbrauch ist meist kein Notfall. Sie sollte deswegen so weit wie möglich in den üblichen Tagesablauf des Kindes integriert werden.
- Bei Verdacht auf unmittelbar zurückliegenden Missbrauch ist die körperliche Untersuchung innerhalb von drei Tagen anzustreben.
- Die Untersuchung rechtfertigt mit Ausnahme von massiv blutenden Verletzungen keine Narkose.
- Das Kind sollte sich seine Begleitperson wählen können. Ideal wäre auch die Wahlmöglichkeit zwischen weiblichem und männlichem Untersucher. Die Art und Einfühlsamkeit der Untersuchung und die Erfahrungen des Untersuchers scheinen aber entscheidender als das Geschlecht des Untersuchers zu sein, jedenfalls bei jüngeren Kindern.
- Es darf keine Form von Zwang bei der Untersuchung erfolgen. Die Untersuchung muss ohne Störung und im Tempo des Kindes ablaufen. Das Kind soll die Kontrolle über die Situation behalten. Arzt oder Ärztin versichern dem Kind, dass nur untersucht wird, womit das Kind auch einverstanden ist. Das kann u. U. bedeuten, dass ein zweiter Untersuchungstermin vereinbart wird oder aber im Einzelfall auch auf eine Untersuchung verzichtet werden muss.
- Um die Ängste des Kindes zu verringern, sollte der Untersuchungsablauf

erläutert werden. Der Untersuchungsstuhl oder die Liege werden gezeigt, die Lichtquellen und Hilfsmittel demonstriert. Dabei kann eine Puppe hilfreich sein, an der die Untersuchung zusammen mit dem Kind durchgespielt wird. Watteträger für Zusatzuntersuchungen kann das Kind selbst ausprobieren.

› Dem Kind sollte mitgeteilt werden, dass es bei der Untersuchung darum geht, zu sehen, dass bei ihm »alles in Ordnung ist, dass es gesund ist«. Medizinische Begriffe sind zu vermeiden. Bei Verletzungen soll die Beschreibung durch den Arzt oder die Ärztin dem Kind vermitteln, dass es zu einer Heilung kommen wird. Die Wahl der Worte bei der Befundmitteilung kann das Körperselbstbild des Kindes stark beeinflussen. So ist es beispielsweise günstiger, von einem »Kratzer« als von einem »Riss« zu sprechen.

Warnung zur Interpretation von Symptomen:
Die bisherigen Ausführungen zeigen, dass das Trauma des sexuellen Missbrauchs sich in allen Lebensbereichen von Kindern und Jugendlichen bis in das Erwachsenenalter hinein auswirken *kann*. Es muss nun allerdings vor der leichtfertigen Bewertung solcher *möglichen* Verhaltensauffälligkeiten, psychosomatischen Symptome und psychischen Störungen bei Verdacht auf sexuellen Missbrauch gewarnt werden. Vor der soeben erfolgten Darstellung der möglichen Folgen sexuellen Missbrauchs wurde bereits angedeutet, dass nach beschämend langer Zeit der Verdrängung und Tabuisierung von sexueller Gewalt nach 1980/1985 zunächst eher das Gegenteil in unserer Gesellschaft erfolgte: Es entstand die Gefahr, dass leichtsinnig und vorschnell sowie mit zu großer Gewissheit aufgrund bestimmter »Hilfe-Signale« ein Verdacht auf sexuellen Missbrauch als bestätigt und erhärtet angesehen wurde. Dies führte dazu, dass letztlich zu oft auch Fehldiagnosen erfolgten und in der Öffentlichkeit mit Strafprozessen wie z. B. in Worms verbunden werden. Die Häufigkeit solcher Fehldiagnosen ist sicherlich recht klein und darf nicht zu der Formel führen, in Deutschland wür-

de fast wahnhaft und in großem Ausmaß eine Art »Hexenverfolgung« durchgeführt sowie »Missbrauch mit dem Missbrauch« erfolgen. Aber natürlich gilt es, zwei Arten von Fehlern zu vermeiden: das Übersehen tatsächlich erlittenen sexuellem Missbrauchs einerseits wie auch die Unterstellung eines in Wirklichkeit nicht erfolgten Missbrauchs. Beide Fehler können verheerende Auswirkungen haben!

Zu der Gefahr der Überbewertung von »Hilfe-Signalen« trugen leider auch Fachleute bei. So veröffentlichte z. B. die Diplom-Psychologin Bommert (1993) die folgende Symptom-»Checkliste« für Kinder:

Symptomliste für Kinder	
› Selbstverstümmelung › Zerstören von Kleidung › sexuell ausagierendes Verhalten › Verbergen der sexuellen Identität › vernachlässigendes Hygieneverhalten › Bauchschmerzen › unerklärliche Unterleibsschmerzen › Verdauungsschwierigkeiten	› Vaginaschmerzen › Einnässen › Einkoten › Erstickungsanfälle › Halsinfektionen (oraler Missbrauch) › Essstörungen (merkwürdige Dinge essen, auf merkwürdige Weise essen, Esssucht, Ess-Brech-Sucht, Magersucht) › Hautreaktionen
Symptome bis zum Alter von 8 Jahren	
› erhöhte Schmerzgrenze › offene Masturbation › Regression in erhöhter Weise › Albträume › Zurückweisung eines Elternteils und Symbiose mit einem anderen, Symbiose durchaus auch mit dem Täter › vernachlässigendes Hygieneverhalten › Bauchschmerzen › unerklärliche Unterleibsschmerzen › Verdauungsschwierigkeiten	› Wissen über Sexualität oberhalb des Alterswissens › diffuse Ängste, z. B. im Dunkeln › Isolation › plötzliche Verhaltensänderung

Symptome ab 8 Jahren	
› Suiziddrohungen, Suizidversuche › Schlafstörungen › Angst, ins Bett zu gehen › Albträume › Regressionen › Experimentieren mit Drogen, Narkotika, Alkohol › plötzliche Verhaltensänderung › Diebstahl	› Probleme mit der sexuellen Identität › Schul- und Konzentrationsprobleme › Weglaufen, Erzählen, dass es geschlagen werde oder zu wenig Taschengeld bekommt u. Ä. › enge Beziehung zu einem Elternteil oder keine Beziehung zu beiden › Depressionen

Natürlich können die aufgeführten Symptome und Verhaltensauffälligkeiten auf einen sexuellen Missbrauch hinweisen, aber sie können eben alle auch durch eine Vielzahl von anderen Ursachen bewirkt werden – eigentlich eine Binsenweisheit! Wenn dann Bommert auch noch schreibt: »Zeigen sich bei einem Kind mindestens sechs der dargestellten Symptome, kann der Verdacht auf einen sexuellen Missbrauch als berechtigt angesehen werden«, so ist dies schon als eine Aufforderung zur Fahrlässigkeit anzusehen. Die angeführten Verdachtsmomente

» sind z. T. kaum als Symptome zu bezeichnen (»enge Beziehung zu einem Elternteil«),
» sind ggf. auch positiv zu bewerten (z. B. »Wissen über Sexualität oberhalb des Alterswissens«),
» sind z. T. sehr häufig zu beobachten (»diffuse Angst, z. B. im Dunkeln«),
» sind zu wenig hinsichtlich der Ausprägung gekennzeichnet (was ist »vernachlässigendes« wie auch »übertriebenes« Hygieneverhalten?),
» sind alle unspezifisch, d. h. können sehr vielfältige Ursachen aufweisen (z. B. »Depressionen«, »Schul- und Konzentrationsstörungen«, »Einnässen«, »Albträume«),
» sind auch bei gemeinsamem Auftreten unspezifisch (z. B. können

»Albträume, diffuse Ängste, Einnässen, Bauchschmerzen, Schlafstörungen, Regressionen sowie Angst vor dem Zubettgehen« auch in dieser Auftretenskombination durch eine Vielzahl völlig anderer Ursachen bedingt sein).

Aber die Fahrlässigkeiten setzen sich noch fort, wenn Bommert schreibt: »Findet eine Frau bei sich selbst sechs oder mehr der Symptome bereits im Kindesalter, kann sie den Verdacht auf eigene sexuelle Gewalterfahrungen als begründet betrachten.« Zu den bereits aufgeführten Gefahrenquellen können nun also auch noch Erinnerungsfehler hinzutreten, wobei weiterhin die Suche nach den Ursachen von Symptomen völlig eingeengt ist auf den sexuellen Missbrauch.

Schließlich kann kaum mehr von Fahrlässigkeit gesprochen werden, wenn Bommert darüber hinaus schreibt:

»Klare Signale für sexuellen Missbrauch, die im Gegensatz zu den obengenannten Symptomen keine andere Ursache als sexuellen Missbrauch haben können, sind:
offene Masturbation, die trotz Intervention nicht beendet wird; selbst ein anderes Kind sexuell missbrauchen; sexualisiertes Verhalten.
Findet die Frau gemeinsam mit der Therapeutin eine der genannten drei Verhaltensweisen rückblickend auf ihre Kindheit, kann sie sicher sein, sexuell missbraucht worden zu sein.«

Solche Aussagen sind schlicht falsch und irreführend! Das folgende Fallbeispiel zeigt, wie verheerend die Auswirkungen solch scheinbar gesicherter Erkenntnisse sind:

Bei zwei Schwestern (5 und 7 Jahre alt) wurden die folgenden Symptome als sichere Folgen eines sexuellen Missbrauchs angesehen: Einnässen, Einkoten, endogenes Ekzem, Schlafstörungen, sexualisierte Sprache und Onanie, Scheideninfektionen, Magenschmerzen sowie Bronchitis. Diese Symptome und Verhaltensauffälligkeiten seien vor allen Dingen im Zusammenhang mit Besuchen beim – von der Mutter getrennt lebenden – Vater aufgetreten. Die Aufdeckungsarbeit einer Psychologin erfolgte über fast eineinhalb Jahre, auch das Jugendamt, ein Kinderarzt und eine Frauenärztin waren überzeugt vom sexuellen Missbrauch, und so wurde dem Vater vom Familiengericht das Besuchsrecht entzogen sowie über die Staatsanwaltschaft mir ein Gutachtenauftrag im strafrechtlichen Ermittlungsverfahren erteilt. Ich erhob mit der Mutter die Biografien der Familienmitglieder und erfuhr u. a. Folgendes: Der Vater war in zweiter, die Mutter in dritter Ehe verheiratet. Der Vater der Mutter war Alkoholiker, neigte zu körperlicher Gewalt und beschimpfte die Tochter bereits als kleines Kind mit »Hure«, »Nutte«, »Dreckschleuder« usw. – alle Mitglieder dieser Familie mütterlicherseits waren lernbehindert. Die Mutter wurde in ihrer Kindheit von einem Verwandten sexuell missbraucht. Von ihrem ersten Ehemann trennte sich die Mutter aufgrund dessen Alkoholkonsums, vom zweiten Ehemann aufgrund dessen sexueller Perversionen, vom dritten wiederum wegen dessen Alkoholkonsums. Diese letzte Ehe schildert die Mutter als von Anfang an extrem belastet und zerstörerisch, mit alltäglichen ausgeprägten Beziehungsstörungen sowie unzähligen – vielfach auch gewalttätigen – Auseinandersetzungen und ungezügelten verbalen Beschimpfungen, welche beide Kinder von Anfang an mitbekommen hatten. Beide Kinder wuchsen in Bezug auf die Sexualität bei sehr freizügigen Eltern auf, sie erlebten Geschlechtsverkehr, diverse sexuelle Gassenausdrücke, auch stark sexualisierte Spiele mit Nachbarskindern, die Mutter erzählte belustigt, wie die eine Tochter bereits mit zwei Jahren dem Vater immer mal »voll reingegriffen« (an den Penis) habe, wenn sich Gelegenheit bot, beide Kinder hatten von klein auf häufig onaniert usw. Die Eltern waren aufgrund ihrer Persönlichkeiten in der Erziehung völlig überfordert. Bei beiden Kindern traten die o. a. Symptome bereits von früh an auf, also z. B. Einkoten, Einnässen, Bronchitis sowie endogenes Ekzem. Dem Jugendamt waren die Kinder von klein auf – über Fremdmelder und Kindergarten – wegen starker Vernachlässigung/Verwahrlosung bekannt (ohne dass hinreichende Maßnahmen eingeleitet wurden). In Bezug auf die häufigen Scheidenentzündungen des einen Mädchens gab die Mutter an, dass ihr Kind schon immer Bauchschmerzen gehabt habe, letztlich sei ihr dann von einem Arzt gesagt worden, dass dies sehr wahrscheinlich Blasenkoliken seien, welche durch eine Harnröhrenverengung bedingt seien, und außerdem habe das Kind eine zu kleine Blase gehabt. Bei dem

Kind sei dann schließlich – nach der Trennung der Eltern – eine Harnröhrenerweiterung durchgeführt worden. Danach seien die Scheideninfektionen und Blasenentzündungen jedoch weiterhin aufgetreten. Man habe der Mutter gesagt, dass dies von der Blase herkomme, dass aufgrund der organischen Probleme bei dem Kind mehr Bakterien vorhanden seien und so die Entzündungen bewirken würden.

Während der gutachterlichen Exploration der Mutter über die Vorgeschichte der Kinder äußerte sich diese sehr erstaunt über die gestellten Fragen, weil sie bisher »nie über solche Dinge« befragt worden sei (und sie war auch sehr entrüstet, weil sie selbst im Laufe der Zeit immer überzeugter von der Tatsache des sexuellen Missbrauchs durch ihren Ehemann geworden war und so die Fragen als ungerecht und sie selbst angreifend erlebte). Dementsprechend fanden sich im Rahmen der Aktenlage sowie der bisherigen Stellungnahmen keine Hinweise darauf, dass die Fülle der o. a. möglichen Verursachungsfaktoren der Symptome der Kinder auch nur einigermaßen hinreichend differenzialdiagnostisch bzw. -ätiologisch abgeklärt worden war (stattdessen wurde als »Beweis« erwähnt, dass ein Schamhaar im Bett des Kindes gefunden worden sei). Es ist durchaus möglich, dass der Vater – bei Kenntnis seiner Persönlichkeit und Biografie – die Kinder sexuell missbraucht hat: Dies lässt sich aber nach der lang währenden einseitigen Aufdeckungsarbeit im Nachhinein nicht mehr hinreichend als (mehr oder weniger) »richtig« oder »falsch« nachweisen.

Aber auch weitere Belastungsfaktoren wurden in Bezug auf ihre möglichen Auswirkungen auf das Verhalten und Erleben der Kinder weder diagnostisch noch therapeutisch hinreichend beachtet.

So litten die Kinder auch unter der Trennung der Eltern: Sie äußerten von früh an und durchgehend, eigentlich zu wünschen, dass die Eltern wieder zusammenziehen, aber sie nutzten die Situation auch für sich aus, agierten in diesen Trennungskonflikten und Besuchsrechtsstreitigkeiten mit. Die massive Geschwisterrivalität wurde im Verlauf der Aufdeckung ebenfalls nicht beachtet: Das 5-jährige Mädchen, welches im gesamten Verlauf niemals verbale Aussagen gegen den Vater bezüglich sexuellen Missbrauchs machte, sagte auf einmal mit den Worten seiner Schwester, wie die Zungenküsse des Vaters gewesen seien, und sie kann nach einem zeitlichen Abstand von fast zwei Jahren sogar sagen, dies

sei genau vier Mal vorgekommen (was ihr auch geglaubt wurde) – nimmt aber die Aussage nach zwei Wochen auch wieder zurück.
Mir gegenüber sagte sie später, sie sei eifersüchtig auf ihre Schwester gewesen, alle hätten sich im letzten Jahr nur um die Schwester gekümmert. Auch diese nimmt später alle ihre Aussagen vor Gericht zurück.
Werden nicht von Beginn der Diagnostik an alle Konflikte der Kinder in ihren Auswirkungen hinreichend beachtet, so ist es im Nachhinein nur noch schwer möglich, sich überlagernde Gründe dieser Rücknahme in ihrer Bedeutsamkeit gegeneinander abzuwägen. Im Übrigen war bei den Kindern trotz des Verdachts auf sexuellen Missbrauch keine hinreichende sexuelle Aufklärung erfolgt, geschweige denn, dass irgendwelche präventiv-therapeutischen Maßnahmen mit den Kindern durchgeführt wurden – außer der Trennung vom Vater. Es erscheint schon fast selbstverständlich, dass Angaben, welche eine Gegenhypothese (kein Missbrauch) unter Umständen unterstützen könnten (wie z. B. ein Kindergartenbericht und spezifische Aussagen weiterer Beteiligter), nicht zur Kenntnis genommen bzw. nicht von den früheren Stellungnahmen mit in die diagnostische Bewertung einbezogen worden waren.

Das Fallbeispiel zeigt, dass die Verdachtsdiagnose eines sexuellen Missbrauchs neben der Erfassung der Symptome und Verhaltensauffälligkeiten immer auch ausführliche Erhebungen zur Entwicklung und Vorgeschichte der Kinder, differenzielle Beurteilungen der familiären Beziehungen sowie der Persönlichkeiten der Familienmitglieder usw. erfordert. Dies gehört dann in die Hand von wirklich ausgewiesenen Fachleuten: Niemand sollte sich durch die o. a. Symptomlisten zu dem Gefühl verleiten lassen, nun selbst mit großer Zuverlässigkeit Diagnosen stellen zu können. Aber auch bei Fachleuten gibt es immer wieder Fälle, bei denen sie im »Jein« feststecken. Es ist dann für viele häufig schwer, innerlich von der fortwährenden Diagnostik und Aufdeckungsarbeit umzuschalten und präventiv zu arbeiten – was in jedem Falle gut wäre, z. B. wenn sich der Missbrauch nicht hinreichend beweisen bzw. aufklären lässt oder wenn er wirklich nicht stattgefunden hat.

Die Gefahr, dass viele sich durch solche Symptomlisten bestätigt fühlen, selbst eine hinreichende Diagnostik leisten zu können, wird noch größer, da in den letzten Jahren vielfach geschrieben wurde, jedes sexuell missbrauchte Kind sende »Hilfe-Signale« aus, und man häufig statt von Opfern nur noch von »Überlebenden« spricht, so, als ob jedwede Form sexuellen Missbrauchs immer auch schwerste Folgeschäden hervorrufen.

Die meisten wissenschaftlichen Untersuchungen belegen zwar, wie folgenschwer sich sexueller Missbrauch auf das Erleben und Verhalten der betroffenen Mädchen und Jungen auswirken kann. Insgesamt zeigen sie auf,

- dass sexuell missbrauchte Kinder mehr Symptome aufweisen als nicht missbrauchte Kinder,
- dass es keine spezifischen Auswirkungen gibt, wohl aber eine große Bandbreite der möglichen Folgen, und
- dass bei etwa einem Drittel der missbrauchten Kinder keine Symptome gefunden werden konnten.

Letzteres, also die Symptomlosigkeit nach sexuellem Missbrauch, kann u. a. erklärt werden

- durch wenig intensiv erlittenen Missbrauch,
- durch Messinstrumente, welche die speziellen Folgen sexueller Gewalt nicht angemessen erfassen,
- durch sog. »schlafende Effekte«, d. h. einige Symptome könnten sich vielleicht erst zu einem späteren Zeitpunkt entwickeln,
- durch Verdrängungsprozesse,
- durch die häufig zu wenig berücksichtigten Stärken, Selbstheilungspotenziale, Konfliktbewältigungsfähigkeiten der Opfer,
- durch positive psychosoziale Unterstützung,
- durch mangelnde – moralische, gedankliche – Bewertungsmöglichkeiten des sexuellen Missbrauchs z. B. bei sehr jungen oder geistig behinderten Opfern usw.

Umgekehrt gibt es nicht nur »Überlebensopfer«, denn das Ausmaß der Traumatisierung ist im Allgemeinen abhängig von

- der Täter-Opfer-Beziehung,
- der Intensität, Dauer und Häufigkeit des Missbrauchs; der Anwendung von Drohung und Gewalt,
- dem Alter des Opfers,
- der Altersdifferenz zwischen Opfer und Täter,
- dem Verschweigenmüssen oder Offenbarenkönnen,
- den Elternreaktionen,
- den institutionellen Reaktionen wie z. B. Heimunterbringung,
- der erfolgten oder nicht erfolgten Therapie,
- dem Vorliegen weiterer Misshandlungsformen (körperliche und seelische Misshandlung, Vernachlässigung),
- den weiteren Belastungsfaktoren in der Entwicklung und Familie des Opfers usw.

Zu erwähnen ist, dass ich Missbrauchsopfer kenne, die aufgrund der Medienberichterstattung den Eindruck gewonnen hatten, alle Opfer würden unter schwersten Belastungen leiden, und zwar ein Leben lang. Dies führt entweder dazu, dass sich bei Opfern mit mehr oder weniger ausgeprägten Folgesymptomen zusätzlich Fatalismus, Hoffnungslosigkeit und Depressivität entwickelten oder aber Opfer mit sehr geringen Folgesymptomen bei wenig intensivem Missbrauch den Eindruck von sich bekamen, innerlich »stumpf« zu sein, keine »richtigen« Gefühle zu haben, und über sich entsetzt waren, weil sie unter den ihnen von der Gesellschaft »vorgeschriebenen« schlimmen Folgen (z. T. wird auch in der Fachliteratur generell bei allen Missbrauchsopfern nur von »Überlebensopfern« gesprochen) nicht litten. Sie fragten sich dann z. B. auch, ob sie moralisch schon »in der Gosse« gelandet seien, weil sie die sexuellen Handlungen ohne große Traumatisierung verkraftet hatten – was wiederum Schuld- und Schamgefühle bewirkt.

Meistens kommen in der Diagnostik viele Fehlerquellen zusammen, auch bei Fachkräften (z. B. mangelhafte Ausbildung in Psychodiagnostik, übertriebene Parteilichkeit, suggestive Befragungen, psychosozialer Druck durch andere Helfer, Nichtbeachtung der Ergebnisse wissenschaftlicher Untersuchungen mit Kontrollgruppen, starke persönliche Betroffenheit). Sie führen dazu, dass Helfer aufgrund unspezifischer Symptome, Verhaltensauffälligkeiten, Zeichnungen, Träume, sog. »Körpererinnerungen«, Spielszenen mit anatomisch korrekten Puppen usw. den Verdacht auf sexuellen Missbrauch zu frühzeitig als hinreichend begründet ansehen.

11 Ich hab Angst, was Falsches zu sagen!

GESPRÄCHSFÜHRUNG MIT MISSBRAUCHTEN KINDERN UND JUGENDLICHEN

Zu der Gesprächsführung mit sexuell ausgebeuteten Kindern sollen zunächst einige allgemeine Hinweise gegeben werden. Von den Formulierungen her sind sie beispielhaft u. a. an Erzieherinnen oder Lehrer gerichtet, also Personen, welche bei einem Kind den Verdacht auf sexuellen Missbrauch haben oder sich dessen sogar sicher sind (hier: insbesondere durch Familienmitglieder, aber auch durch gute Bekannte).

1. Sammeln Sie nicht nur Beweise für eine Straftat, sondern versuchen Sie durch Ihre Fragen Ihr Verständnis für das Erleben und die Bedürfnisse des Kindes zu vertiefen. Wenn Sie das Kind zu sehr verhören und nach Beweisen suchen, werden Sie die Wahrheit nicht erfahren, weder die objektive Wahrheit der tatsächlichen Ereignisse noch die subjektive Wahrheit der Konflikte des Kindes. Wenn Sie nach dem Erleben des Kindes fragen sowie nach seinen Bedürfnissen suchen, werden Sie erfahren, was das Kind will und an Hilfe benötigt. Sie werden so beiläufig auch mehr über die Ereignisse selbst erfahren und – was wichtiger ist – über die damit verbundenen Gefühle und Konflikte des Kindes auch zum missbrauchenden Erwachsenen sowie zu den weiteren Familienmitgliedern; und nicht nur letztlich werden Sie auf diese Weise auch mehr Sicherheit gewinnen für Ihr weiteres Planen und Handeln aufgrund des gewachsenen Verständnisses nicht nur für das Kind, sondern auch für die gesamte Familie.

2. Achten Sie darauf, Ihre Gefühle (also z. B. Aufregung, Ekel, Wut) nicht auf das Kind zu übertragen. Bleiben Sie ruhig und geben Sie dem Kind die Sicherheit, dass es mit einem Erwachsenen redet, der sich mit seinen Problemen und Konflikten auskennt und in der Lage ist, all dies auszuhalten, was das Kind ihm erzählt. Wenn Sie kopflos werden, nimmt das Kind gegebenenfalls alles wieder zurück oder schweigt, weil es merkt, dass Sie der Situation nicht gewachsen sind, ja, es will Sie dadurch auch unbewusst vor Überforderung schützen.
3. Vermitteln Sie dem Kind, dass Sie einerseits nicht mit der Brechstange in sein Haus eindringen werden, andererseits aber auch nicht weggehen werden – schließlich ruft das Kind mit seinen Symptomen aus dem verschlossenen Haus nach Hilfe. Bedenken Sie aber auch immer, dass diese Symptome andere Ursachen haben können als sexuellen Missbrauch.
4. Ermutigen Sie das Kind, über das Vorgefallene zu reden, aber bohren Sie nicht zu viel, sondern überlassen Sie es auch dem Kind, wann es bereit ist, sich Ihnen anzuvertrauen und die von ihm gewählten Gesprächsinhalte zu ertragen. Achten Sie dabei aber auch darauf, dass Sie die Kinder nicht nur einseitig dazu ermutigen, über das Vorgefallene zu berichten, sondern vor allen Dingen auch über ihre Probleme und Gefühle zu sprechen. Es darf nicht darum gehen, dass Sie Ihre Neugier stillen, sondern darum, dass Sie den Kindern Hilfestellungen zur ersten Äußerung und Abklärung ihrer Gefühle und Konflikte ermöglichen, welche sie vielleicht schon jahrelang in sich verschließen mussten und wofür sie jetzt Worte finden können.
5. Überstürzen Sie nichts, auch wenn der Druck der Situation Ihnen unerträglich erscheint. Natürlich kann ein Eingreifen nicht auf die lange Bank geschoben werden, die Sicherheit des Kindes vor erneuter sexueller Ausbeutung steht eindeutig im Vordergrund, aber Blitzaktionen können auch sehr schnell im Sande verlaufen.

Außerdem hat das Kind auf seine Weise gelernt, mit dem sexuellen Missbrauch zu »überleben«, achten Sie auf diese Strategien, und es ergeben sich so vielleicht Möglichkeiten, Zeit zu gewinnen und besonnener zu handeln. Wenn das Kind also z. B. mitteilte, dass es »morgens häufig bereits sehr früh aufgestanden und in die Schule gegangen war, bevor der Vater von der Nachtschicht kam«, oder: »Angst hatte ich immer am Mittwoch, da geht Mami immer zu ihren Freundinnen«, so ergeben sich hier Hinweise, wie Sie mit dem Kind Sicherheit gewinnen, dass in den nächsten 24 Stunden keine sexuelle Ausbeutung droht. Wenn Sie im Falle eines nur erst vagen Verdachtes auf sexuellen Missbrauch zu voreilig und mit zu vielen Menschen darüber sprechen, kann es natürlich auch geschehen, dass der Missbrauchende von Ihrem Verdacht erfährt und dann das Kind mit verstärkten Drohungen und ggf. körperlicher Gewalt zum völligen Verschweigen sowie zur noch perfekteren Geheimhaltung treibt. Werden Sie sich in diesem Zusammenhang darüber klar, dass eine Erhärtung Ihres Verdachtes Wochen und Monate beanspruchen kann und Sie hierbei auch Hilfe bei Fachleuten suchen sollten. Denken Sie daran, dass ggf. auch andere Kinder von Misshandlung bedroht sind.

6. Überfordern Sie sich nicht! Sie sind nicht für alles verantwortlich, konzentrieren Sie sich auf das Wesentliche, machen Sie lieber eine Sache ganz, als viele Sachen halb. Suchen Sie Hilfe bei Fachleuten, sprechen Sie dort ganz klar Ihre Möglichkeiten und Grenzen an, und treffen Sie eindeutige Abmachungen, wer für was die Verantwortung übernimmt. Wenn Sie in diesem Zusammenhang auch mit weiteren Kontaktpersonen der Familie reden, also z. B. Kindergärtnerin, Lehrer und Hausarzt, so halten Sie diese ebenfalls von unüberlegten Handlungen ab, z. B. zu früher Konfrontation des Missbrauchenden mit Ihrem Verdacht oder Wissen sowie überstürzter Anzeige.
7. Sagen Sie dem Kind, dass nicht es, sondern der Erwachsene die

Verantwortung für den sexuellen Missbrauch trägt, und bezüglich des möglichen Geheimhaltungswunsches des Kindes machen Sie deutlich, dass Sie die Verantwortung übernehmen, dass der Missbrauch aufhört, aber klären Sie dabei auch die Ängste des Kindes ab über die möglichen Folgen der Aufhebung des Geheimnisses – das Kind muss das Gefühl bekommen, sicher und dauerhaft unterstützt seinen weiteren schweren Weg der Offenlegung des Missbrauchs gehen zu können. Das Kind will häufig, dass der sexuell missbrauchende Erwachsene sein Verhalten ändert, aber es hat Angst, dass ihm dies gesagt wird, denn das Kind hat auch durch sein Schweigen die Verantwortung für das – wenn auch krankhafte – Funktionieren der Familie übernommen. Sagen Sie deswegen dem Kind, dass der Missbraucher auch für die Folgen und das weitere Geschehen verantwortlich ist.

8. Geben Sie dem Kind Klarheit und Übersicht über das momentane Geschehen: also z. B. wer Sie sind, was Sie bisher wissen, was Sie zu tun gedenken, in welchem Zeitraum Sie was tun wollen, wann und wo Sie das Kind wieder treffen, wer genau die Personen sind, bei denen Sie Hilfe suchen usw. Versuchen Sie, das Einverständnis der Kinder für Ihre Handlungsschritte zu erlangen. Bei jüngeren Kindern kann diesen natürlich nicht die Verantwortung übergeben werden, aber bei Jugendlichen ist sehr genau abzuwägen, inwieweit nicht doch deren Wille bestimmend ist, auch wenn es Ihnen sehr widerstrebt – es gilt, eine vertrauensvolle, tragfähige Beziehung zu den Kindern und Jugendlichen aufzubauen und zu erhalten.
9. Sie müssen eine Sprache finden, die das Kind versteht, Sie müssen auf die Ausdrücke eingehen können, die das Kind wählt. Sich mit Worten »um den heißen Brei« herumdrücken ist überflüssig – die Opfer wissen genau, was sie erlebt haben, und dies kann auch von Ihnen offen, klar und direkt angesprochen werden. Es kann hilfreich für die Kinder sein, das Geschehene mit anatomisch korrekten Puppen zu demonstrieren.

10. Wenn Ihnen Hinweise auf sexuellen Missbrauch vorliegen, so schreiben Sie diese in einer Art Tagebuch auf, also z. B., welche Verhaltensweisen Sie oder andere beim Kind beobachtet haben und welche weiteren Fakten Ihnen zur Familiensituation bekannt sind. Auch hierbei geht es nicht in erster Linie um das Sammeln von Beweismaterial für eine Straftat, sondern um das gemeinsame Erarbeiten und Verstehenlernen der familiären und individuellen Konflikte zur optimalen Vorbereitung der notwendigen Interventionen und therapeutischen Schritte. Und im Übrigen: Natürlich kann nie ausgeschlossen werden, dass es auch zu einem Gerichtsverfahren kommen kann, in welchem dann eindeutige protokollierte Beweise und Hinweise sehr wichtig werden. Aber verlassen Sie sich nicht nur auf Beweise, sondern auch auf Ihr Gefühl: Wenn Sie meinen und spüren, es könnte sexueller Missbrauch vorliegen, so nehmen Sie dies sehr ernst, aber handeln Sie auch behutsam und bedacht. Außerdem sollten Sie dabei immer wieder für sich abklären, was Sie wirklich wissen oder was Sie sich aufgrund Ihrer Eindrücke an Fantasien ausmalen, was dem Kind geschehen sein könnte und wie das Kind dies alles wohl erlebt und verarbeitet. Sie müssen sich also stets bemühen, von den Betroffenen zu erfahren, was sie denken und fühlen, und dürfen nicht zu sehr der Gefahr erliegen, bereits sehr früh oder andauernd zu wissen, was ein Kind nach Ihrer Ansicht bei sexuellem Missbrauch an Hilfe benötigt oder wie es sich wohl fühlen muss. Drängen Sie also dem Kind nicht Ihre Gefühle auf, das Kind kann den missbrauchenden Vater hassen (was Sie vielleicht genauso empfinden), aber eben auch lieben und seine Nähe suchen (was Sie vielleicht überhaupt nicht nachempfinden können).
11. Versuchen Sie, das Kind aus seiner Isolation herauszuführen. Teilen Sie dem Kind mit, dass auch andere Kinder Ähnliches erlebt haben, weil es sonst vielleicht glaubt, nur es allein hätte Missbrauch erfahren, wodurch sich einmal das Gefühl der eigenen Mitschuld erhöht

(im Sinne von »Es muss an mir liegen, dass dies ausgerechnet und nur mir geschieht«), zum anderen sich aber auch der Druck zur Geheimhaltung verstärkt (im Sinne von »Die ganze Welt wird sich vor uns ekeln und sich abwenden«). Fragen Sie in diesem Zusammenhang das Kind auch nicht gleich, warum es bisher geschwiegen hat, sondern bestärken und loben Sie es zunächst für sein jetziges Sprechen. Wenn z. B. nur ein vager Verdacht auf Missbrauch und Misshandlung vorliegt, kann es auch ein erstes Überwinden der Isolation bedeuten, wenn in der Schule innerhalb der Sexualaufklärung über sexuelle Selbstbestimmung, sexuelle Übergriffe sowie sexuellen Missbrauch oder körperliche Misshandlung gesprochen wird. Weiter kann Jugendlichen der Weg zu Selbsthilfegruppen, Therapien, Mädchenhäusern usw. aufgezeigt und geebnet werden.

12. Achten Sie darauf, nicht nur wie gebannt auf leidendes Opfer, Missbrauch und Misshandlungserlebnisse, versagende Mutter, entsetzlichen Vater, hilfsbedürftige Familie usw. zu starren: Es ist im Gegenteil sehr wichtig, auch die Stärken, Selbstheilungskräfte, gesunden Persönlichkeitsanteile, natürlicheren Beziehungsformen usw. aller Beteiligten abschätzen zu lernen, um darauf aufbauend die Hilfestellungen zu optimieren.

Im Rahmen solcher Gesprächsintentionen gab Karin (s. Fallbeispiel S. 76f.), welche viel zu sehr als »Beweismittel« angesehen wurde und aufgrund ihrer Konflikte verstummte bzw. ihre anschuldigenden Aussagen wieder zurücknahm, in späteren Gesprächen zusammengefasst noch Folgendes an:

Als Karin 9 Jahre alt war, sei ihre Mutter für Wochen in ein Krankenhaus gekommen. Während dieser Zeit habe sich ihr Vater einmal mitten in der Nacht zu ihr ins Bett gelegt, er habe viel geweint, wohl auch sehr viel Alkohol getrunken gehabt, habe ihr erzählt, wie einsam und unglücklich er sei. Später sei sie dann aufgewacht, ihr Vater habe sich ganz eng an sie gelegt gehabt,

habe mit seinem Glied an ihr rumgedrückt, aber sie habe sich weglegen können. Zu dieser Zeit habe der Vater sie immer gelobt, wie gut sie schon den Haushalt führen könne, »schon so richtig wie die Mutti«, darauf sei sie ganz stolz gewesen. Überhaupt habe der Vater sie immer gegenüber dem Bruder bevorzugt, der würde sehr viel mehr verhauen werden, und auch wenn der Vater betrunken sei, Gegenstände werfe und wüst schimpfe, sei sie die Einzige, die ihn dann beruhigen könne. Der Vater würde ihr sehr leid tun, er habe ja schon seit Jahren keine Arbeit mehr, er würde immer gereizter werden, immer mehr Alkohol trinken, auch mit der Mutti laufend Krach haben wegen des Geldes. Er habe früher auch immer gesagt: »Ich hab die Mutti nicht so lieb wie dich.« Dabei habe er sie häufig umarmt und am ganzen Körper gestreichelt.
Zum ersten Mal habe der Vater mit ihr geschlafen, als sie 11 Jahre alt war, die Mutter sei damals zur Arbeit gewesen, er sei zu ihr betrunken ins Zimmer gekommen, habe sie in den Arm genommen, sie gestreichelt, sie »seine kleine Frau« genannt und überredet, sein Glied zu streicheln, schließlich mit ihr geschlafen. Sie habe danach geheult, auch wegen der Schmerzen, woraufhin der Vater auch angefangen habe zu weinen, er habe sie doch so lieb, und es sei doch gar nichts dabei, wenn ein Vater seine Tochter liebe. Er habe gebettelt, es nicht der Mutter zu erzählen, sonst würde die ganze Familie auseinandergehen müssen, er habe aber auch gedroht, dass er sie dann in den Mühlbach schmeißen würde oder sie in ein Heim brächte. Sie habe sich nie getraut, es ihrer Mutter zu erzählen, diese wäre sicher sehr böse auf sie geworden, hätte sie in ein Heim gesteckt. Sie habe sich aber auch selbst viel zu sehr vor der Mutter geschämt; sich schuldig gefühlt, habe auch an Weglaufen gedacht.
Im Laufe der Zeit sei der Vater immer gewalttätiger geworden, habe schon bei Kleinigkeiten sehr viel geschlagen und geschimpft, er habe es auch schon häufiger mit dem Gericht zu tun gehabt wegen Schlägereien, habe dabei schon Nachbarn halbtot geschlagen. Wenn er am nächsten Morgen wegen seines vielen Alkohols nichts mehr wisse, so sei es Karin, die er nach seinem Verhalten befragen würde, dann würde er wieder sehr viel weinen, immer wieder um Verzeihung bitten. Der Bruder Horst habe auch schon mehrmals mit ihr geschlafen, habe ihr gedroht, wenn sie es nicht tue, der Mutter zu erzählen, was er einmal mitgekriegt habe zwischen ihr und dem Vater. Mit ihrem Freund habe sie auch einige Male geschlafen, sie würde es

eigentlich auch nicht schön empfinden, aber der Freund habe gedroht, nicht mehr mit ihr zu gehen, wenn sie nicht mit ihm schläft.
Häufig sei sie manchmal ganz erschrocken gewesen, wenn sie sich auf einmal so »körperlich sexuell« empfunden habe, ganz plötzlich, zu den unmöglichsten Situationen, aber auch, wenn der Vater sie z. B. gestreichelt habe. Sie habe sich dann später immer zur Strafe ganz fest am Körper gekniffen. In Bezug auf den Kontakt zu Gleichaltrigen meint Karin, dass sie sich von allen abgelehnt fühle, sie empfinde sich ihnen gegenüber auch sehr leicht unterlegen, und überhaupt sei sie sehr ängstlich, jede Kleinigkeit rege sie auf, mache sie schlaflos. Im Alter zwischen 11 und 12 Jahren habe sie auch sehr häufig nachts eingenässt.

Dieses Beispiel zeigt auch auf, dass sexuell missbrauchte Mädchen oft in eine Eltern- bzw. Partnerersatzrolle hineingedrängt werden, und zwar aus den folgenden Gründen:

» die Kinder müssen Elternfunktionen übernehmen, um so die noch kindlichen Bedürfnisse der unreifen Eltern abzusättigen,
» die Tochter muss die Sorge für den Haushalt und die jüngeren Geschwister übernehmen, um der durch Berufstätigkeit, Partnerprobleme sowie eigene Persönlichkeitsstörungen überlasteten Mutter zu helfen, ja, die Mutter gibt in Einzelfällen unbewusst vielleicht auch teilweise die Aufgabe der sexuellen Befriedigung des Vaters an die Tochter weiter.

In solchen Gesprächen mit den betroffenen Kindern ist es wichtig, möglichst weitgehend suggestive Befragungen zu vermeiden. Im folgenden Beispiel wird eine extrem suggestive Befragung wiedergegeben, wobei die Therapeutin dem Kind kaum zuhört, dessen gemischte Gefühle nicht wahrnimmt und ihm ihre eigene Meinung einreden will:

Psychologin:	*»Hör mal, möchtest du denn nächste Woche zu Papa hin am Wochenende oder lieber nicht?«*
Kind:	*»Nee.«*

Psychologin:	*»Lieber nicht?«*
Kind:	*»Was ist hier?«*
Psychologin:	*»Och, das ist so'ne Strippe … Also, du möchtest nicht zu Papa hin?«*
Kind:	unverständlich.
Psychologin:	*»Ich hatte dich nicht verstanden. Möchtest du nicht zu Papa hin?«*
Kind:	*»Doch.«*
Psychologin:	*»Weil du eben gesagt hattest, den Kopf geschüttelt. Nicht so gerne? Dann können wir darüber sprechen.«*
Kind:	*»Gucken Sie mal gerade weg.«*
Psychologin:	*»Ach so, gut. Ja, dann können wir darüber sprechen.«*
Kind:	*»Ja.«*
Psychologin:	*»Dann musst du und* (Schwester) *nicht hin. Ist das wegen der Sachen, die der Papa immer mit dir macht?«*

Solche Befragungen führen also zu der großen Gefahr, dass die Aussagen von Kindern durch beabsichtigte oder unbeabsichtigte Einflussnahmen der befragenden Personen bestimmt sind, sie also »in die Kinder hineingefragt« werden. So weit als möglich sollten deswegen folgende Fragearten verwendet werden:

offene Fragen:	*»Was hast du gesehen?«; »Und wie ging es dann weiter?«*
Bestimmungsfragen:	*»Wann war das denn an diesem Tag?«; »Um welche Uhrzeit warst du dort?«; »In welchem Zimmer seid ihr gewesen?«*
Auswahlfragen:	*»War das im Bett oder auf der Couch?« (besser: »Wo war denn das genau?«)*
Ja-Nein-Fragen:	*»Hat der Papa etwas gesagt?«*

Solche Fragen haben nur einen geringen suggestiven Effekt, während die folgenden Frageformen aufgrund ihrer möglichen stark suggestiven Wirkung, so gut es geht, vermieden werden sollten:

Fragen mit Vorannahmen:	*»Hat er dann den Penis herausgeholt?«*
Fragewiederholungen:	*»Sagst du wirklich die Wahrheit? Also, hat er den Penis herausgeholt? Das stimmt doch, oder?!«*
Vorwürfe:	*»Das kann ich gar nicht glauben, dass du das vergessen hast«; »Und dann hast du das auch noch mitgemacht, das versteh ich nicht!«*
Bewertungen, Beschreibungen:	*»Wie hat er denn da in der Wanne seinen großen Penis gewaschen, als er sexuell erregt war?«; »Als er das machte, hat er dann auch geschnauft und gekeucht, ein rotes Gesicht gehabt?«*
Vorgabeneinengung:	*»Hat er da die Hose bis zu den Knien oder bis zu den Knöcheln heruntergezogen gehabt?«*
Drohungen:	*»Bevor du mir jetzt nicht alles sagst, kommst du hier nicht raus!«*
Versprechungen:	*»Wenn du endlich sagst, was da sonst noch passiert war, wird es dir besser gehen, dann brauchst du da auch nicht mehr hin.«*
Erwartungen:	*»Und dann hat er sicher seinen Penis abgeputzt?!«*
Vorausgesetzte Fakten:	*»Du sagst, sein Glied war steif. Dann hat er also daran so gerieben?«*
Druck zur Anpassung:	*»Dein Freund sagte, der Mann hat dann dort onaniert. Das musst du doch auch gesehen haben, oder nicht?!«*

Allerdings ist es z. B. bei jüngeren Kindern oder psychisch sehr stark belasteten Jugendlichen oder in den familiären Konflikten feststeckenden Opfern häufig kaum möglich, nur offene Fragen im helfenden und klärenden Gespräch zu verwenden.

12 Ich dachte, die überkommt es plötzlich, so Triebtäter – aber er plante alles genau!

STRATEGIEN DER SEXUELLEN MISSBRAUCHER

Es wird heute davon ausgegangen, dass sexuelle Missbraucher wie auch andere Sexualtäter in den allermeisten Fällen ihre sexuellen Übergriffe planen und auch gezielt nach bestimmten Opfern suchen. Dabei können individuelle Bevorzugungen eine Rolle spielen, also u. a. bezüglich Alter, Geschlecht, Haarfarbe, Größe und Körperbau (z. B. weiches, sanftes Kinn; langes Haar; nicht zu jungenhaftes Mädchen). Oft wird auch darauf geachtet, dass die Kinder eher schüchtern, ängstlich und unsicher sind, sich ungeliebt fühlen, eher isoliert leben und wenig Sozialkontakte haben. Gerade bei diesen Kindern wird dann die Bedürftigkeit nach Zuwendung ausgenutzt, der Täter nimmt die Rolle des Helfers, Freundes, Trösters usw. für das Kind ein. Er wird z. B. dem Kind viel Aufmerksamkeit, Zuwendung und Lob schenken, oft mit ihm spielen, ihm bei den Hausaufgaben helfen, ihm Geschenke geben (Geld, Süßigkeiten, Spielzeug, Zigaretten, Bier, Drogen), es zu besonderen Freizeitaktivitäten einladen (ins Kino oder schwimmen gehen, Freizeitpark besuchen, mit dem Hund spazieren gehen, die Hasen im Stall zeigen, auf dem Pferd reiten dürfen, einen Videofilm anschauen usw.). Zum Teil wird dann auch darauf geachtet, besonders wehrlose Kinder zu finden, also z. B. minderbegabte, körperbehinderte, sprachbehinderte oder sehr junge Kinder. Ist erst einmal eine »vertrauensvolle Freundschaft« aufgebaut, so wird der Täter schrittweise immer mehr Körperkontakt herstellen, diese Kontakte zunehmend sexualisieren, wobei den Kindern auch falsche Normen vorgelogen werden. Letztlich wird der Missbraucher auch zu verschiedenen Formen der Drohung greifen, um sich möglichst sicher zu sein, dass die Kinder sich niemandem anvertrauen.

Einen vertieften Eindruck vom Ausmaß der Überredung, Gefügigmachung und Verängstigung der Kinder geben die folgenden Aussagen von sexuellen Missbrauchern, die Conte (1989) aufgrund von Interviews zu der Frage nach den besten Strategien erhielt:

> Irgendeinen Weg dahin finden, um mit dem Kind zusammenzuleben. Wenn du ein Repertoire von Witzen hast, welche sich zwischen pikant und pornografisch bewegen, lass Pornohefte herumliegen. Sprich über Sex. Beobachte die Reaktionen des Kindes. Steck deinen Kopf in ihre Schlafzimmer, wenn sie in ihren Betten sind. Handele so, als ob es ganz natürliche Sachen sind. Sei sympathisch. Probier eine Reihe von Komplimenten. Hab zufällig Kontakt mit ihren Brüsten.
>
> Nimm dich ihrer an, sei nett zu ihnen. Ziele auf Kinder ab, welche nicht nahe zu ihren Eltern zu stehen scheinen, oder Kinder, die bereits Opfer waren. Suche nach irgendeiner Art von Mangel.
>
> Ich würde ein Kind herausfinden, welches kein glückliches Familienleben hat, weil es dann leichter sein wird, sie zu beeinflussen und ihr Vertrauen zu gewinnen.
>
> Ich würde ein Kind herausfinden, welches nicht sehr viele Freunde hat, weil es dann für mich leichter ist, ihre Freundschaft zu gewinnen. Guck nach einem Kind, welches leicht zu manipulieren ist. Sie werden alles mitmachen, was du sagst. Ich würde mich ihnen sehr freundlich annähern, sie glauben machen, dass ich jemand bin, dem sie vertrauen können und mit dem sie sprechen können.
>
> Bring dich in eine Position, in der du ein guter Freund von jemandem bist, der mit Alkohol und Drogen zu tun hat und der wahrscheinlich die Einstellung hat, dass Kinder wie Hunde sind, immer nahe ums Haus herum. Sei jemand, der enge Kontrolle über die Kinder hat, und wenn ein Kind irgendetwas falsch macht, wird es äußerst streng bestraft. Als Misshandler kannst du dann jemanden aussuchen und anfangen, deinem Kind besondere Aufmerk-

samkeit zu zeigen. Sie werden darauf anspringen und leicht manipulierbar werden für deine Kontrolle. Wenn die Eltern dir trauen, dann kannst du es auch einrichten, dass sie dich als Babysitter nehmen. Du wirst allein mit dem Kind sein, und das Kind wird seine Eltern nicht mögen.
Wähle Kinder aus, die ungeliebt sind. Versuche, nett zu ihnen zu sein, bis sie dir sehr vertrauen, und erwecke den Eindruck, dass sie von sich aus bereitwillig mitmachen. Benutze Liebe als Köder ... Bedrohe sie niemals. Gib ihr die Illusion, dass sie frei entscheiden kann, ob sie mitmacht oder nicht. Sag ihr, dass sie jemand Besonderes ist. Wähle ein Kind, das bereits missbraucht wurde. Dein Opfer wird denken, dass diesmal weniger Schlimmes geschieht.
Suche ein Kind aus, das nach Hilfe sucht, das verletzlich ist ... Wenn sie keine Freunde hat, sage ihr, warum das so ist; sei an ihr interessiert. Bring die Eltern dazu, dem Täter zu vertrauen. Arbeite langsam. Bringe möglichst viele Menschen, die dem Kind nahestehen, dazu, dir zu vertrauen.
Beobachte das Opfer, wenn er/sie freundlich ist, wenn sie anfangen, mich ziemlich viel zu mögen, dann wird es ungefährlich sein, zu versuchen, sie zu berühren ... Unter diesen Umständen glaube ich nicht, dass die Kinder dazu neigen, etwas zu sagen.
Wähle ein isoliertes und stilles Kind. Sie wünschen jemanden für sich und brauchen einen.
Als Erstes musst du dein Opfer mit einschneidender Furcht beeinflussen ... Dann isoliere das Opfer, sodass niemand Weiteres um es herum ist. Der nächste Schritt zielt darauf ab, das Kind glauben zu machen, dass alles o.k. ist, sodass sie nicht hinrennen und was erzählen. Du kannst sie überzeugen, dass es nichts Schlimmes damit auf sich hat, oder Druck auf das Kind ausüben, nichts zu berichten. Gebrauche Gewalt und Zwang.

Die Auswirkungen solcher Strategien spiegeln sich auch in den folgenden Aussagen von kindlichen Opfern wider. Viele der von Berliner und Conte (1990) befragten Opfer drücken sehr unterschiedliche Gefühle gegenüber dem Täter aus. Gerade bei familiärem Missbrauch oder Tätern aus dem Bekanntenkreis äußern nicht wenige Kinder, dass sie den Täter (auch) lieben und mögen, wobei natürlich oft gleichzeitig Gefühle von Hass, Ekel, Angst und Abneigung auftreten.

»Er war mehr wie ein Kumpel zu mir als wie ein Stiefvater.«
»Zu dieser Zeit brauchte ich wirklich Liebe, und er liebte mich und sagte mir das. Er ließ mich fühlen, dass ich wirklich wichtig für ihn war.«
»Er war Mutters Boss zu der Zeit. Er war ein Freund der Familie. Ich fühlte mich richtig schön nahe zu ihm.«
»Ich suchte die Nähe zu ihm, weil ich einen Vater wollte.«
»Wir waren richtig gute Freunde, beste Freunde. Nach etwa einem Monat ging ich jeden Tag zu ihr, vom Aufstehen bis zum Schlafengehen.«
»Ich dachte, er ist irgendwie seltsam, aber er war wirklich nett, jemand, mit dem ich sprechen konnte, jemand, der sich um mich kümmerte.«
»Er war mein Stiefvater. Ich hatte Angst vor ihm.«
»Er war ein grober Typ.«
»Ich mochte ihn nicht wirklich. Ich ärgerte mich darüber, dass er mir sagte, was ich zu tun hatte, und dass ich ihn Vater nennen sollte.«

Natürlich werden solche Beschreibungen der Kinder über die Beziehungsaspekte zum Missbraucher überlagert durch dessen Ausnutzung der Bedürftigkeit der Kinder nach Zuwendung und Geborgenheit, durch dessen Art und Weise der Überredung zum sexuellen Missbrauch, durch dessen Rechtfertigungsstrategien der Missbrauchshandlungen, durch dessen Verwendung von Belohnung und/oder Gewalt zur Aufrechterhaltung sowie Geheimhaltung des Missbrauchs usw. Über diese Aspekte geben die folgenden Aussagen der Opfer vielfältige Auskünfte, wobei auch die frühe schrittweise Sexualisierung der Beziehung durch den Missbraucher offenkundig wird:

»Er sah mich so seltsam an, gab mir einen Klaps auf den Hintern und machte Ringkämpfe mit mir.«
»Er zeigte mir pornografische Hefte. Er wollte, dass ich ins Zimmer komme und mich aufs Bett lege.«
»Sie versuchte, mich eifersüchtig zu machen.«
»Er rieb mir oft über den Rücken und füßelte unter dem Tisch mit mir.«
»Er verängstigte mich immer so, dass ich mich an ihn klammerte.«

»Er bestand darauf, meine Haare zu waschen und zu trocknen, auch wenn ich dies nicht wollte.«
»Als meine Mutter mir meinen ersten BH kaufte, wollte er ihn sehen, an mir sehen.«
»Er forderte mich auf, meiner Mutter und ihm beim Sex zuzuschauen.«
»Er sagte mir, ich hätte wunderbare Beine.«
»Er sagte mir, dass ich sexy in meinen Shorts aussehen würde.«
»Er sprach mit mir über pornografische Bilder und sexuelle Dinge, die er getan hatte.«
»Wenn der Burger King dick war, machte er Bemerkungen über dessen ›heiße und knackige Backen‹.«
»Er sagte, ich hätte eine hübsche Figur, und meinte, ich müsse sie betonen.«

Der Wechsel zum eindeutigen sexuellen Verhalten kann zwar auch plötzlich und gewaltförmig erfolgen, aber meist wird wohl eine eher schrittweise Sexualisierung der Beziehung stattfinden:

»Ich wusste nicht, dass daran irgendetwas schlecht wäre, weil ich erst später merkte, dass es Missbrauch ist. Ich dachte, er zeigt mir seine Zuneigung.«
»Sie machte mich glauben, es wäre eine Beziehung wie zu einem Freund/einer Freundin.«
»Er ließ mich glauben, es wäre wie Unterricht.«
»Klasse, er bringt mir was bei – nun bin ich dabei, ein Erwachsener zu werden.«
»Er brachte mir bei, wie man all die Sachen macht, sodass ich, wenn ich älter bin und heirate und so Sachen mache, weiß, wie ich körperlich dabei befriedigt werde.«
»An einem Tag war er betrunken, und dann ist es passiert. Ich war allein zu Hause.«
»Er missbrauchte mich das erste Mal, als ich bei meinem Freund übernachtete.«

Insbesondere bei sehr jungen Kindern können die Missbraucher die sexuellen Handlungen sehr leicht verschleiern und beschönigen. Diese

Kinder besitzen noch nicht die Fähigkeit, z. B. zwischen sexualisierten genitalen Berührungen und normalem Waschen im Scheidenbereich oder zwischen sexualisiertem Kuscheln und zärtlichem Schmusen zu unterscheiden. Es gibt Hinweise dafür, dass Missbraucher ihre Überredung und Verschleierung sehr gut an die Entwicklungsstufe von ganz kleinen Kindern anpassen können, z. B. wenn sie die sexuellen Handlungen in spielerisches Verhalten einbetten (»Wir machen jetzt ganz viel Schaum« = das Glied bis zum Samenerguss reiben) oder mit dem Kleinkind Rollenspiele machen (»Doktorspiele« zur eigenen Erregung; »Prinz und Prinzessin« im Bett). Sehr jungen Kindern können natürlich auch sehr leicht falsche Normen eingeredet werden (»Gute, liebe Mädchen tun immer solche Sachen für die Menschen, die sie lieben«), wobei Geheimhaltung auch das magische Denken der Kinder berücksichtigt (»Ich kann bis zu dir nach Hause hören, wenn du den Eltern was erzählst«; »Ich sag es dann dem Nikolaus, der holt dich und steckt dich in den Sack«; »Wenn Mama das erfährt, wird sie krank vor Sorgen werden«) und zusätzlich auch an das Gehorchen eines »lieben Kindes« appelliert wird (»Wenn du etwas sagst, bist du ein böses Kind«; »Ich werde es Mama sagen, dass du böse und schlecht bist, wenn du dies nicht tust«). Auch moralischer Druck wirkt sich besonders stark auf sehr junge Kinder aus, denn sie wollen nicht »schlecht«, »böse« und »schlimm« in den Augen von anderen sein (»Wenn du nicht mitmachst, sag ich den Kindern, was du für ein schlimmes Kind bist, das so etwas Verbotenes tut«). Da kleine Kinder nicht hinreichend zwischen »guten« und »schlechten« Geheimnissen unterscheiden können, wird nicht selten bei ihnen auch die besonders tiefe Freundschaft herausgestellt, die mit einem gemeinsamen Geheimnis verbunden ist (»Das soll unser Geheimnis bleiben, wir versprechen uns, es niemandem zu verraten, das gehört nur uns!«).

Die kindlichen Opfer berichten oft über die unterschiedlichsten Arten der Rechtfertigung des sexuellen Missbrauchsverhaltens durch die Täter:

»Er sagte zu mir, dass er etwas Liebe brauchen würde und dass das die Art und Weise sei, wie die Leute sich ihre Liebe zeigen würden.«
»Sie sagte mir, dass wir nun besser drauf seien als vorher und dass wir nun eine höhere Beziehung hätten.«
»Ich habe dir nicht richtig wehgetan.«
»Du hast mir nicht gesagt, ich soll aufhören.«
»Ich will es nur noch einmal machen.«
»Ich muss das tun, um meine Anspannung zu verringern.«
»Du magst das.«
»Ich unterrichte dich über Sex.«
»Du wirst dich nicht daran erinnern.«
»Niemand wird es herausfinden.«
»Ich tue dir nicht weh, es ist etwas Schönes.«
»Ich spiel gerade nur ein wenig herum.«
»Es ist o.k., weil es auch Könige tun.«
»Ich will nur mal eben gucken, ich fass dich nicht an.«
»Du bist meine Tochter; und deswegen ist es o.k.«
»Ich bin einsam.«
»Du wolltest es doch von mir.«
»Ich fühle mich dann besser.«
»Auch ich brauche Liebe und Zuneigung.«
»Du siehst älter aus, als du in Wirklichkeit bist.«
»Du bist schon sehr reif für dein Alter.«

Viele Opfer weisen sich selbst die Schuld zu oder waren sich zumindest unsicher:

»Ich glaubte, ich hätte es manchmal nicht anders verdient, weil er mir sagte, dass ich schlecht und eine Schlampe bin, da ich mich mit Jungen herumtreiben würde.«
»Ich wusste nicht, ob es falsch war, aber ich fühlte mich nicht gut.«
»Er tat so, als ob es meine Idee wäre und dass er bereit wäre, mich zu unterrichten.«
»Ich fühlte mich gleichzeitig schuldig und gut; es war wirklich verwirrend.«

Wenn der Missbraucher im Verlaufe einer gewissen Zeit sehr kleine Annäherungsschritte unternimmt, so kann ein Kind, welchem erst spät das ganze Ausmaß seiner Einbeziehung in sexuelle Handlungen bewusst wird, verwirrt darüber sein, ob es z.B. schon eingewilligt oder nur passiv mitgemacht habe und nun deswegen Strafe für seine »Mitschuld« fürchten müsse.

Auch die Anwendung von Zwang, Bedrohung und Gewalt durch die Missbraucher, um die Opfer zum Stillhalten, Mitmachen und Schweigen zu bringen, wird von den Kindern in unterschiedlichster Form berichtet:

Androhung von körperlichem Schaden:

»Er drohte, mir die Finger abzuschneiden.«

»Einmal hielt er mir ein Messer an die Kehle und sagte: Wenn du es irgendeinem erzählst, schneide ich dir die Kehle durch.«

»Er würde mich töten.«

Androhung von Gefahr für die Familie:

»Meine Familie würde für immer ins Abseits gestellt.«
»Die Familie wird auseinanderbrechen.«

Androhung von Konsequenzen für den Täter:

»Du wirst doch nicht wollen, dass ich Ärger kriege.«

»Einmal sagte er mir, er würde sich mit seinem Gewehr erschießen, wenn ich keinen Sex mit ihm mache oder davon etwas erzähle.«

»Er würde ins Gefängnis geworfen werden, und sie würden ihn umbringen.«

Androhung von Zurückweisung und Vereinsamung:

»Deine Mutter wird dich verlassen, und deine Familie wird getrennt.«

»Deine Mutter wird böse auf dich sein.«

Androhung von Belohnungsentzug:

»Er bot an, mir fünf Päckchen Kaugummi zu kaufen, wenn ich es mache, und wenn ich Nein gesagt hätte, hätte er mich ohnehin dazu gebracht. Er hat mir niemals etwas gekauft.«

»Jedes Mal bat ich ihn danach um etwas, was er mir geben oder erlauben würde.«

Androhung von Schande und Gefahr für das Opfer:

»Er sagte, dass jeder denken würde, ich sei eine Schlampe.«

»Er sagte, ich würde mich für den Rest meines Lebens verdorben und verrottet fühlen, und ich würde Abschaum sein, und niemand würde mich leiden können.«

»Meine Mutter sagte einmal, wenn sie jemals einen herausfinden würde, der so etwas tut, so würde sie mich töten und den Typen auch.«

Die o.a. Aussagen der Opfer in Bezug auf den sexuellen Missbrauch müssen auch vor dem Hintergrund weiterer familiärer Belastungen gesehen werden, wie z. B.:

» Stiefvater oder -mutter; geschiedene Eltern; Pflegeeltern; über Jahre bei Großeltern aufgewachsen; Heimunterbringung von Kindern bereits vor der Aufdeckung;
» schwerbehinderter Vater; Vater oder Mutter Alkoholiker oder drogenabhängig; psychische Erkrankungen oder Verhaltensstörungen bei Familienmitgliedern;
» Mutter in der Kindheit sexuell missbraucht; Verdacht auf sexuellen Missbrauch in der weiteren Familie; Gewalt in der Ehe;
» Armut; Arbeitslosigkeit; Sozialhilfe;
» beengte Wohnverhältnisse; soziale Ghettos;
» verschobene Normen im sexuellen und/oder aggressiven Bereich.

Solche Belastungen können bei Kindern zu sozialer Isolierung, emotionaler Bedürftigkeit sowie erhöhter Selbstunsicherheit führen, also alles Faktoren, welche wiederum die Kinder besonders leicht anfällig machen für Überredung und Verführung durch Zuwendung und vermeintliche Freundschaft. Weiter unterdrücken manche dieser familiären Belastungen auch Aufdeckungsabsichten der Opfer (z. B. gewaltförmige Beziehungen; soziale Isolierung; subjektiv als normal gewertete Verhaltensweisen; emotionale und finanzielle Abhängigkeiten; Verlassenheitsängste). Letztlich überlagern sich die Auswirkungen solcher Faktoren auf die Entwicklung und seelische Gesundheit der Kinder auch mit den Folgen des sexuellen Missbrauchs, wobei die Überlagerung nicht nur als Aufsummierung oder Multiplizierung, sondern auch als Potenzierung erfolgen kann: so z. B. bei einem Mädchen, dessen Mutter an einer Psychose erkrankt war. Das Mädchen hatte häufig die akuten Krankheitsschübe der Mutter sowie deren Einweisung in eine Klinik miterlebt. Nachdem der Stiefvater begann, das Kind sexuell zu missbrauchen, fürchtete es, durch die Aufdeckung eine erneute psychotische Phase bei der Mutter auszulösen. Außerdem wusste sie von der finanziellen und emotionalen Abhängigkeit der Mutter von dem Stiefvater.

13 Aber die Mutter, sie muss doch was bemerkt haben – ihr eigener Mann!

ZUR SITUATION DER MÜTTER BEI FAMILIÄREM MISSBRAUCH

In sehr vielen Podiumsdiskussionen wird mehr oder weniger indirekt den Müttern ein Schuldvorwurf gemacht mit der Frage: »Aber warum bemerken die den Missbrauch an ihren Kindern nicht?« Sicherlich gibt es Mütter, die den Missbrauch bemerken oder erahnen, aber diese Wahrheit nicht ertragen können und die Augen verschließen. Manche von ihnen sind selbst in ihrer Kindheit missbraucht worden, haben dann versucht, zu vergessen und zu verdrängen, und dürfen den Missbrauch ihres eigenen Kindes nicht wahrnehmen oder müssen ihre Ahnungen abwehren, weil sonst ihre unverarbeiteten Traumatisierungen wieder aufbrechen würden. Auch gibt es Mütter, die selbst Missbraucherinnen sind oder den Missbrauch mit ihrem Mann gemeinsam begehen. Andere wiederum werden von ihrem Mann zu gemeinsamen sexuellen Handlungen mit Gewalt gezwungen. Die überwiegende Mehrheit der Mütter nimmt den Missbrauch aber nicht wahr, und der Vorwurf vieler, die Mütter hätten es doch bemerken müssen, erscheint dann wie eine Schuldverschiebung für eigenes Versagen. Schließlich hat die gesamte Gesellschaft, also auch jeder Einzelne, noch bis etwa 1980/1985 die sexuelle Gewalt verharmlost oder verdrängt!

Auf Unverständnis trifft auch bei vielen Menschen der Wunsch mancher Mütter, sich nach der Aufdeckung nicht von dem Ehemann zu trennen, der die eigenen Kinder missbraucht hat. Das folgende Beispiel soll zum Verständnis dieser Mütter hinführen, wobei der Fall von Karin (s. S. 76f., 128) erneut fortgesetzt wird:

Die Mutter von Karin wuchs bei sehr strengen Eltern auf, welche zudem in dauerndem Streit lebten. Ihre Mutter starb, als sie 9 Jahre alt war. Zwei Jahre später heiratete der Vater erneut, die Mutter fühlte sich von der Stiefmutter nie richtig angenommen, welche zudem eine eigene Tochter mit in die Ehe gebracht und diese dauernd bevorzugt habe. Mit 19 Jahren lernte die Mutter ihren ersten Mann kennen, sie floh aus ihrem Elternhaus im gleichen Jahr in die Ehe, drei Jahre später erfolgte die Trennung, ihr Mann sei sehr schnell ein völlig anderer Mensch geworden, sie hätten sich überhaupt nicht mehr verstanden. Mit 23 Jahren heiratete sie ihren jetzigen Mann, er habe sie zunächst mit Fürsorge und Zuneigung verwöhnt. Bald nach der Geburt von Karin habe er sich immer mehr zurückgezogen, ihr vorgeworfen, sie würde ihn vernachlässigen, habe immer mehr Alkohol getrunken, sei immer aggressiver geworden, habe sie auch schon in seiner Eifersucht geschlagen. Da ihr Mann arbeitslos wurde, fing die Mutter vor 5 Jahren wieder ganztags als Krankenschwester zu arbeiten an, sie arbeitete in drei Schichten. Mit den Diagnosen »Depressivität« und »Tablettenmissbrauch« (Schlafmittel) befand sich die Mutter bereits zwei Mal in stationärer Behandlung.

An diesem Fallbeispiel ist einiges typisch für Familien mit sexuellem Missbrauch:

Die Mütter können die von ihnen erwarteten Rollen als Ehefrau und Mutter kaum erfüllen. Der wohl wichtigste Grund liegt darin, dass die Mütter von sexuell missbrauchten Kindern weder von ihren Vätern noch von ihren Müttern hinreichend Geborgenheit und Liebe erfahren haben. Sie suchen dann in ihren späteren Partnerbeziehungen eine Art Erlöser, werden darin meist erneut enttäuscht, und die immer weiter zunehmende Entbehrung sehr ursprünglicher und frühkindlicher Bedürfnisse kann nur ertragen werden durch den unbewussten Mechanismus der Verleugnung. Dieser besteht einmal in der Verleugnung der Wirklichkeit, d.h. die qualvolle Partnerbeziehung oder das Inzestgeschehen kann nicht ertragen werden und wird so unbewusst ausgeblendet. Zum anderen besteht die Verleugnung auch darin, dass die Wirklichkeit der eigenen Gefühle nicht ertragen werden kann, sie werden sozusagen eingefroren, und es entsteht der Eindruck der

Gefühlskälte, verbunden mit einem Rückzug aus zwischenmenschlichen Beziehungen zur Vermeidung von Enttäuschung sowie einem mangelhaften Vermögen zur Einfühlung in andere Menschen. Ganz allgemein ist natürlich nicht nur für Mütter schwer zu ertragen, den gesamten Lebensentwurf zerbrechen zu sehen, also z. B. Familie und Partnerschaft, Heim und Heimat, finanzielle Absicherung und Zukunftsplanung (auch für die Kinder). Viele Mütter stürzen nach der Aufdeckung »ins Nichts«, in Armut und Einsamkeit, wobei die Hiobsbotschaft sie auch völlig unerwartet und plötzlich trifft und ihnen dann vorkommt wie ein böser Traum.

Die Mütter erfahren sehr häufig von Nichtfamilienmitgliedern (Lehrerinnen, Erzieherinnen im Kindergarten, Mutter der Freundin u. a.), denen sich das Kind anvertraut hat, vom sexuellen Missbrauch durch den Vater oder Stiefvater. Es ist dann zunächst wichtig, der Mutter Halt zu geben und zu erreichen, dass diese dem Kind glauben kann und die Verantwortung innerhalb der Familie übernimmt, dass sich der sexuelle Missbrauch nicht fortsetzt. Dieses Gespräch ist sicherlich eine Aufgabe für Fachleute, aber es ist eben auch für Laienhelfer wichtig, zu wissen, dass in den Müttern eine Vielzahl von ebenso widersprüchlichen wie überwältigenden Gefühlen ausgelöst wird und sie deswegen viel sozialer Unterstützung und Nachbarschaftshilfe bedürfen. Schließlich müssen die Mütter sich mit ihren Rollen als »Frau«, »Ehefrau«, »Berufstätige« und »Mutter« oft völlig neu zurechtfinden und sie neu ausfüllen lernen.

Die Mutter braucht weiter auch viel Hilfe, damit sie nicht nur alle Schuld auf das Kind schiebt; dennoch werden wohl häufig aggressive Haltungen durchbrechen wie »Warum hat meine Tochter das gemacht, sie hat alles zerstört!« oder »Was hast du mir angetan!«. Auch die mütterlichen Schuldgefühle müssen angesprochen und bearbeitet werden, also z. B.: »Ich hätte es bemerken müssen!«, »Ich habe mein Kind nicht genügend beschützt!«, »Aufgrund diesen oder jenen Verhaltens bei meiner Tochter hätte ich es doch wissen müssen!«. Aber noch einmal: Die Mutter benötigt hier unser Verständnis, denn auch wir haben lernen müssen, den sexuellen Missbrauch wahrnehmen zu können, das für uns Unvorstellbare als Wirklichkeit anzunehmen. Meist ist es erst sinnvoll, ein Gespräch mit dem Vater zu suchen, wenn die Mutter ihrem Kind glaubt, ihn also mit dem Wissen von der sexuellen Ausbeutung zu konfrontieren und zu einem Eingeständnis, d. h. zu einer Übernahme der Verantwortung, zu bewegen. Aber auch ein solches Konfrontationsgespräch sollte durch erfahrene Fachleute geführt werden, ebenso wie die anschließende Familientherapie (wenn die Mutter sich nicht vom Ehemann trennen will). Hierbei benötigen zunächst Tochter, Mutter und Vater getrennte therapeutische Angebote, und je nach therapeutischem Verlauf kann auch an gemeinsame Therapie der Eltern, an gemeinsame therapeutische Sitzungen mit Mutter und Kind oder – noch später – mit Vater und Kind bzw. der gesamten Familie gedacht werden.

Zumindest bei schwerwiegendem und langfristigem sexuellem Missbrauch innerhalb der Familie muss daran gedacht werden, dass der Schutz des Kindes wahrscheinlich nur durch eine räumliche Trennung des Vaters von dem missbrauchten Kind erreicht werden kann (wobei natürlich auch die Gefährdung für andere Kinder zu beachten ist). Dabei bietet sich an, dass der Vater vorübergehend aus der Wohnung auszieht (ggf. auch zu Verwandten, wobei manche Eltern dann die Trennung mit allgemeinen Eheschwierigkeiten begründen). Wird dafür keine Möglichkeit (z. B. auch aufgrund finanzieller Schwierigkeiten) gesehen, so kann das missbrauchte Kind auch vorübergehend in einer Klinik behandelt werden. Die Dauer der Trennung hängt von Persönlichkeitsmerkmalen des Missbrauchers, seinem jeweiligen Missbrauchsverhalten sowie den Therapiefortschritten ab.

Die 6 Jahre alte Beate offenbarte während eines Klinikaufenthaltes in der Kinder- und Jugendpsychiatrie den lang währenden Missbrauch durch den Vater. Im Gespräch mit dem Vater gelang es, ihn zum Eingestehen des sexuellen Missbrauchs zu bewegen. Die Mutter wollte sich von ihm nicht trennen, Möglichkeiten zu einem Auszug des Vaters aus der Wohnung wurden nicht gesehen. Es wurde vereinbart, dass Beate – insbesondere wegen ihrer vielen Folgesymptome des sexuellen Missbrauchs – noch zur weiteren stationären Behandlung in der Klinik verbleibt. Parallel sollte die Therapie des Vaters beginnen sowie Beratung und Stützung der Mutter erfolgen. Die Besuche in den nächsten zwei Wochen erfolgten nur durch die Mutter, was Beate nicht verstehen konnte: Sie wurde extrem aggressiv, bestand auch auf Besuchen des Vaters, schrie und spuckte auf dem Flur, beschimpfte hemmungslos Mutter sowie Therapeuten und drohte mit Weglaufen. Die späteren Besuche durch den Vater erfolgten zunächst im Beisein des Personals, später auch der Mutter. Beurlaubungen nach Hause von Beate an den Wochenenden wurden mit den Eltern und Beate wegen der wechselseitigen Ängste vorbereitet, z. B. traute die Mutter sich nicht, Beate mit dem Vater allein zu lassen, bzw. wurde dann sehr misstrauisch, obwohl sie gleichzeitig angab, sich völlig sicher zu sein, dass ein Missbrauch nicht mehr erfolgen würde.

Will sich die Mutter vom missbrauchenden Partner trennen, so benötigt sie zusätzlich alltagspraktische Hilfen, z. B. im Umgang mit Ämtern (Jugendamt; Sozialamt), in rechtlichen Fragen (Sorgerecht; Auszug des Vaters aus der Wohnung; zustehende finanzielle Zuwendungen; anwaltliche Vertretung des Kindes im Strafverfahren), in Erziehungsfragen (aufgrund der Folgeschäden des Kindes durch den Missbrauch; als Alleinerziehende), bei Wohnungs- oder Arbeitssuche, beim Aufbau eines neuen Bekannten- und Freundeskreises.

14 Darf ich jetzt nicht mehr mit den Kindern baden und schmusen?

ÜBER DEN FALSCHEN REIM: »DIE TÄTER SIND DIE VÄTER«

In Reaktion auf den früheren Mythos, dass sexuelle Missbraucher ganz überwiegend Fremde seien (»Der Mann, der dem Kind Süßigkeiten gibt oder ein Geschenk verspricht, wenn es ihn begleitet«, »Der böse Onkel auf dem Spielplatz« – beide gibt es trotzdem!), wurde angesichts der späteren Anerkennung des recht großen Ausmaßes von familiärem sexuellem Missbrauch häufig ein neuer Irrtum verbreitet:

»Die Täter sind (meist) die Väter« = **falsch!**

Hinzu traten dann gelegentliche Formulierungen aus der feministischen Bewegung, in denen die bereits angesprochenen Gefahren der männlichen Sozialisation extrem überspitzt auf den Punkt gebracht wurden:

»Jeder Mann ist ein potenzieller Vergewaltiger« = **falsch!**

Letztlich wurden in der Öffentlichkeit sehr stark die Urteile z. B. des Mainzer Prozesses diskutiert, wobei eine übergroße Angst entstand, nun jederzeit fälschlich als sexueller Missbraucher an den Pranger gestellt werden zu können:

»Da ist man ja immer mit einem halben Bein im Gefängnis« = **falsch!**

Diese drei Punkte führten wohl bei nicht wenigen Männern/Vätern zu u. a. folgenden Fragen: »Darf ich mit meiner Tochter nicht mehr in der Badewanne sitzen?«; »Bin ich schon ein Missbraucher, wenn meine Tochter mich mal nackt sieht, z. B. im Bad?«; »Dürfen denn dann überhaupt meine Kinder noch zu mir ins Bett?«; »Was wird mir alles unterstellt, wenn ich mit meinem Sohn schmuse, Ringkämpfe im Bett mache und ihn sexuell aufkläre?«.

Richtig ist:
Die entstandenen Unsicherheiten sind z. T. verständlich. Aber natürlich benötigen die Kinder liebevolle und fürsorgliche Väter – sogar noch viel mehr als bisher! Väter sollten sich also vermehrt die Zeit nehmen und die Freude gönnen, genauso wie die Mütter sich von früh auf an der Pflege, Fürsorge und Erziehung der Kinder zu beteiligen, die Entwicklung der Kinder eng zu begleiten, dabei deren Bedürfnisse, Wünsche, Sorgen und Ängste erkennen lernen, sie mit väterlicher Liebe umsorgen und ihnen Wärme, Zärtlichkeit und Halt vermitteln.

Wurde das Kind von einem Mann missbraucht, so können bei dem Kind allgemein Ängste vor Männern entstehen, also auch gegenüber dem Vater. Hat sich diese Angst vor Männern nicht (so stark) ausgebreitet, so können dennoch im alltäglichen Zusammensein mit dem Vater aufgrund von plötzlich geweckten Erinnerungen Ängste entstehen, die zum Zurückweisen von Körperkontakt führen. Manchen Vätern fällt es schwer, diese Ängste und Zurückweisungen nicht persönlich zu nehmen, aber sie müssen wissen, dass ihr Kind die Szenen des Missbrauchs mit dem anderen Mann wieder durchlebt. Es ist dann nicht einfach, als Vater den richtigen Weg zu finden: Eigentlich benötigt das Kind in seiner Angst vermehrte Nähe, Halt und Geborgenheit, andererseits löst Körperkontakt in ihm Angst aus. Es ist wichtig, mit dem Kind über diese zwiespältigen Gefühle zu reden, ihm dabei zu vermitteln, dass seine Ängste verstanden werden und der Vater deswegen nicht »böse« ist.

Nicole, 15 Jahre alt, kommt nach jahrelangem sexuellem Missbrauch durch den Vater sowie einer Vergewaltigung durch einen etwa gleichaltrigen Bekannten in stationäre Behandlung. Sie ruft einerseits um Hilfe (über Selbstmordversuche, Essstörungen, Selbstverletzungen, Weglaufen, Drogenmissbrauch), andererseits zieht sie sich zurück, führt Distanz über mangelnde Körperhygiene, sozialen Rückzug und abweisende Mimik herbei. Sie liegt häufig in ihrem Bett und weint. Der Versuch, sich zu ihr zu setzen sowie sie zu streicheln, in den Arm zu nehmen und zu trösten, wird brüsk von ihr abgewehrt. Es wird dann mit ihr besprochen, dass diese Reaktionen verstanden und respektiert werden – aber gleichzeitig wird ihr vermittelt, dass es dem Therapeuten schwerfällt, sie durch den Abstand alleinzulassen, und es für ihn eben auch natürlich ist, auf sie zuzugehen und sie zu trösten und zu halten, wenn es ihr schlecht geht. Um aus dieser Zwickmühle langsam herauswachsen und wieder Vertrauen zu anderen Menschen gewinnen zu können, wird abgesprochen, einerseits ihre jeweils vorhandenen Möglichkeiten des Zulassens von Nähe und Halt, andererseits aber auch ihre oft gleichzeitigen Wünsche nach Abgrenzung und Sicherheit sehr empfindsam zu beachten. Sie wird aber auch auf die Gefahr hingewiesen, dass sie das Einhalten von Abstand durch Mitmenschen sehr leicht falsch interpretieren kann, so als ob sich niemand für sie interessieren und keiner ihre Verzweiflung bemerken würde, sie also vermeintlich ganz allein wäre.

Zu beachten ist auch, dass Kinder durch den Missbrauch ein sexualisiertes Verhalten aufweisen können. Manche (auch Vater oder Mutter) interpretieren dies nicht als Folge des Missbrauchs, sondern unterstellen dem Kind deswegen eine Mitschuld, was natürlich falsch ist. Gefährlich wird dieses sexualisierte Verhalten dann, wenn es vom Vater oder einem anderen Mann als Aufforderung zu sexuellen Handlungen verstanden wird. Dies ist aber das alleinige Problem des Mannes, d. h. es liegt in *seiner* Verantwortung, was *er* tut, wenn *er* im Zusammensein mit seiner Tochter oder seinem Sohn bei *sich* sexuelle Gefühle bemerkt. Diese Verantwortung bedeutet, für sich klare Grenzen zu ziehen sowie sich auch die Frage zu stellen, ob fachliche Hilfe aufgesucht werden muss – bevor es zu spät ist und sexueller Missbrauch beginnt!

15 Er lügt, dass sich die Balken biegen – und manchmal frage ich mich, ob meine Tochter nicht doch gelogen hat!

DIE ABWEHR DER VERANTWORTUNG DURCH SEXUELLE MISSBRAUCHER

Zu den eindrucksvollsten Erfahrungen mit sexuellen Missbrauchern gehören deren umfassende Verleugnungen, Verharmlosungen, Rechtfertigungstendenzen, Schuldverschiebungen, Wahrnehmungsverzerrungen usw. des sexuellen Missbrauchs. Im Folgenden soll versucht werden, dieses »Verantwortungsabwehrsystem« verstehen zu lernen, und zwar aus den folgenden Gründen:

- Es wird erneut deutlich, wie stark die Missbraucher die betroffenen Kinder einengen, überreden sowie unter Druck setzen;
- es soll nochmals auf Ursachen des sexuellen Missbrauchs eingegangen werden;
- es soll die Notwendigkeit der Unterscheidung zwischen verschiedenen sexuellen Missbrauchern aufgezeigt werden, aber auch auf Therapiemöglichkeiten hingewiesen werden, um Ohnmachtsgefühle ihnen gegenüber abzubauen;
- es soll deutlich werden, warum der Tätertherapeut Groth (1982) formuliert: »Ich glaube nicht, dass es eine Rolle spielt, wie lange man den Täter einsperrt, sondern was man in dieser Zeit für ihn tut.«

Ausgegangen werden soll von der Alltagserfahrung, dass wir alle dazu neigen, bei mehr oder minder starker Kritik zu versuchen, die Schuld zu vermindern, das Geschehene zu verharmlosen, das eigene Tun zu rechtfertigen, sich Verbündete zu suchen, die Verantwortung zu verschieben usw. Sexueller Missbrauch wird von der Gesellschaft – zu Recht – moralisch stark geächtet sowie mit Strafe belegt, sodass der sexuelle Missbraucher u. a. mit dem Verlust von Familie und Arbeitsplatz sowie einer Gefängnisstrafe rechnen muss. Dies alles wird er als ausgeprägte Bedrohung seiner Existenz und Zukunft erleben und dementsprechend umfassend versuchen, den Missbrauch zu leugnen. Es wurde nun bereits in den vorangegangenen Kapiteln zu verdeutlichen versucht, warum sich kindliche Opfer gerade bei sexuellem Missbrauch in der Familie »zum Schweigen verurteilt« fühlen und warum manche ihrer Mütter sich nicht von dem Ehemann trennen können. Gemeinsam führen dann diese Reaktionen der Familienmitglieder häufig dazu, dass sich die Familie hinter einer »Mauer des Schweigens« abkapselt und verbirgt.

Handelt es sich nun bei den Leugnungen und Schuldverschiebungen von sexuellen Missbrauchern nur um bewusstes Lügen? Zum Teil ist dies sicherlich so, wie es auch am Beispiel eines Politikers veranschaulicht werden kann, über den in den Medien erste Verdachtsmomente auf einen von ihm verursachten Skandal veröffentlicht werden. Je größer nun die moralische Verwerflichkeit und die Gefahr einer strafrechtlichen Verfolgung sind, umso stärker wird auf vielfältige Weise geleugnet werden, und je mehr Tatsachen in der Folgezeit aufgedeckt werden, umso differenzierter wird reagiert, also schrittweise immer mehr zugegeben: Aber bei jedem dieser Schritte wird auch versucht, ein möglichst positives Bild von der eigenen Person in der öffentlichen Meinung zu bewahren.

Die Verantwortungsabwehr des sexuellen Missbrauchers kann in sechs Stufen bewusster Leugnung im Dienste einer positiven Selbstdarstellung eingeteilt werden:

1. *Leugnen:* Das Ereignis hat nicht stattgefunden: Der sexuelle Missbrauch wird völlig geleugnet bzw. es wird eine andere Person beschuldigt.

2. *Umdeuten:* Das Ereignis ist nicht negativ zu bewerten: Der sexuelle Missbrauch wird z. T. zugegeben, aber eher positiv bewertet, schuldhaftes Verhalten wird verneint.
3. *Verantwortung ablehnen:* Das Ereignis wurde nicht persönlich verursacht: Der sexuelle Missbrauch wird z. T. zugegeben, aber die Eigenverantwortung wird geleugnet oder herabgemindert, es wird ein Sündenbock gesucht.
4. *Schuld ablehnen:* Es konnte gar nicht anders gehandelt werden: Der sexuelle Missbrauch wird überwiegend zugegeben, die Eigenverantwortung wird z. T. bejaht, die Tatsachen werden minimiert.
5. *negative Folgen minimieren:* Die Folgen des persönlich verantworteten Ereignisses werden gemildert: Der sexuelle Missbrauch wird zugegeben, die Eigenverantwortung bejaht, aber die Folgen des sexuellen Missbrauchs werden minimiert.
6. *Abwertung der Quelle der Kritik:* Der sexuelle Missbrauch wird zugegeben, die Eigenverantwortung wird bejaht, aber die eigene Persönlichkeit wird in anderen Lebensbereichen aufgewertet, so wie andere Personen und Institutionen herabgewürdigt werden.

Solche Abwehrstrategien im Dienste einer positiven Selbstdarstellung erfolgen wohl vielfach im Sinne eines bewussten Lügens. Der Begriff des »bewussten Lügens« bedarf aber z. T. weiterer Abstufung: Nicht immer sind uns im Falle einer berechtigten (radikalen) Kritik, welche unser Wert-Unwert-Gleichgewicht ins Wanken bringt, unsere Versuche der Schuldabwehr auch bewusst. Je geringer sich unser Selbstwertgefühl im Laufe des Lebens entwickeln konnte, umso stärker erleben wir auch schon geringfügige Kritik als massive Kränkung, beschämende Bloßstellung, bedrohliches Ereignis und ausgeprägte Entwertung. Darauf reagieren wir dann mit vielfältigen Verschönerungsarbeiten an unserem Selbst- und Fremdbild, die uns durchaus nicht immer bewusst sind.

Die Verantwortungsabwehr der sexuellen Missbraucher kann nun – neben dem mehr oder weniger bewussten Lügen – auch durch sogenannte »sozialisierte kognitive Verzerrungen und Fehlinterpretationen« erklärt werden. Darunter werden Lernprozesse in unserer Entwicklung verstanden, die u.a. zu verzerrten Denkschemata, falschen Bewertungen, irrationalen Ansichten, fehlerhaften Annahmen, willkürlichen Schlussfolgerungen, Übergeneralisierungen, festgefahrenen Denkgewohnheiten führen, an die wir mehr oder weniger fest glauben. Sie führen beim Missbraucher insgesamt zu einer Vielzahl von Rechtfertigungen der sexuellen Handlungen, wobei dann die Verhaltensweisen des Opfers, die eigenen Motive, die Interaktionen usw. falsch bewertet und positiv begründet werden.

Kognitive Verzerrungen bzw. Fehlinterpretationen, welche häufig in der praktischen Arbeit mit den erwachsenen sexuellen Missbrauchern beobachtet werden:
Ein Kind, welches sich nicht körperlich wehrt, will eigentlich selbst Sex; eine sexuelle Beziehung mit einem Kind ist ein guter Weg für dessen sexuelle Aufklärung; Kinder berichten nichts über Sex mit Erwachsenen, weil sie es in Wirklichkeit selbst mögen; irgendwann in der Zukunft wird unsere Gesellschaft erkennen, dass Sex mit Kindern eigentlich in Ordnung ist; ein Erwachsener, der die kindlichen Genitalien befühlt und betastet, fügt dem Kind noch keinen Schaden zu, da es noch nicht um Sex geht; wenn ein Kind Fragen über Sex stellt, bedeutet dies, dass das Kind die Genitalien des Erwachsenen sehen will oder Sex mit dem Erwachsenen möchte; die Beziehung zum Kind vertieft sich, wenn man mit ihm Sex hat; da Inzest ohne Bedrohung und Gewalt erfolgt, ist er als harmlos anzusehen und etwas völlig anderes als Vergewaltigung; gewaltfreier Sex mit Kindern ist kein sexueller Missbrauch; die Mädchen sind heute mit 11 bis 14 Jahren schon körperlich und geistig so reif wie früher Heranwachsende mit 18 Jahren – deswegen wollen sie auch schon früher Sex, auch mit Erwachsenen (und verführen den Mann), denn sie sind ebenfalls schon erwachsen; es hat dem Kind nicht geschadet, denn das Kind hat sich später ganz normal verhalten; wenn man Sex mit der Tochter hatte, kann es später wieder eine ganz normale Beziehung wie zwischen Vater und Tochter sein.

Solche Einstellungen von sexuellen Missbrauchern hängen mit auch heute noch verbreiteten Ansichten über unterschiedliche Rechte von Frauen und Männern sowie auch opferfeindlichen Vorstellungen bei Vergewaltigungen von Frauen zusammen. Hier schließt sich der Bogen zwischen den Ausführungen zum Ausmaß männlicher sexueller Gewalt in den Kapiteln 4 und 6 sowie den geschichtlichen Darstellungen in Kapitel 5 und den Erklärungen zur frühen »sozialen Vererbung« an männliche Kinder und Jugendliche in Kapitel 7. So wurden in wissenschaftlichen Untersuchungen z. B. folgende Zusammenhänge nachgewiesen: Je weniger von einer Person den Frauen die gleichen Rechte und Freiheiten zugestanden werden wie Männern, desto höher ist auch die Zustimmung zu opferfeindlichen Vorstellungen über Vergewaltigung von Frauen und sexuellem Missbrauch von Kindern sowie Misshandlung in der Ehe. Die folgenden Feststellungen kennzeichnen solche frauen- und opferfeindlichen Vorstellungen:

› Frauen sollten sich weniger um ihre Rechte kümmern und mehr darum, gute Hausfrauen und Mütter zu werden.
› Keine gesunde erwachsene Frau, die sich energisch zur Wehr setzt, kann von einem unbewaffneten Mann vergewaltigt werden.
› Als Haushaltsvorstand sollte der Ehemann mehr Verantwortung für die finanziellen Belange der Familie haben als die Frau.
› Eine Frau sollte nicht erwarten, die gleiche Handlungs- und Bewegungsfreiheit zu haben wie ein Mann.
› Die Initiative für Verabredungen sollte vom Mann ausgehen.
› Die meisten Frauen, die behaupten, sie seien von einem Bekannten vergewaltigt worden, haben vermutlich zuerst eingewilligt und es sich nachher anders überlegt.
› Die Frauen werden nicht regelmäßig in unserer Gesellschaft benachteiligt.
› Frauen, die Kinder haben, sollten nicht außerhalb des Hauses arbeiten, wenn sie nicht aus finanziellen Gründen dazu gezwungen sind.
› Im Allgemeinen sind die Opfer einer Vergewaltigung durch ihr provoka-

tives Verhalten eher dafür verantwortlich, was mit ihnen geschieht, als Opfer anderer Verbrechen.

- In einer Ehe kann es keine Vergewaltigung durch den Ehemann geben, da die Einwilligung zum Beischlaf ein ständiger Bestandteil des Eheversprechens ist und nicht zurückgenommen werden kann.
- Die soziale Stellung einer Frau sollte bestimmt werden durch die ihres Mannes.
- Frauen sollten bei der Anbahnung von Beziehungen passiv sein und sich umwerben lassen.
- Eigentlich wünschen sich viele Frauen, vergewaltigt zu werden.
- In der Erziehung der Kinder sollte im Allgemeinen der Vater mehr Autorität haben als die Mutter.
- Oft fordern Frauen eine Vergewaltigung durch ihre äußere Erscheinung oder ihr Verhalten heraus.
- In einer Gerichtsverhandlung wegen Vergewaltigung sollte es dem Verteidiger erlaubt sein, das sexuelle Vorleben des mutmaßlichen Opfers zur Sprache zu bringen.
- Wenn eine Anzeige wegen Vergewaltigung erst zwei Tage nach der Tat erfolgt, handelt es sich vermutlich nicht um eine Vergewaltigung.
- Es gibt viele Berufe, in denen Männer bei Einstellung bzw. Beförderung den Vorzug haben sollten.
- Jede Frau, die einen Mann »anmacht«, ohne die geweckten Wünsche zu erfüllen, legt es geradezu darauf an, vergewaltigt zu werden.
- Die Söhne in einer Familie sollten eher zu einer weiterführenden Ausbildung ermutigt werden als die Töchter.
- Im Durchschnitt sind Frauen weniger fähig, zum wirtschaftlichen Wohlstand beizutragen, als Männer.
- Es ist nicht möglich, eine Frau gegen ihren Willen zu vergewaltigen.

Neben den bisher angeführten Ursachen der Verantwortungsabwehr ist auch an unbewusste Abwehrmechanismen zu denken, womit also der dem »bewussten Lügen« entgegengesetzte Pol erreicht wird. Die Psychoanalyse unterscheidet verschiedene solcher Abwehrmechanismen, welche insgesamt bewirken, dass dem sexuellen Missbraucher die wahren Motive für seine Handlungen verborgen bleiben:

- Bei Projektionen werden z. B. die eigenen Impulse, Fantasien und Handlungen, welche als unmoralisch oder bedrohlich erlebt werden, anderen Personen untergeschoben im Sinne von »Nicht ich, sondern sie denken, tun, fühlen usw. schlecht bzw. verwerflich«: *»Ich hab ja meine Tochter nicht gezwungen, hab ein Verhältnis mit ihr gehabt, bin ja kein Sittenstrolch, der an der Ecke steht«; »Es gibt ja solche Leute, auch Lehrer, aber ich hab nichts gemacht«; »Hier sitzen Leute, die sich an ihren Töchtern vergriffen haben, die meide ich wie Ratten«.*
- Mittels Verdrängung und Isolierung wird versucht, spezifische Erinnerungen unbewusst zu halten bzw. die mit ihnen verbundenen Emotionen abzuspalten: *»Ich muss es wohl gewesen sein, aber habe keine direkte Erinnerung; es besteht ein Blackout«; »Es war alles vergessen, jeder hatte es für sich behalten, sie hatte ihre Ausbildung gemacht, hatte Freunde, Flirts, es war alles vergessen«.*
- Schließlich bewirken unbewusste Prozesse wie z. B. Verleugnung, Kompensation, Rationalisierung, Reaktionsbildung und Ungeschehenmachen, dass die eigenen negativen Anteile ausgeblendet, verharmlost oder umgedeutet werden zu achtenswerten Motivationen, Persönlichkeitsmerkmalen und Verhaltensweisen: *»Es ist bei mir nicht so wie bei anderen Sexualtätern. Das Wohlbefinden war ausschlaggebend«; »In S., da nennen Sie mich den Sozialarbeiter, so hab ich denen geholfen, hab viel Dankbarkeit erfahren«; »Von meiner Seite aus war es positiv für sie, für ihr Selbstwertgefühl«.*

Letztlich überlagern sich alle bisher angeführten Ursachen der Verantwortungsabwehr von sexuellen Missbrauchern. Ein wichtiger Baustein ihrer Therapie besteht dann darin, dass sie diese Mechanismen auch in ihrem Lebensalltag erkennen lernen, wobei gleichzeitig neue Einsichten und Einstellungen in einem Umlernprozess erarbeitet sowie darauf fußend neue Verhaltensweisen gelernt werden müssen, um einem Rückfall in Missbrauchsverhalten vorzubeugen.

In diesem Zusammenhang wurden in anderen Ländern spezielle Therapieprogramme für die Rückfallvorbeugung von Sexualtätern erstellt. Grundlegend wird zunächst davon ausgegangen, dass der Rückfallprozess ähnliche Vorboten aufweist. Die meisten Sexualdelikte würden 1.) unmittelbar aus negativen emotionalen Zuständen heraus entstehen, welchen 2.) zunächst abweichende sexuelle Fantasien und 3.) schließlich bewusste Planungen folgen, was insgesamt dann zum Rückfallverhalten bzw. zum Sexualdelikt führt. Für diesen gesamten Verlauf einer Rückfall- oder Deliktvorbereitung muss der Täter lernen, seine Risikofaktoren und die damit verbundenen scheinbar nicht bedeutsamen Entscheidungen zu erkennen und dann diesen gegenzusteuern, also hinreichende Selbstkontrolle erlernen. Im folgenden Fallbeispiel werden einige solcher »scheinbar nicht bedeutsamen Entscheidungen«, die dem in Therapie befindlichen sexuellen Missbraucher nicht hinreichend bewusst waren, aufgeführt:

Ein sexueller Missbraucher bekam nach einem hektischen Arbeitstag noch in letzter Minute von seinem Chef den Auftrag, eine Besorgung zu machen. Er fürchtete, zu spät zum Essen zu seiner Mutter zu kommen, und entschied sich für eine andere Route als sonst. Diese führte ihn in eine Gegend, wo er in der Vergangenheit eine Straftat begangen hatte.	› Rationalisierung über die Wahl des anderen Weges (dies würde ihm Zeit einsparen) und »Vergessen« der früheren Straftat
Als er diese Gegend durchfuhr, sah er einen ihm bekannten Jungen, welcher eine Last trug und erschöpft wirkte.	› Rationalisierung, dass der Junge seine Hilfe brauchte
Er war sich keinerlei sexueller Interessen an dem Jungen bewusst und verspürte nur, dass dieser seine Hilfe benötigte.	› Entscheidung, anzuhalten sowie einsteigen zu lassen › Verleugnung, dass die Gegenwart des Jungen Auswirkungen auf seine sexuellen Bedürfnisse hat

Er nahm sich die Zeit, anzuhalten, und fragte das Kind, ob es mitgenommen werden wolle. Das Kind nahm das Angebot an und wurde nach Hause gefahren.	› Entscheidung, das Kind mitzunehmen
Das Kind umarmte den Missbraucher spontan, allerdings mehr aus Begeisterung über die Fahrt in dem besonderen Auto als aus Dankbarkeit über die Hilfe.	› Zulassen der Umarmung des Jungen, Umdeutung von dessen Beweggründen und Leugnung der Folgen der Umarmung auf seine Bedürfnisse
Nach dem Essen erinnerte sich der Klient an diese Umarmung und daran, wie gut es tat, wieder die Zuneigung eines Kindes erhalten zu haben.	› Nichtüberprüfung der Erinnerung an Umarmung
Stunden später verspürte er ein deviantes Verlangen, er masturbierte mit Sexualfantasien über ein Kind, welches ähnlich dem Jungen war, dem er geholfen hatte.	› Nichtbeachtung des bewussten devianten Verlangens › Entscheidung zur Masturbation mit Fantasien über ein männliches Kind
Der Klient gab an, das deviante Verlangen sei »auf einmal über ihn gekommen«, und er habe ja nur masturbiert.	› Nichterkennen der Beziehung zwischen den früheren Ereignissen dieses Tages und dem devianten Masturbationsverhalten sowie der nahen Gefahr eines Rückfalls

An dieser Stelle soll nicht weiter auf die Therapie von sexuellen Missbrauchern eingegangen werden. Es sei jedoch betont, dass die in der Bevölkerung vielfach empfundene Nähe bzw. Gleichsetzung von »sexuellem Missbrauch« mit »Sexualmord an Kindern« nicht haltbar ist und dass innerhalb der sexuellen Missbraucher nach verschiedensten Typen unterschieden werden muss, bei welchen wiederum im Einzelfall ganz unterschiedliche Verursachungen vorliegen. Das Ausmaß der Persönlichkeitsstörungen und der dadurch bedingten notwendigen Therapiemaßnahmen kann also sehr unterschiedlich sein. Je nach Einzelfall kann auch ambulante Behandlung erfolgen, der Ruf nach

Sicherheitsverwahrung und Therapie in geschlossenen Einrichtungen erfolgt zu generell. Sicherlich sind solche Maßnahmen gerade bei gewalttätigen, schwer persönlichkeitsgestörten Tätern notwendig, aber dies darf nicht auf alle sexuellen Missbraucher ausgedehnt werden.

Nach den bisherigen Ausführungen dieses Kapitels soll nochmals auf das Fallbeispiel von Karin (s. S. 76 f., 128, 144) eingegangen werden, und zwar bezüglich ihres Vaters, also des sexuellen Missbrauchers:

Zum Schutz des Kindes musste der Vater von Karin nach Übernahme der Verantwortung und in gemeinsamer Verabredung mit allen Beteiligten in eine Nachbarstadt umziehen mit der Auflage, seine Tochter nicht zu besuchen und zu sprechen. In der Therapie mit ihm ergaben sich noch die folgenden wichtigen Angaben:

Er wuchs in einem Elternhaus auf welches sehr hohe moralische Anforderungen stellte sowie sehr kontrolliert und einengend war. Der Vater wurde so einerseits sehr unselbstständig, ängstlich und unsicher, andererseits vor allen Dingen mit der Pubertät immer aggressiver, legte sich eine harte Schale zu, um sich vor seinen Gefühlen der Kränkbarkeit und Einsamkeit zu schützen, zeigte nach außen die Rolle des »einsamen Wolfes«, der groß und stark sowie auf niemanden angewiesen ist. Er suchte in Jugendcliquen mitläuferhafte Geborgenheit, war aus Angst vor dem Verlust der Gruppenzugehörigkeit leicht zu verführen, fiel durch gemeinschaftlich begangene Diebstähle auf und kam mit 16 Jahren in ein Heim.

Dennoch schaffte er seine Lehre, war auch zunächst beruflich sehr erfolgreich, verdiente gut, aber die Firma machte Konkurs, er wurde arbeitslos, fasste nie wieder richtig Tritt, floh in den Alkohol. Er wurde zunehmend leichter kränkbar, fühlte sich von allen Menschen abgelehnt, zog sich von Sozialkontakten ganz auf die Familie zurück, in der er sich aber auch nicht anerkannt vorkam, nahm immer mehr Zuflucht zum Alkohol und rutschte immer stärker durch Schreien und Schlagen, Klagen und Anklagen auf hilflos-verzweifeltem Umweg in die Rolle eines um seinen Selbstwert kämpfenden Mannes, Vaters und Ehepartners. Seine Frau ahnte wohl die eher kindliche Bedürfnisstruktur ihres Mannes, denn sie formulierte: »Manchmal dachte ich, ich habe drei Kinder zu Hause!«

An diesem Fallbeispiel ist typisch, dass sexuelle Missbraucher häufig eine noch sehr kindliche Bedürfnisstruktur aufweisen. Die innere Not führt dazu, dass die eigenen Bedürfnisse völlig im Vordergrund stehen und so häufig mit denen des Kindes verwechselt werden, sie also den Eindruck haben, dass ihre eigenen Wünsche denen des Kindes entsprechen. Es liegt also auch bei den ausbeutenden Männern häufig eine mangelnde Fähigkeit zur Einfühlung in die Bedürfnisse anderer Menschen vor.

Außerdem wird von ihnen oft auch keine reife, ichstarke und unabhängige Ehepartnerin gesucht, sondern eher eine schwache, sich unterordnende Partnerin, welche zudem noch Mutterfunktionen gegenüber dem Ehemann übernehmen soll, etwas, zu dem diese Frauen meistens nicht in der Lage sind, und zwar aufgrund ihrer eigenen emotionalen Bedürftigkeit; die zwangsläufig entstehenden Enttäuschungen beim Ehemann führen häufig zu Alkohol, Eifersucht und Gewalt sowie eben auch zu körperlicher Misshandlung sowie sexueller Ausbeutung eines Kindes. Die missbrauchenden Erwachsenen wiederholten dabei nicht selten die in der Kindheit erfahrenen Erlebnisse, diesmal mit vertauschten Rollen: Sie sind jetzt diejenigen, die Macht und Kontrolle ausüben, und andere diejenigen, die ohnmächtig und hilflos sind. Formelhaft kann dann bezüglich der Familien und ihrer Generationen gesagt werden, dass häufig die Großeltern in ihrer Erziehung zurückweisend und versagend waren, wodurch bei den Eltern eine überhöhte Bedürftigkeit entstand, welche gegenüber den Kindern zur körperlichen Misshandlung sowie zur sexuellen Ausbeutung führt.

16 Spieglein, Spieglein an der Wand …

DER BLICK IN DAS EIGENE SPIEGELBILD: DIE EINFACHSTE VORBEUGUNG!?

Die einfachste und kostengünstigste Art der Vorbeugung besteht sicherlich in dem Blick in den eigenen Spiegel und den daraus sich ergebenden Einsichten und deren Umsetzung.

Natürlich kann sich auch der Autor dabei nicht ausklammern, d.h. auch er musste sich mit Beginn seiner Auseinandersetzung mit sexueller Gewalt in unserer Gesellschaft radikaler als vorher z.B. die folgenden Fragen bezüglich seiner privaten und beruflichen Biografie stellen:

- Was führte dazu, dass auch ich in gewissem Maße blind war gegenüber der gesamtgesellschaftlichen Dimension von sexueller Gewalt?
- Was bewirkte, dass ich in der Klinik z.B. bei spezifischen Symptomen von Kindern und Jugendlichen nicht selbstverständlicher die Hypothese aufstellen konnte, dass u.a. diesen auch ein sexueller Missbrauch zugrunde liegen könnte?
- Wie ist es erklärbar, dass ich mich zwar diagnostisch und therapeutisch mit psychosexuellen Verhaltensauffälligkeiten von Kindern und Jugendlichen auseinandersetzte, mich früher aber relativ wenig auf das sexuell abweichende und/oder gewaltförmige Verhalten ihrer Eltern einließ?
- Wodurch wird es bewirkt, dass zunehmend Mütter mir gegenüber von ihrem in der eigenen Kindheit erlittenen sexuellen Missbrauch berichten?
- Welche Rolle spielten bei diesen zu suchenden Gründen

    - die Art und Weise meiner Aufklärung durch Familie, Schule und Straße?
    - die vorgelebten Rollen und Moralvorstellungen meiner Eltern?
    - die in der sozialen Schicht erfolgte geschlechtsspezifische Erziehung in Bezug auf Junge/Mann bzw. Mädchen/Frau?
    - die Erziehung zur »Männlichkeit« in einer patriarchalen Gesellschaftsstruktur?
- Wie wirkten sich insgesamt diese Sozialisationsprozesse aus
    - auf meine Beziehungen zu Mädchen/Frauen in Jugend- und Erwachsenenalter?
    - auf Partnerwahl und deren Beziehungsqualität?
    - auf Rollenfestlegungen in der Ehe?
    - auf die Art und Weise der Erziehung von Tochter und Sohn?
- Wie definiere ich als männlicher Therapeut bei einem männlichen jugendlichen Patienten z. B. Durchsetzungsvermögen oder Selbstunsicherheit, wie gehe ich mit den Übertragungs- und Gegenübertragungsprozessen in der Therapie von erwachsenen sexuellen Missbrauchern um?
- Wie kann ich mich in Schwestern auf der Station einfühlen, wenn diese sich von einem männlichen Jugendlichen sexuell belästigt/bedroht fühlen?
- Welche Rollen werden männlichen/weiblichen Mitarbeitern auf der Station von mir zugeschrieben? usw. usf.

Es ist zu fürchten, dass wir alle dazu neigen, uns solchen oder ähnlichen Fragen zu wenig zu stellen. Wir möchten dann nicht wahrnehmen, wie viele zumindest ungesunde, wenn nicht gewaltförmige Anteile unsere Beziehungen aufweisen, z. B. zu den uns anvertrauten Kindern in Elternhaus, Kindergarten, Schule, Klinik, Nachbarschaft, Verein usw. Sich Fragen vor dem eigenen Spiegelbild zu stellen reicht freilich nicht, die gewachsene Einsicht muss auch in Handlung umschlagen! Vorschläge dazu sollen in den anschließenden Kapiteln erfolgen.

17 Was kann ich allein denn schon tun? – Da müssten sich doch alle ändern!

VORBEUGUNG UND SOZIALPOLITISCHE FORDERUNGEN

Auf der Grundlage der durch die »Selbsterfahrung im eigenen Spiegelbild« gewonnenen Einsichten sollte nun versucht werden, z.B. in Nachbarschaft, politischen Parteien oder gemeinnützigen sozialen Vereinen eine breitere Basis zu erhalten, um den Interessen und Bedürfnissen von Kindern mehr Gewicht zu verschaffen sowie gewaltförmigen Beziehungen und Erziehungsformen vorzubeugen.

Im Folgenden sollen (vor allen Dingen aufgrund der in den Kapiteln 6 und 7 dargestellten Gewalterfahrungen und vielfältigen Belastungsfaktoren von Minderjährigen) eher noch allgemeine Möglichkeiten der Prävention von ausgeprägten Störungen des Verhaltens und Erlebens und späterer Gewaltausübung aufgeführt werden.

Comenius meinte 1657, dass Pädagogik bewirken solle, »dass aus Menschen wirklich Menschen werden«. Diese Zielsetzung könnten wohl auch heute Lehrer, Eltern und Jugendhilfe unterschreiben, ohne dabei auf den Gedanken zu kommen, damit einen Beitrag zur Gewaltprävention leisten zu wollen. Im Zusammenhang mit diesen zwei Seiten einer Münze, nämlich der Erziehung zur Menschlichkeit und Ermöglichung eines eigenen sinnerfüllten, menschenwürdigen Lebens einerseits sowie der Prävention von Gewalt gegen Kinder andererseits, betont Blum-Maurice (2006) die Verzahnung der beiden Ansätze: »Überlegungen zur Prävention von Gewalt gegen Kinder sind gleichzeitig Überlegungen zu den Bedingungen eines förderlichen Aufwachsens von Kindern in dieser Gesellschaft.«

Eine erste Konkretisierung in Bezug auf »dass aus Menschen wirklich Menschen werden« kann im kategorischen Imperativ von Kant gesehen werden: »Handle nur nach derjenigen Maxime, durch die du zugleich wollen kannst, dass sie ein allgemeines Gesetz werde.« Wenn »kategorischer Imperativ« ausgelegt wird als universelle, zwingend einzuhaltende sittliche Verpflichtung, so leitet sich daraus ab, humanitäre Einstellungen und Zivilisation den nachwachsenden Generationen immer wieder sehr bewusst neu zu vermitteln und vor allen Dingen vorzuleben. Bezüglich dieses Vorlebens sind wir Erwachsenen in Familie, Kindergarten, Schule, Beruf, Politik, Medien und Freizeit noch zu oft auf einem eher niedrigen Entwicklungsstand und können – defizitorientiert formuliert – bei uns selbst mit viel präventiver Arbeit anfangen oder aber – positiv formuliert – es als Lernchance begreifen und uns verstärkt zu dem weiterentwickeln, was im Rahmen der staatlichen Jugendhilfe in § 1 Abs. 1 Sozialgesetzbuch VIII für junge Menschen als »eigenverantwortliche und gemeinschaftsfähige Persönlichkeit« angestrebt wird.

Auf der notwendigen Grundlage eines hinreichend glaubwürdigen Auslebens humanen Miteinanders durch Erwachsene kann dann eine zweite Konkretisierung in Richtung »dass aus Menschen wirklich Menschen werden« angeführt werden – und zwar mit Bundschuh (2005) nun die Kinder betreffend.

Bundschuh führt als 1. Ziel an, »Kinder als Rechtssubjekte zu stärken«, d. h. »(a) Kinder über ihre Rechte in Kenntnis zu setzen und darin zu bestärken, sich als Subjekte mit eigenen Rechten wahrzunehmen, (b) sie mit dem Gedanken vertraut zu machen, dass diese Rechte für alle Kinder auf der Welt gelten, für Mädchen wie für Jungen, für Behinderte wie für nicht Behinderte, für deutsche Kinder wie für Kinder aus allen anderen Teilen der Welt und (c) sie durch gelebte Partizipation mit ihrer eigenen Wirkmacht vertraut zu machen«.

Als zweites Ziel führt Bundschuh an, Kinder gewaltfreie Kommunikation zu lehren, d. h. »(a) Kindern zu vermitteln, dass wechselseitiger Respekt und Achtung die Grundpfeiler gelingender zwischenmenschlicher Beziehungen sind, und (b) gewaltfreie Konfliktlösungsmuster vorzuleben und gemeinsam einzuüben.«

Schließlich möchte Bundschuh als drittes Ziel Kinder auf Verstöße gegen Kinderrechte ganz konkret vorbereiten, wobei sie es als erforderlich hält, »(a) mit Kindern altersgemäß, aber realistisch Gefährdungen und deren Besonderheiten in der Alltagswelt anzusprechen, (b) mit ihnen gemeinsam Gegenstrategien zu entwickeln und (c) sie zu informieren über Hilfsangebote in ihrer unmittelbaren Umgebung«.

Für Erwachsene wie Kinder formulieren dann Eckerle und Kraak (1999) folgende vordringlichen Punkte:

1. Der Tendenz, andere Menschen zu kategorisieren als mehr oder weniger wertvoll, muss mit Entschiedenheit entgegengetreten werden.
2. Die Menschenrechte müssen als moralische Verpflichtung bewusst gemacht werden.
3. Denkerziehung befähigt zu selbstständigem, kritischem Denken.
4. Empathie verdient einen wichtigen Platz in der Rangordnung der Erziehungsziele.

Für den konkreten Erziehungsalltag bedeutet dies auch – jeweils der Reife des Kindes angepasst –:

- Mitsprache-/Gestaltungsmöglichkeiten im familiären Alltag,
- Aushandeln von Umgangsformen und familiären Regeln,
- Grenzsetzung mit Begründung und Erläuterung,
- Zuhören und Ernstnehmen,
- Verständnis und gegenseitige Achtung als beste Basis für belastbare Beziehungen.

Um nun Eltern in diesem Rahmen bei der Erziehung ihrer Kinder in Richtung auf »dass aus Menschen wirklich Menschen werden« zu helfen, müssen Elternbildung sowie das Erlernen von Erziehungskompetenz zunächst einmal im öffentlichen Bewusstsein als selbstverständlich verankert werden, als notwendige und positiv bewertete Lernbereitschaft, als Möglichkeit der Verbesserung der Lebensqualität und Gesundheit von Erwachsenen wie Kindern sowie als Verantwortungsübernahme für die zukünftige Generation. Für eine solche grundlegende Elternbildung liegen zahlreiche Angebote vor wie z. B. Elternbriefe und Elternkurse. Eine Bewertung der durch sie vermittelten Erziehungseinstellungen sollte vermehrt innerhalb der gesamten Gesellschaft (Eltern, Schule, Kindergarten, Politik usw.) erfolgen, denn die in ihnen zum Ausdruck kommenden Ansichten, wie »aus Menschen wirklich Menschen werden«, unterscheiden sich z. T. fundamental.

Eine weitere Konkretisierung in Richtung auf »dass aus Menschen wirklich Menschen werden« zielt auf den Aufbau sozialer Geborgenheit sowie tragfähiger, vertrauensvoller Beziehungen junger Menschen, das heißt,

- statt »struktureller« Gewalt mit Horst Petri eine »strukturelle Geborgenheit«
- oder mit Klaus Neumann eine »soziale Elternschaft aller«
- oder mit Andra Lanfranchi (2006, S. 135) eine »strukturelle zweite Heimat«

für die Kinder entstehen zu lassen.

Das Erreichen dieser Ziele sei beispielhaft durch einige »Bausteine« veranschaulicht:

1. Nachbarschaftsschulen: Diese sind den ganzen Tag und auch am Abend offen für Aktivitäten der gesamten Gemeinde, sie werden zu so etwas wie einem lebendigen Stadtteil-, Gemeinde-, Freizeit-, Jugend- und Kulturzentrum in einem – also auch ein Ort gegen Sinnleere, Entfremdung und Gewalt, oder mit Saßmann und Klann (2002) »ein Ort, an dem das Schwimmen gelehrt wird, um die Notwendigkeit des Auswerfens von Rettungsringen zu verringern«.

2. In diese Richtung zielt auch – mit Diller (2005) – die Forderung nach einem verstärkten flächendeckenden Ausbau von Mehrgenerationenhäusern/Familienzentren/Eltern-Kind-Zentren, in denen z.B. Kindergarten, Eltern- und Erwachsenenbildung, Freizeitgestaltung, Mittagstisch für Schulkinder, Krabbelgruppe, Beratung usw. an einem Ort zu finden sind. Dadurch wird die Familie in das soziale Netz integriert sowie der soziale Zusammenhalt innerhalb der Kommune gefördert.
3. Förderung von Wohngemeinschaften mit mehreren Familien, Paaren oder Erwachsenen, die verschiedene Formen der gemeinsamen Haushaltsführung und Kindererziehung ausüben.
4. Förderung von Patenschaften im Sinne eines Artikels von Faller (2007) mit dem Titel »Für das Glück eines anderen« und dem Untertitel »Ein Junge ohne Vater, eine Schülerin mit schlechten Noten, eine Laotin vor der Abschiebung – ihnen stehen Paten bei, das Leben zu meistern. Vermehrt übernehmen ehrenamtliche Helfer Aufgaben, die Staat und Familie nicht mehr bewältigen können«.

Mit Blum-Maurice (2006) könnte ein gemeinsamer Nenner dieser Punkte auch darin gesehen werden, dass »das ganze Jugendhilfesystem zu einer Verlagerung der Angebote in stadtteilnahe, vielfältige vernetzte Hilfegeflechte aufgefordert [ist], in denen auch unterschiedliche Projekte bürgerschaftlichen Engagements (zum Beispiel Leihgroßeltern, Schulpaten, Kinder- und Jugendtelefon) und der Selbsthilfe sowie alle besonderen Ressourcen des Sozialraums ihren Platz haben«.

»Dass aus Menschen wirklich Menschen werden« bedeutet auch, Kindern und Jugendlichen einerseits die hinreichende Erfüllung ihrer Grundbedürfnisse, andererseits das hinreichende Bewältigen ihrer altersentsprechenden Entwicklungsaufgaben zu ermöglichen. In diesem Zusammenhang ist Konzepten wie Resilienz und Schutzfaktoren ein sehr hoher Stellenwert einzuräumen: Die eine Seite dieser Münze bedeutet dann die Förderung von Basiskompetenzen (nach Griebel und Minsel, 2007, »grundlegende Fertigkeiten und Persönlichkeitsmerkmale sowie Erlebensqualitäten, die erfolgreiche Interaktionen mit anderen Kindern und Erwachsenen und [erfolgreiche] Auseinandersetzung mit der Lebensumwelt des Einzelnen ermöglichen«), die andere Seite der Münze zielt auf die Prävention durch Minderung von Risikofaktoren bei gleichzeitigem Aufbau von Schutzfaktoren, damit belastende Lebensereignisse bis hin zu schweren Traumatisierungen abgepuffert und besser bewältigt werden können. Für beide Seiten der Münze sind dann Begriffe wichtig wie z. B. Selbstwirksamkeit, Kontrollüberzeugungen, Selbstwertgefühl, Autonomie, Empathie, soziale Kompetenz, Problemlösefähigkeit, Kooperationsfähigkeit.

Je stärker nun Familien belastet sind bis hin zu den sogenannten Multiproblemfamilien, umso mehr bedürfen Eltern wie Kinder vermehrter gezielter Hilfen, wobei auch hier bereits viele positiv evaluierte Programme für spezifische Zielgruppen vorliegen. Dabei geht die gegenwärtige Tendenz zu möglichst frühen Hilfen, gekennzeichnet durch Begriffe wie Frühwarnsystem, verpflichtende Vorsorgeuntersuchung, Hausbesuchsprogramm, Familienhebamme usw. Insgesamt kann es aber nicht nur darum gehen, immer neue Modellprojekte zu entwickeln, sondern es müssen vorhandene regionale Hilfsnetze weiter ausgebaut und optimiert werden. Weiter fordert Bundschuh (2005), »das Fachwissen aus gegenwärtig noch häufig nebeneinander laufenden Gewaltdiskursen, d. h. auch aus Arbeitskreisen zu Vernachlässigung, Kindesmisshandlung, häuslicher Gewalt, sexualisierter Gewalt etc. im Rahmen von Vernetzung der Vernetzung zusammenzuführen«, auch um so »Zeitressourcen umzuleiten in die Etablierung von kontinuierlicher Präventionsarbeit«.

Nicht nur letztlich muss neben der Wächterfunktion des Staates auch dessen Fürsorgepflicht für die belasteten, benachteiligten Kinder und Familien herausgestrichen werden, damit hinreichende finanzielle Unterstützung für Erziehungshilfen, Bildung, Entwicklungsförderung, Persönlichkeitsentwicklung, Gesunderhaltung usw. zur Verfügung steht. Zweifelsohne hat sich in den letzten Jahren vieles positiv entwickelt im Rahmen der Kinder- und Jugendhilfe, der Familienpolitik, der Diagnostik von Kindeswohlgefährdungen, der frühen Hilfen usw., aber die hinreichende Erfüllung der Grundbedürfnisse von Kindern und die Prävention von ausgeprägten Beeinträchtigungen der kognitiven, sozialen, emotionalen und körperlichen Entwicklung wird doch durch etliche bedeutsame Punkte erschwert bis verhindert, u. a. auch deswegen, weil die Familien-, Sozial-, Bildungs- und Gesundheitspolitik selbst in wichtigen Aspekten einen Risikofaktor für die gesunde Entwicklung von Kindern und Familien darstellt (z. B. in Bezug auf die wachsende Kinderarmut, die mangelnden finanziellen Hilfen für kinderreiche Familien und Alleinerziehende, die mangelnde Bildungsgerechtigkeit usw.).

Wenn wir die angeführten Maßnahmen gezielter auf den sexuellen Missbrauch erweitern, so benötigen wir eine breite Öffentlichkeitsarbeit zur allgemeinen Aufklärung und Information, aber auch speziell in Bezug auf

- die Hinterfragung des männlichen Rollenverständnisses,
- den Abbau der Sexualisierung von Frauen/Kindern,
- die sehr viel stärkere Einbindung der Väter in die Erziehungsverantwortung,
- den Aufbau sogenannter Männerarbeit und antisexistischer bzw. emanzipatorischer Jungenarbeit,
- die Vermeidung bisheriger rigider geschlechtstypischer Erziehung,
- den Abbau des Machtgefälles zwischen Kindern und Erwachsenen.

Alle bisher angesprochenen Maßnahmen wirken zwar eher langfristig, aber diese Wirkungen erscheinen insgesamt gesehen sehr erfolgversprechend – allerdings kostet solche Prävention auch Geld! Deswegen sollte gegenüber Politikern deren Verantwortungsübernahme für konkrete Umsetzungen klarer eingefordert werden. Mit wiederkehrenden stereotypen Lippenbekenntnissen nach besonders erschreckenden Kindesmisshandlungen lassen sich keine Verbesserungen erreichen. Politiker tragen die Mitverantwortung für jene Kinder, bei denen zukünftige hinreichende Prävention eine Misshandlung hätte verhindern können.

18 Und welche Vorbeugungsmaßnahmen wurden bisher zusammen mit den Kindern ergriffen?

ZUR WIRKSAMKEIT VON PRÄVENTIONSPROGRAMMEN FÜR KINDER

In Bezug auf den sexuellen Missbrauch ist eine Vielzahl von Präventionsprogrammen entstanden, welche vor allem auf die Zielgruppe von Kindern ausgerichtet waren. Meist bestanden dabei folgende Lerninhalte: Selbstbestimmungsrecht über den eigenen Körper; Unterscheidung zwischen »guten« und »schlechten« Berührungen; Umgang mit Geheimnissen; Vertrauen in die eigenen Gefühle; Förderung der Gefühlswahrnehmung; Recht auf »Neinsagen« und Sichwehren; Information über Personen und Institutionen, die Unterstützung anbieten.

Wie ist es nun um die Wirksamkeit solcher Präventionsprogramme bestellt? Die wissenschaftliche Forschung hat nachgewiesen, dass sich beim Abschluss solcher Programme das Wissen der Kinder verbessert hatte, wobei einschränkend zu sagen ist, dass bei späteren Messungen deutliche Rückgänge der Lerneffekte auftraten sowie ältere Kinder stärker profitierten als jüngere Kinder. Die Lerneffekte hingen auch von den Programminhalten ab: Z. B. wiesen jüngere Kinder insbesondere Schwierigkeiten beim Konzept der guten und schlechten Berührungen auf, und Lerneffekte waren allgemein bei Kindern niedrig, wenn es um den möglichen Missbrauch von Erwachsenen ging, die die Kinder gut kennen.

In einem weiteren Schritt ist zu fragen, ob die Kinder ihr erworbenes Wissen auch in ein entsprechendes Verhalten umsetzen konnten. Dazu liegen sehr widersprüchliche Ergebnisse der Effektivitätsforschung vor. Bei Befragungen der Kinder, wie sie in einer bestimmten Situation reagieren würden, liegen noch die positivsten Ergebnisse vor, bei der Erfassung von konkretem Verhalten in eher experimentellen oder aber auch alltäglichen Situationen schon deutlich schlechtere.

Zusammenfassend muss festgehalten werden, dass bis heute nicht sicher nachgewiesen werden konnte, dass solche Vorbeugungsprogramme die Häufigkeit des sexuellen Missbrauchs senken. Relativ sicher scheint aber zu sein, dass Kinder im Anschluss an solche Programme häufiger über einen sexuellen Missbrauch berichten.

Die entscheidenden Kritikpunkte an solchen Programmen sind u. a. folgende:

- Die Verantwortung zur Beendigung des sexuellen Missbrauchs wird stark auf das Kind verlagert.
- Es erfolgt häufig eine einseitige Ausrichtung auf außerfamiliären Missbrauch.
- Der emotionale und geistige Entwicklungsstand der Kinder werden mangelhaft berücksichtigt (in einer Untersuchung gaben z. B. alle Kinder an, noch nie einen »Fremden« gesehen zu haben – weil sie darunter Menschen verstanden, die böse aussehen, »haarig« sind, in Häuser einbrechen und Kinder entführen).
- Das Thema »Sexualität« wird sehr oft ausgeklammert, wodurch z. B. die Kinder keinen geeigneten Wortschatz erwerben, über sexuellen Missbrauch zu sprechen.
- Auch sollten die Kinder über das geschilderte heimtückische und genau geplante Vorgehen der sexuellen Missbraucher konkret aufgeklärt werden.
- Eltern und Lehrer wurden zu oft nicht in die präventive Arbeit einbezogen, wodurch sich auch ihre alltäglichen Erziehungshaltungen nicht änderten sowie die neuen Verhaltensweisen der Kinder in ihrem alltäglichen Umfeld nicht akzeptiert wurden.

Unter Berücksichtigung solcher Punkte könnten solche Präventionsprogramme also entscheidend verbessert werden, sie müssen aber eingebettet sein in die vorhin angeführten, langfristig wirkenden Maßnahmen. Letztlich liegt die Verantwortung bei den Erwachsenen, für die Sicherheit der Kinder zu sorgen, und dementsprechend sollte auch den Kindern gesagt werden, dass Erwachsene ihnen gegenüber Verantwortung haben!

19 Jetzt weiß ich viele allgemeine Ziele – aber was kann ich konkret tun?

VORBEUGUNG IM ERZIEHUNGSALLTAG

Die Vorbeugung vor sexuellem Missbrauch mit Kindern sollte immer

» *in die von früh auf erfolgende Sexualerziehung des Kindes eingefügt werden,*

  dabei

» *den grundlegenden Erziehungshaltungen in Richtung auf eine gewaltfreie, emanzipatorische sowie Selbstständigkeit und Selbstbewusstsein fördernde Entwicklung der Kinder entsprechen*

  sowie

» *keine einmalige Aktion darstellen, sondern vielmehr fortlaufend erfolgen,*

  wobei sie

» *dem Alter und Entwicklungsstand der Kinder ständig angepasst werden muss*

  und

» *Elternhaus sowie Kindergarten oder Schule zusammenarbeiten sollten.*

Die Ziele der vorbeugenden Arbeit mit Kindern zum Schutz vor sexuellem Missbrauch einerseits sowie einer allgemeinen emanzipatorischen Erziehung andererseits überlappen sich also sehr stark, wobei insgesamt das Machtgefälle zwischen Erwachsenen und Kindern abgebaut, das Selbstbewusstsein der Kinder gestärkt, sie in ihren Eigenheiten, in ihrem Eigenwillen und ihrer Selbstbestimmung vermehrt ernst genommen werden sollen:

Khalil Gibran: Von den Kindern

Eure Kinder sind nicht eure Kinder.
Sie sind die Söhne und Töchter der Sehnsucht des Lebens nach sich selber.
Sie kommen durch euch, aber nicht von euch,
und obwohl sie mit euch sind, gehören sie euch doch nicht.
Ihr dürft ihnen Liebe geben, aber nicht eure Gedanken, denn sie haben ihre eigenen Gedanken.
Ihr dürft ihren Körpern ein Haus geben, aber nicht ihren Seelen, denn ihre Seelen wohnen im Haus von morgen,
das ihr nicht besuchen könnt,
nicht einmal in euren Träumen.
Ihr dürft euch bemühen, wie sie zu sein, aber versucht nicht, sie euch ähnlich zu machen.
Denn das Leben läuft nicht rückwärts, noch verweilt es im Gestern.
Ihr seid die Bogen, von denen eure Kinder als lebende Pfeile ausgeschickt werden.

Mit solchen Erziehungshaltungen soll verhindert werden, dass unsere Kinder *zu* unsicher, *zu* lieb, *zu* brav, *zu* angepasst, *zu* abhängig, *zu* gehorsam, kurz: *zu* marionettenhaft und damit letztlich auch zu »idealen Opfern« von sexuellen Missbrauchern werden. Dies auch, weil die sexuellen Missbraucher sehr gezielt die entstandene Bedürftigkeit und die angestauten Sehnsüchte der Kinder ausnutzen und befriedigen, z.B. durch mehr Freiheiten, viele Geschenke, vermehrte Zuwendung und Anerkennung, viel Zeit mit ihnen verbringen, ihnen Hobbys und Vereinsbesuche ermöglichen, usw.

Die Wirklichkeit unseres Erziehungsalltags sieht aber noch viel zu häufig ganz anders aus, die Kritik an unseren Kinder beginnt morgens beim (verspäteten) Aufstehen, dem (ungenügenden) Sichwaschen, dem (vertrödelten) Anziehen, dem (lustlosen) Frühstücken, dem (zeitverschlingenden) nachgeholten Packen der Schultasche. Der Nachmittag ist ausgefüllt mit Schimpfen und Ermahnungen bei den Schularbeiten, unterbrochen mit ewigen Nachfragen und Drohungen bezüglich der Erledigung von Pflichten, dem Streit um Fernsehen, Videospiele, Gameboys und Computer, den Verhandlungen um Ausgehen und Freizeitbeschäftigungen. Der Abend zieht sich schließlich hin mit viel Zündstoff enthaltenden langwährenden Verhandlungen beim Zubettgehen. Wird solch ein Tagesablauf in wörtlicher Rede wiedergegeben, so könnte das u. a. folgendermaßen lauten: »Verdammt noch mal, steh endlich auf!«; »Mein Gott, wie du aussiehst, unmöglich, da muss man sich ja gerade schämen!«; »Du bist ein ganz böses Kind«; »Geh auf dein Zimmer, ich kann dich nicht mehr sehen!«; »Papi wird ganz traurig sein, wenn er hört, was du gemacht hast!«; »Wie kann man sich bloß so blöd anstellen wie du?!«; »Kannst du nicht einmal vernünftig sein?!«; »Oh Gott, jetzt hab ich dir schon zigmal gesagt, wie man das rechnet, begreifst du das denn nie?!«; »Sag mal, bist du blöd oder was?!«; »Nimm dir mal ein Beispiel an deinem Bruder/deiner Schwester!«; »du stellst dich wirklich wie ein kleines Baby an!«; usw. Hinzu kommt, dass die Kinder als Sündenböcke und Blitzableiter für den alltäglichen elterlichen Stress in Beruf, Ehe, Familie, Haushalt und Freizeit benutzt werden, wobei dann Armut, Arbeitslosigkeit, Krankheiten usw. diese Belastungen drastisch erhöhen können.

Wird nun der Alltag von solchen Erziehungshaltungen bestimmt (die sich ja nicht nur in Worten und Handlungen ausdrücken, sondern auch durch entsprechende Mimik, Gestik, Tonfall usw. begleitet werden), so entstehen beim Kind ausgeprägte Gefühle von Schuld, Scham, Unzulänglichkeit, Unsicherheit und Angst. Es wird sich letztlich für ein schlechtes, dummes und böses Kind halten, welches von den Eltern nicht geliebt werden kann. Es wird sich weiter von »Kopf bis Fuß« so empfinden, weil wir Eltern dazu neigen, dass »gesamte« Kind als böse oder schlimm zu bezeichnen, und nicht sagen, dass nur eine bestimmte Handlung des Kindes uns böse oder traurig machte.

Zur besseren Veranschaulichung stellt der Psychologe Angermaier unserem Elternverhalten ein vergleichbares Verhalten des Kindes uns gegenüber dar:	
Eltern	**Kind**
»Mach jetzt deine Hausaufgaben!«	Mutter will sich lieber mit dem Nachbarn unterhalten: *»Mach jetzt besser dein Essen!«*
»Wenn du so weitermachst, wirst du Ostern nicht versetzt!«	Mutter kauft zum Kaffee Sahnestrudel: *»Wenn du so weitermachst, wirst du schon sehen, wohin das führt!«*
»Ich schlage vor, du besprichst das mit deinem Lehrer!«	Mutter beklagt sich bei Tisch über ihre andauernde Migräne: *»Ich schlage vor, du besprichst das mit deinem Arzt!«*
»Du hast die Fähigkeit, etwas zu lernen!«	Nach einem angebrannten Braten: *»Du musst dich nur anstrengen, du kannst doch kochen!«*
»Hör mal zu, Herr Neunmalklug!«	*»Ach ja, Heimchen am Herd will mitreden!«*
»Bei deiner Begabung könntest du ein ausgezeichneter Schüler sein!«	*»Bei deiner Begabung könntest du längst Abteilungsleiter sein!«*

Als Folge solcher Erziehungshaltungen wird das Kind im Verlauf der Zeit zunehmend alles eigentlich Natürliche und Lebendige in sich immer stärker kontrollieren und unterdrücken, es sozusagen in sich »auszuradieren« versuchen: Um sich die Liebe der Eltern zu bewahren oder wiederzugewinnen, bekämpft das Kind seine Natürlichkeit, legt sich eine »zweite Natur« zu, und vielfach halten wir dies dann für vernünftig, richtig und gesund.

Zu viel Strafe und Dressur verbunden mit gehäuftem Liebesentzug führt also zu der Gefahr einer Marionettenhaftigkeit von Kindern, die dann immer mehr gegen ihre spontan in ihnen aufsteigenden Fantasien, Gedanken, Gefühle und Impulse ankämpfen, diese in einem Käfig gefangen halten, damit sie nicht ausbrechen und dann die Eltern enttäuschen, böse und lieblos machen können. Natürlich kann auch das Gegenteil geschehen: Das Kind rebelliert, wird aggressiv (und übernimmt dabei auch die Haltung der Eltern ihm gegenüber), die Beziehung zwischen Eltern und Kind wird belastet durch Misstrauen, Angst und Wut, letztlich können sich vielfältige Störungen des Verhaltens und Erlebens beim Kind entwickeln.

Auf der anderen Seite führt grenzenloses Gewährenlassen zu ungehemmtem Ausleben der kindlichen Wünsche und Bedürfnisse, das Kind wird zu wenig lernen, verzichten zu können, Bedürfnisse aufzuschieben, Rücksicht auf andere zu nehmen, Verständnis für die Empfindungen anderer aufzubringen, Respekt vor Andersdenkenden zu bewahren und Mitgefühl für Hilflose und Schwache zu entwickeln.

Beide Extreme gilt es zu vermeiden: eine zugegeben nicht immer leichte Gratwanderung für uns Eltern angesichts der unendlichen Denkmöglichkeiten von Erziehungssituationen. Vielleicht ist es dabei hilfreich, sich einmal vorzustellen,

» wie wichtig uns Eltern z. B. Geborgenheit, Vertrauen und Anerkennung in Partnerschaft, Familie und Berufsfeld sind, wie andererseits aber auch unsere Gesundheit gefährdet ist durch Zurückweisung, Vereinsamung, Misserfolg und Enttäuschung,
» wie wichtig uns weiter Selbstentfaltung, eigenbestimmte Bedürfnisbefriedigung, freimütige Meinungsäußerung und ichbestimmtes Handeln sind, wie andererseits unsere Gesundheit erneut gefährdet ist durch gehäufte Verzichte, zu starke Einschränkungen der Wünsche, Bedürfnisse und Meinungen sowie krasse Begrenzungen der Handlungsfreiheit in Familie und Beruf.

Erst beim Sicheinlassen auf die eigenen Konflikte, die eigenen Gefährdungen und Störungen der Gesundheit und Persönlichkeit wird es für uns Eltern tiefer verstehbar, dass die hinreichende Vermittlung von Vertrauen, Geborgenheit, Sicherheit, Selbstständigkeit und Ichbewusstsein im Kinde Bollwerke gegenüber Entwicklungsstörungen entstehen lassen.

Wenn Eltern merken, dass sie sich in der Erziehung ihrer Kinder zunehmend überfordert fühlen, dass ihnen ihre Probleme und Konflikte über den Kopf wachsen und sie zunehmend aggressiv und gewaltförmig gegenüber ihren Kindern reagieren, sollten sie Hilfe z. B. bei den folgenden Stellen suchen:

Familien-, Ehe- und Lebensberatungsstellen
Verband alleinerziehender Mütter und Väter e.V.
Kinderschutz-Zentren (die nach dem Prinzip »Hilfe vor Strafe« arbeiten)
Selbsthilfegruppen (Adressen in den regionalen Zeitungen)
Jugendamt

Werden nun die bisherigen Grundhaltungen im Erziehungsalltag verwirklicht, so können die folgenden sieben Themenbereiche von früh an kontinuierlich sowie dem Alter und der Reife des Kindes entsprechend mit dem Kind angesprochen werden:

1. Das Recht auf körperliche und sexuelle Selbstbestimmung

Dem Kind soll vermittelt werden: *»Dein Körper gehört ganz allein dir«; »Dein Körper ist liebenswert und einzigartig«; »Du hast das Recht, zu bestimmen, wer dich wann, wie und wo anfasst«; »Dein Körper ist wertvoll, du hast das Recht, ihn zu beschützen«.*

Es geht bei diesem Punkt um mehr als die sexuelle Selbstbestimmung, denn Kinder sollen auch in den folgenden Situationen »Nein« sagen dürfen: Der Opa möchte das Kind zur Begrüßung küssen (wobei das Kind aber gleichzeitig zur mitgebrachten Schokolade »Ja« sagen darf); der Vater kommt zum Kind in das Badezimmer; der Bruder kommt, ohne anzuklopfen, in das Schlafzimmer der Schwester; Bekannte der Familie wollen das Kind in den Arm nehmen oder streicheln.

Die Kinder dürfen also nicht den Eindruck bekommen, dass Erwachsene traurig oder böse werden, wenn sie selbst bestimmen, wann und von wem sie welche körperliche Nähe mögen. Schlimmer noch: Die Kinder dürfen nicht lernen, dass umgekehrt Erwachsene es normal finden, wenn »jeder« ihren Körper berühren, streicheln, küssen, in den Arm nehmen usw. darf.

2. Das Recht auf die eigenen Gefühle, auf eigene Intuition

Dem Kind soll vermittelt werden: *»Vertraue deinen Gefühlen!«; »Du hast das Recht, etwas als unangenehm, beängstigend, komisch, seltsam usw. zu erleben, auch wenn ein Erwachsener sagt, das sei ›Unsinn‹!«; »Deine Gefühle sind uns Erwachsenen wichtig, erzähle uns, wenn du traurig, ärgerlich, wütend, unsicher, glücklich bist oder dich schämst und schuldig fühlst!«*

Die Kinder sollen also lernen, ihren Gefühlen zu vertrauen, und die Erwachsenen sollten ihre Gefühle ernst nehmen. Die Kinder sollen weiter ermutigt werden, ihre Gefühle differenziert mit Worten, Mimik und Gestik auszudrücken, auch solche Gefühle, die sie schwer beschreiben können, die neu für sie sind, die sie nicht verstehen und einordnen können. Letztlich sollen die Kinder auch erfahren, dass es in Ordnung und erlaubt ist, anders zu fühlen als z. B. Erwachsene, und sie von diesen deshalb nicht abgelehnt und ausgelacht werden.

3. Die Unterscheidung von »guten« und »schlechten« Berührungen

Dem Kind soll vermittelt werden: *»Du hast das Recht, selbst zu bestimmen, welche Berührungen für dich angenehm oder unangenehm sind«; »Keiner hat das Recht, dich gegen deinen Willen zu berühren«.*

Die Kinder sollen zwischen liebevollen, zärtlichen, angenehmen, warmen, schönen Berührungen sowie unangenehmen, schmerzhaften, ekeligen, komischen Berührungen unterscheiden lernen, die damit verbundenen Gefühle ausdrücken können und ermutigt werden, bei ihnen unangenehmen Berührungen »Nein« zu sagen. Dabei sollen sie auch fließende Übergänge kennenlernen: Anfangs mag das Kitzeln noch spaßig sein, es kann aber bald in ein sehr unangenehmes Gefühl umschlagen, und ebenso ist es schön, umarmt und getröstet zu werden, aber es kann nach einiger Zeit auch ein Gefühl von Umklammerung, Enge und Erdrücktsein entstehen.

4. Das Recht auf Widerstand und Ungehorsam, auf »Neinsagen«

Dem Kind soll vermittelt werden: *»Du hast ein Recht auf Neinsagen«; »Du darfst auch bei Erwachsenen Nein sagen!«*.

Dieses Recht stößt vielleicht bei vielen Erwachsenen auf Skepsis, weil sie sich ohnehin schon an viele Machtkämpfe und Diskussionen mit ihren Kindern erinnern und nun eine drastische Zunahme befürchten. Es gilt also vermehrt zu lernen, Konflikte auszuhalten, die eigenen Interessen ohne seelische Verletzung des anderen zu vertreten, Spielregeln für das gemeinsame Lösen von Streitpunkten zu finden (auch in der gemeinsamen Familienrunde), weitgehend Konfliktlösungen zur Zufriedenheit aller Beteiligter (ohne Niederlagen des einen oder anderen) herbeizuführen, Respekt gegenüber dem Andersdenkenden zu bewahren, aber auch angemessen Wut und Ärger äußern zu können, sich auch entschuldigen sowie letztlich wieder versöhnen zu können. Da manche Streitpunkte nicht gleich geklärt werden können, muss auch gelernt werden, die damit verbundene Spannung auszuhalten. Dabei darf durch einen einzelnen Streitpunkt auch nicht gleich die gesamte Beziehung als bedroht und gefährdet erlebt werden. Schließlich ist es auch als positiv für das Kind anzusehen, wenn es lernt, sich für seine Interessen einzusetzen und seine Meinungen und Empfindungen selbstbewusst zu vertreten.

Natürlich kann es bei sexuellem Missbrauch auch geschehen, dass sich die Kinder aus verschiedensten Gründen nicht gewehrt haben, nicht »Nein« sagten: Dies sollte von ihnen nicht mit Versagens- und Schuldgefühlen erlebt werden und sie zum Schweigen bringen, sondern sie sollten ermutigt werden, trotzdem den Eltern das Erlebte zu berichten, weil sie in ihrer kindlichen Wehrlosigkeit auch verstanden werden.

5. Die Unterscheidung zwischen guten und schlechten Geheimnissen

Dem Kind soll vermittelt werden: *»Du hast ein Recht darauf, selbst zu entscheiden, welche Geheimnisse du mit wem und wie lange teilen möchtest!«; »Heimlichkeiten können auch unheimlich werden!«.*

Das Kind soll lernen, zwischen »guten« und »schlechten« Geheimnissen zu unterscheiden, bei Druck und Zwang durch einen Erwachsenen zu einem »schlechten« Geheimnis dieser Person nicht gehorchen zu müssen, sondern einer Person seines Vertrauens von dem Geheimnis berichten zu dürfen. Auch wenn das Kind dem Erwachsenen ein Versprechen zur Geheimhaltung gegeben hat, ist es kein Petzen u. Ä., wenn es sich doch entscheidet, das ihm unheimliche Geheimnis weiterzuerzählen.

6. Das Recht auf Hilfe und Unterstützung

Dem Kind soll vermittelt werden: *»Du darfst dir Hilfe suchen, so lange, bis du sie findest!«; »Du kannst es entweder uns erzählen oder einer anderen Person, der du vertraust!«.*

Das Kind soll lernen, dass es sinnvoll ist, bei einem bedrückenden Problem sich Hilfe zu suchen. Da es vielen Kindern schwerfällt, sich ihren Eltern nach sexuellem Missbrauch anzuvertrauen, sollte auch auf andere Vertrauenspersonen hingewiesen werden. Es muss mit dem Kind auch darüber gesprochen werden, dass manche Erwachsene vielleicht seine Sorgen nicht ernst genug nehmen oder den sexuellen Missbrauch nicht glauben oder wahrhaben wollen. Dann sollte geraten werden, so lange mit anderen Personen zu sprechen, bis man glaubt, genügend Hilfe gefunden zu haben.

7. Das Wissen, dass auch Erwachsene Fehler machen

Dem Kind soll vermittelt werden: *»Auch Erwachsene machen Fehler!«; »Erwachsene haben kein Recht auf Gewalt!«; »Erwachsene dürfen dich nicht stumm vor Angst machen!«; »Manche Erwachsene schummeln dir falsche Werte vor!«.*

Das Kind sollte lernen, trotz aller Versicherungen von Erwachsenen auch auf seine Gefühle und Meinungen zu achten. Erwachsene dürfen nicht wie riesige, unnahbare Denkmäler und unantastbare Stellvertreter Gottes auf Erden für die Kinder sein. Die Eltern sollten im Umgang mit ihren Kindern vorleben, dass sie auch Fehler machen, Einsicht zeigen und dem Kind recht geben können.

Diese sieben angeführten Themenbereiche zur vorbeugenden Arbeit mit Kindern zum Schutz vor sexuellem Missbrauch müssen eingebettet werden in eine stetige, von früh auf erfolgende Sexualerziehung.

Es kann sicherlich keine feste Regel aufgestellt werden, was ein Kind wann wissen sollte, aber in etwa gilt Folgendes:

» Ungefähr mit drei Jahren sollten Kinder wissen, woher die Babys kommen.
» Ab diesem Alter sollten sie auch die körperlichen Unterschiede zwischen Mann und Frau bzw. Junge und Mädchen kennenlernen.
» Schon bei 5 bis 7 Jahre alten Kindern kann die Aufklärung über die Zeugung erfolgen, und danach sollten schrittweise auch alle anderen Informationen gegeben werden.
» Mit 11 Jahren sollten Kinder dann »vollständig« aufgeklärt sein.

Im Allgemeinen werden aufmerksame Eltern spüren, wenn ein Kind »reif« für eine Frage zur Sexualität und dementsprechend dann auch

»reif« genug ist für eine Antwort. Diese Antworten der Eltern sollten nichts verschleiern, sondern offen und wahr sein sowie dem Alter des Kindes angemessen formuliert werden. Schon im Kindergarten verwenden Kinder durchaus nicht selten Ausdrücke wie »bumsen«, »wichsen«, »Nutte« und »Schwuler«. Oft wissen die Kinder zwar nicht (oder nicht genau) die Bedeutung dieser Begriffe, aber dennoch sollten die Eltern diese aufgreifen und richtig erklären, d. h. neben den ungenauen, verniedlichenden oder gassenhaften Benennungen auch die richtigen Begriffe einführen (also z. B. nicht nur »Pipi«, »Zipfel« und »Pimmel«, sondern auch Glied und Scheide sowie später Penis und Vagina).

Die Diplom-Pädagogin Wanzeck-Sielert (2004) fasst die folgenden Aspekte von Sexualität zusammen, die für ein selbstbestimmtes und bejahendes Leben von Mädchen und Jungen wichtig sind:
»Der *Identitätsaspekt* meint, sich als Mädchen und Junge als wichtig zu erfahren, ein Selbstwertgefühl zu entwickeln, sich selbst – auch den eigenen Körper – zu beachten und zu lieben. Die Neugier auf den eigenen Körper und die Erfahrung der eigenen Geschlechtszugehörigkeit sind wichtige Voraussetzungen für eine positive Identitätsentwicklung.
Der *Beziehungsaspekt* meint Geben und Nehmen von Geborgenheit in Beziehung zu anderen, Zärtlichkeit, sinnlich im Hautkontakt: Wer ist mir wichtig und wem bin ich wichtig? Das Interesse des Kindes am Entdecken des Körpers seiner Eltern, seiner Geschwister und anderer Kinder sowie sein Bedürfnis, selbst berührt zu werden, können als Wunsch nach Beziehung interpretiert werden.
Der *Lustaspekt* meint die Lust am eigenen Körper (Spannung und Entspannung), den Körper spüren, sich selbst streicheln als wichtige Voraussetzung für Lebenslust und dafür, anderen Lust zu bereiten. Das Berühren und Manipulieren der eigenen Genitalien wird von Kindern als angenehm erfahren. Kinder leben ihre Lust ganzkörperlich und auf sich selbst bezogen.
Der *Fruchtbarkeitsaspekt* meint zuerst Sexualität als Kraftquelle und Lebensfreude, später ist er auf die Zeugung eines Kindes bezogen. Die Schwärmerei eines Kindes für ›ihre‹ Lehrerin, ›ihren‹ Lehrer drücken diese Lebensfreude aus.«

Sexualerziehung ist also einmal Wissensvermittlung, zum anderen auch Liebeserziehung, und deswegen sollten (je nach Alter der Kinder) weiter die folgenden Punkte beachtet werden:

- Fakten und Gefühle müssen gemeinsam vermittelt werden, d. h. es muss auch über psychosexuelle Reaktionen gesprochen werden wie z. B. Lustgefühle, Spaß, Erektion und Orgasmus.
- Dies beinhaltet ebenfalls Gespräche über Zuneigung, Zärtlichkeit und Liebe, geschlechtliche Anziehung und Lust, Selbstbefriedigung, Petting und Geschlechtsverkehr.
- Dabei müssen die natürlich-lustvollen Handlungen des Kindes mit seinem eigenen Körper zugelassen werden, auch im Rahmen von Doktorspielen mit anderen Kindern.
- Weiter müssen die älteren Kinder über die verschiedenen Verhütungsmethoden aufgeklärt werden, wobei auch Gespräche über Menstruation und Pubertät, über Prostitution und Pornografie, über Ehe und Scheidung, über Homo- und Heterosexualität, über eheliche und uneheliche Kinder usw. geführt werden müssen.

Das Ziel ist insgesamt darin zu sehen, dass die Kinder und Jugendlichen

- lernen, ihren eigenen jungen- oder mädchenhaften Körper anzunehmen,
- ihre sexuellen Gefühle sowie partnerbezogenen Wünsche, Bedürfnisse und Empfindungen benennen und bejahen können,
- wissensmäßig über den weiblichen und männlichen Körper und die Funktion von Geschlechtsorganen aufgeklärt sind,
- verantwortungsbewusst gegenüber Partnern handeln und dabei auch eigene Bedürfnisse zurückstellen können,
- selbstständig Entscheidungen über Beziehungen, Familienplanung und Zeugung finden,
- die Gleichwertigkeit zwischen den Geschlechtern anerkennen.

Mit dem zuletzt angeführten Punkt wird erneut die häufig noch anzutreffende äußerst unterschiedliche Erziehung der Geschlechter angesprochen, wobei in der Summe die Gefahr darin besteht, dass – formelhaft und etwas überspitzt formuliert – »Jungen zu Herrschern und Mädchen zu Dienerinnen« erzogen werden bzw. »Jungen zu starken, mächtigen, durchsetzungsfähigen Männern« heranwachsen sollen, während »Mädchen sich zu sanften, unterordnenden, dem Manne gefallenden Frauen« entwickeln sollen. Dementsprechend werden als männliche Eigenschaften eher »Mut, Stärke, Unabhängigkeit, Durchsetzungsvermögen, Dominanz, Selbstbeherrschung, Härte« usw. angesehen, während weibliche Eigenschaften mit »Anpassung, Zurückhaltung, Unterordnung, Mitgefühl, Hilfsbereitschaft, Anschmiegsamkeit« usw. beschrieben werden. Anders ausgedrückt: Von Jungen werden »weibliche« Eigenschaften als beschämend und demütigend erlebt, sie werden dann als »Schwächling, Memme, Heulsuse, Angsthase« usw. verächtlich gemacht, während »männliche« Eigenschaften beim Mädchen abgewertet werden mit »vorlaut, frech, zickig« usw. Bei Jungen kann so die Gefahr entstehen, dass sie im Verlauf ihrer Entwicklung zu der Meinung gelangen, die von ihnen erwartete Macht, Stärke und Überlegenheit gegenüber Mädchen auch in Übergriffen wie »an den Po greifen«, »Röcke hochheben«, »an die Brust fassen« usw. ausleben zu dürfen. Sie fühlen sich als »Eroberer«, »als toller Hecht«, als »jemand, der nichts anbrennen lässt«, und die Mädchen lernen parallel, dies zu dulden, sich unterlegen zu fühlen, verfügbar zu sein, sich bei solchem Verhalten der Jungen »nicht anzustellen«.

Natürlich muss mit den Kindern auch über sexuellen Missbrauch bzw. sexuelle Gewalt gesprochen werden. Dies sollte nicht mit dem Tenor geschehen, dass die Kinder Sexualität und Gewalt gleichsetzen, dass Misstrauen in die Beziehung zwischen den Geschlechtern gesät wird oder sie Angst vor ihrem eigenen Vater bekommen. Wenn auch der Vergleich – wie jeder – hinkt, aber schließlich reden wir mit den

Kindern auch über die Gefahren und tödlichen Bedrohungen im Straßenverkehr und versuchen ihr Verhalten durch Verkehrserziehung zu beeinflussen. Wir sollten also mit den Kindern altersangemessen darüber sprechen, dass es Menschen gibt, die sie an dem Po, an der Scheide oder dem Penis anfassen wollen, die sich zur eigenen sexuellen Erregung vor ihnen entblößen, die ihnen dann falsche Normen vorlügen und sie zur Geheimhaltung verpflichten wollen. Wir sollten ihnen sagen, dass dies nicht nur Fremde, sondern auch Angehörige und Bekannte sein können. Und in Bezug auf Fremde sollten wir ihnen erklären, warum es gut ist, sich nicht von Unbekannten mitnehmen zu lassen oder Fremden nicht die Haustüre zu öffnen, wenn man allein zu Hause ist.

In der polizeilichen Broschüre »Wie schützen Sie Ihr Kind?« wird u. a. empfohlen:
»Schicken Sie Ihr Kind nicht allein, sondern in kleinen Gruppen zusammen mit anderen Kindern zur Schule oder zum Spielplatz. Halten Sie Ihr Kind zur Pünktlichkeit an. Schauen Sie sich mit Ihrem Kind auf dem Schulweg und in der näheren Umgebung ›Rettungsinseln‹ an: ein Geschäft, in dem es die Kassiererin ansprechen kann, eine Straße, in der viele Menschen sind, oder ein Haus, wo es klingeln kann. Üben Sie mit Ihrem Kind, wie es sich in bedrohlichen Lagen verhalten soll, damit es im Notfall richtig reagieren kann: So sollte es z. B. andere Erwachsene ansprechen und um Hilfe bitten oder auch laut um Hilfe schreien. Versucht der Täter, Ihr Kind anzufassen, dann sollte es sich nicht verstecken, sondern wegrennen, und zwar dorthin, wo es hell ist und andere Menschen sind. Nehmen Sie sich täglich die Zeit, um mit Ihrem Kind über seine Erlebnisse und Sorgen zu sprechen. Vermitteln Sie Ihrem Kind, dass es Ihnen alle Erlebnisse erzählen kann, die ihm ›komisch‹ oder gar beängstigend vorgekommen sind.«

20 Ich erziehe mein Kind doch nicht allein, es ist doch den halben Tag weg!

VORBEUGUNG IN KINDERGARTEN UND SCHULE

Gerade weil sexueller Missbrauch »nur« eine spezifische Form der Gewalt darstellt, der Kinder ausgesetzt sein können, sollte die Vorbeugung sowohl in Kindergarten als auch Schule die folgenden Bereiche mit berücksichtigen:

- körperliche Misshandlung, Vernachlässigung und seelische Misshandlung von Kindern;
- Gewalt unter Geschwistern;
- Kinder als Zeugen von Gewalt zwischen den Eltern;
- Gewalt in der Schule;
- Gewalt von sozial benachteiligten Jugendlichen;
- Gewalt im Fernsehen, Gewaltvideos;
- Gewalt gegenüber ausländischen Kindern;
- Gewalt von Kindern und Jugendlichen durch neue Medien (Stichworte u. a.: Fotografieren/Filmaufnahmen mit dem Handy vom Quälen und Verletzen anderer Personen; Versenden von Gewaltdarstellungen und Pornografie; Mobbing per Internet).

Natürlich sollten die Eltern mit in diese Vorbeugungsarbeit einbezogen werden, d. h. es sollten Elternabende stattfinden, auf denen die Inhalte der geplanten Projekte vorgestellt und diskutiert werden sowie eine Integration der Bemühungen von Eltern sowie Kindergarten und Schule erfolgt. Was nützt es, wenn z. B. in der Schule das Kind lernt, auch »Nein« sagen zu dürfen, aber dafür zu Hause »etwas hinter die Löffel bekommt«. Die Vorbeugung von sexuellem Missbrauch in Kindergarten und Schule muss also eingebettet sein in folgende Themen in der Arbeit mit Eltern und Kindern: Erziehungshaltungen und -probleme; Kinderrechte; Entwicklungsaspekte von Kindern; Geschlechterrollen; Sexualerziehung.

Wenn nun umgekehrt die Eltern merken, dass in Kindergarten und Schule sich Erzieherinnen oder Lehrer nicht so verhalten, wie sie es sich gegenüber ihren Kindern wünschen, oder dass unter den Schülern ein hohes Ausmaß an Gewaltausübung herrscht oder Jungen häufig Mädchen sexuell belästigen, sollten die Eltern von sich aus Elternabende anregen, beispielsweise mit Themen wie: »Sexualerziehung in Schule und Elternhaus«, »sexueller Missbrauch«, »Vorbeugung von Gewalt in der Schule« oder »Zu wie viel Gehorsamkeit muss ich mein Kind erziehen?«. Eltern sollten nicht abwarten, bis von außen ein Anlass zu solchen Elternabenden erfolgt, zum Beispiel sich ein Exhibitionist den Kindern auf dem Schulweg zeigt oder ein Kind den Schulbesuch verweigert, weil ein Mitschüler es prügelt oder ein Mädchen in die Jungentoilette gezerrt wurde.

Weitet man das Thema von Kindergarten und Schule aus auf den sexuellen Missbrauch allgemein in Institutionen (also z. B. Missbrauch in Internaten, Heimeinrichtungen und Vereinen, Missbrauch in der Kirche), so erscheint es sehr wichtig, darauf zu achten, wie sich die Erwachsenen zwischen zu großer Nähe (wie z. B. früher in der Odenwaldschule, wo Lehrer z. T. gemeinsam mit den Schülern nackt duschten) und zu großer Distanz zu den Kindern und Jugendlichen (z. B. in der strengen Hierarchie der katholischen Kirche mit »unantastbaren« und kaum infrage zu stellenden Autoritäten) vernünftig einpendeln. Dazu gehört auch der richtige Umgang mit sexualisiertem Verhalten von Missbrauchsopfern oder der erotisch-sexuellen Anziehung von Jugendlichen auf die Betreuer. Da Missbraucher z. T. gezielt Berufe wählen, in denen sie in engen Kontakt mit Kindern kommen, sollte bei Bewerbungen ein polizeiliches Führungszeugnis verlangt werden und von früheren Arbeitgebern Zeugnisse angefordert und mit diesem auch das persönliche Gespräch gesucht werden. Weiter sollte mit dem Bewerber über die Gefahren sexuellen Missbrauchs in Institutionen gesprochen und auch weitere externe wie interne Fortbildung zu diesem Thema angeboten werden (sowie Supervision vorgehalten werden, da auch erfahrene Mitarbeiter Anlaufmöglichkeiten für vertrauliche Beratung bei Schwierigkeiten mit den ihnen anvertrauten Kindern benötigen). In den Einrichtungen sollten den Kindern und Jugendlichen neutrale Anlaufstellen bekannt sein, an die sie sich vertrauensvoll bei Verstößen gegen die Menschenwürde wenden können. Darüber hinaus müsste aber auch in der Einrichtung ein Klima der »Kritikfreudigkeit« herrschen, d. h. die Betreuer müssten in der Lage sein, Kritik anzunehmen und mit den Kindern/Jugendlichen über deren Beschwerden, Wünsche und Verbesserungsvorschläge offen zu diskutieren, und dementsprechend deren Mitbestimmung bei Gestaltungs- und Entscheidungsprozessen fördern.

21 Ich weiß nicht, ob ich Anzeige erstatten soll.

FÜR UND WIDER EINER ANZEIGE SOWIE VERLAUF DER STRAFVERFOLGUNG

Die Abwägungen um eine Anzeige des sexuellen Missbrauchs sind sehr schwierig und letztlich nur für jeden einzelnen Opfer-»Fall« beantwortbar. Meistens fällt die Entscheidung bei einem fremden Täter zugunsten einer Anzeige sehr viel leichter, während bei einem Bekannten oder gar Verwandten oft auch von einer Anzeige abgesehen wird.

Eine Anzeige erfolgt wohl umso eher *nicht,*

» wenn der Schutz des Kindes gewährleistet ist,
» wenn der sexuelle Missbrauch innerhalb der Familie erfolgte,
» wenn die Anzeige letztlich nicht dem Kindeswohl dient,
» wenn der Täter die Tat eingesteht,
» wenn der Täter sich in Behandlung begibt,
» wenn die Belastungen eines Strafverfahrens relativ zur Art und Weise des Missbrauchs von geringerem Ausmaß erscheinen,
» wenn keine Gewalt durch den Täter angewendet wurde, keine körperlichen Verletzungen auftraten sowie das Ausmaß der schädlichen Folgen für das Opfer als relativ gering eingestuft wird,
» wenn der Missbrauch durch Kinder oder Jugendliche erfolgte.

Erfolgt eine Anzeige bei der Polizei, so *muss* diese tätig werden und die notwendigen weiteren tat- und täterrelevanten Fakten ermitteln, und zwar objektiv, d.h. sie muss auch denjenigen Hinweisen nachgehen, welche den Beschuldigten entlasten. Eine polizeiliche Anzeige kann also nicht mehr zurückgezogen werden. In Zweifelsfällen sollte also vor einer Anzeige im Interesse des Kindes gründlich abgeklärt werden, ob die Beweislage ausreicht, um den Täter mit hinreichender Wahrscheinlichkeit überführen zu können.

Meist wird das Kind zuerst von der Polizei als Zeuge vernommen, wobei die Ermittlungsergebnisse an die Staatsanwaltschaft weitergeleitet werden.

Diese entscheidet über den weiteren Verlauf, also z. B. über die Anhörung weiterer Zeugen, über die – falls noch nicht erfolgte – ggf. mögliche Spurensicherung, über die Einstellung des Verfahrens, über einen Strafbefehl oder aber über eine Anklage bei dem zuständigen Gericht.

Wenn eine Anzeige erstattet wurde, ist es ratsam, dass die Eltern einen Antrag auf Zulassung einer Nebenklage beantragen. Dies sollte in Absprache mit Rechtsanwalt oder Rechtsanwältin erfolgen, auch weil nur durch diese Einsicht in die Prozessakten erfolgen kann. Sind die Eltern Nebenkläger ihres Kindes, so besitzen sie entweder selbst oder über ihre anwaltliche Vertretung die wichtige Möglichkeit, das Gerichtsverfahren zu beeinflussen, und zwar durch:

» die Anwesenheit während des gesamten Strafprozesses,
» das Stellen eigener Beweisanträge,
» die in bestimmten Fällen mögliche Beantragung des Ausschlusses des Angeklagten während der Aussage des kindlichen Zeugen bzw. des Ausschlusses der Öffentlichkeit (Letzteres unter bestimmten Umständen, z. B. auch, wenn der Gutachter vor Gericht sein Glaubwürdigkeitsgutachten über das kindliche Opfer mündlich erstellt),
» das Fragerecht gegenüber Angeklagtem und Zeugen (aber auch über Ablehnungsanträge bei unzumutbar erscheinenden Fragen an kindliche Opferzeugen),
» das Halten eines Plädoyers,
» das Einlegen einer Berufung oder Revision.

Im Falle einer Verurteilung muss der Angeklagte die Kosten der Nebenklage tragen – wenn er allerdings aus finanziellen Gründen dazu nicht in der Lage ist, bleiben die Eltern auf diesen Kosten sitzen. In Abhängigkeit vom Einkommen kann auch Prozesskostenhilfe beantragt werden (ggf. kann auch die Abzahlung in Raten erfolgen), welche aber – sollten die Voraussetzungen zutreffen – erst ab dem Zeitpunkt der Antragstellung gewährt werden. Von Rechtsschutzversicherungen werden die Kosten der Nebenklage grundsätzlich nicht übernommen. Für ein erstes Beratungsgespräch bei der Rechtsvertretung können die Kosten auch vom Weißen Ring übernommen werden.

Um das Kind auf die Situation bei seiner Zeugenaussage vor Gericht vorzubereiten, wurden in der letzten Zeit einige »Gerichtsvorbereitungs- bzw. Prozessbegleitungsprogramme« erstellt. In einigen Ländern wurde dazu eigens beim Sozialdienst der Justiz eine Stelle eingerichtet, deren Sozialarbeiterinnen u. a. kostenlos anbieten:

» vorbereitende Gespräche;
» Informationen bzgl. des Ablaufs der Gerichtsverhandlung;
» gemeinsames Besichtigen des Gerichtssaales;
» Betreuung vor und während der Verhandlung;
» Besprechung des Urteils;
» Vermittlung weitergehender Hilfen.

Es gibt aber auch schon Broschüren, welche die Eltern mit dem Kind durchgehen können ähnlich Bilderbüchern, mit deren Hilfe Kinder auf einen Krankenhausaufenthalt vorbereitet werden.

Häufig werden während des Ermittlungsverfahrens auch Glaubwürdigkeitsgutachten über die kindlichen oder jugendlichen Opferzeugen erstellt. Entweder die Staatsanwaltschaft oder das Gericht bestellt einen Sachverständigen, wenn z. B. »Eigenart und besondere Gestaltung des Einzelfalles« eine spezifische Sachkunde verlangen. Der Bundesgerichtshof meint, dass bei Zeugen im Kindes- und Jugendalter oft Besonderheiten vorliegen würden, die es ratsam erscheinen lassen, Psychologen oder Psychiater hinzuzuziehen. Die Mitwirkung an den Begutachtungen ist aber grundsätzlich freiwillig.

Eine Begutachtung bedeutet nicht, dass das Kind oder der Jugendliche von vornherein als unglaubwürdig angesehen wird. Häufig wird durch ein Gutachten auch die Position des Kindes in der Hauptverhandlung gestärkt.

22 Paragrafen, Juristendeutsch – verschonen Sie mich!

RECHTE UND PFLICHTEN VON KINDERN UND ERWACHSENEN/ELTERN

Die Beachtung der Rechte und der Würde anderer Menschen in den alltäglichen Beziehungen zwischen Familienmitgliedern, Wohnungsnachbarn, Arbeitsplatzkollegen, Ausländern, Andersgläubigen, Nachbarn usw. ist leider keine Selbstverständlichkeit, ob in anderen Ländern oder bei uns. Es scheint eher so, dass humanitäre Einstellungen immer wieder von Generation zu Generation neu vermittelt werden müssen: Unter einer recht dünnen Tünche der Zivilisation bricht allzu leicht die Barbarei hervor. Zur Erhaltung humanitären gesellschaftlichen Lebens dienen auch die rechtlich festgeschriebenen Vereinbarungen, wobei im Rahmen dieses Buches auf Auszüge der folgenden Rechte und Gesetze knapp verwiesen werden soll: UN-Kinderrechtskonvention; Grundgesetz (GG); Strafgesetzbuch (StGB); Bürgerliches Gesetzbuch (BGB); Kinder- und Jugendhilfegesetz (KJHG).

Der gemeinsame Nenner der auszugsweise angeführten Artikel und Paragrafen ist in den Rechten von Kindern und Jugendlichen zu sehen, wobei weiter wir Erwachsenen/Eltern auch an unsere Pflichten gegenüber den Kindern erinnert werden. Natürlich ist damit nicht gemeint, dass nun zu fürchten ist, jederzeit mit dem Besuch des Staatsanwalts in den eigenen vier Wänden rechnen zu müssen – aber die Aufmunterung und Mahnung, unsere Verantwortung gegenüber unseren Kindern vermehrt wahrzunehmen und unser Verhalten ihnen gegenüber häufiger als bisher zu hinterfragen und zu ändern, scheinen angebracht angesichts der bisherigen Inhalte dieses Buches!

Kinderrechte zu unterstützen bedeutet außerdem nicht, Kinder gegen Erwachsene aufzubringen. Das Ziel liegt eher darin, die Erwachsenen zu ermutigen, an einer sicheren, gesunden, humanen und erstrebenswerten Zukunft für Kinder mitzuwirken und Leitlinien vorzugeben. An vielen Stellen der folgenden Paragrafen und Artikel wird außerdem ausdrücklich auf die Rechte der Eltern hingewiesen, selbst entscheiden zu können, was das Beste für ihre Kinder ist. Ebenso wird häufig betont, dass Erwachsenen/Eltern zahlreiche Unterstützung angeboten werden soll, ihrer Verantwortung für die Kinder und Jugendlichen gerecht zu werden. Dies wiederum bedeutet keine Herabwürdigung von Eltern, sondern solche Hilfsangebote sollten eigentlich als selbstverständlich angenommen bzw. angefordert werden, denn »Erziehung ist nun mal kein leichtes Geschäft«, schon gar nicht in unserer heutigen modernen Gesellschaft. Umgekehrt sollten wir auch erkennen, dass unsere Kinder uns ebenfalls täglich erziehen, und wenn wir dann Erziehung als einen gemeinsamen Lernprozess erlebten, und zwar im Miteinander statt im Gegeneinander, so besäßen wir Erwachsenen sogar die Chance, mit unseren Kindern noch einmal erwachsen zu werden – vielleicht sogar reifer als beim ersten Mal. Auf eine Formel gebracht: Die Erziehung eines Kindes dauert etwa 15 bis 18 Jahre, die Erziehung von Eltern sowie der Prozess des Erwachsenwerdens benötigen aber ein halbes Jahrhundert und mehr.

UN-Kinderrechtskonvention

Diese Übereinkunft der Vereinten Nationen über Kinderrechte umfasst insgesamt 54 Artikel. In Deutschland wird gegenwärtig versucht, den Kindern diese Rechte näherzubringen, denn Kinder ernst zu nehmen bedeutet, sie über ihre Rechte zu informieren und an der Verwirklichung ihrer Rechte zu beteiligen, wodurch auch ihre aktive Mitgestaltung am gesellschaftlichen Leben gefördert wird. In der folgenden Tabelle werden einige Artikel aufgeführt mit knappen Umschreibungen ihrer Inhalte:

Präambel
U.a. wird betont, dass das Kind aufgrund seiner Verletzbarkeit des besonderen Schutzes und der besonderen Fürsorge bedarf, wobei auch gesondert die grundsätzliche Verantwortung der Familie in Bezug auf die Pflege und den Schutz des Kindes herausgestrichen wird.

Artikel 3:
Bei jeder Entscheidung hinsichtlich des Kindes ist das Wohl des Kindes als ein vorrangiger Gesichtspunkt zu berücksichtigen. Der Staat hat den notwendigen Schutz und die notwendige Fürsorge für das Wohlergehen des Kindes sicherzustellen, falls seine Eltern oder andere verantwortliche Personen diesen Pflichten nicht nachkommen.

Artikel 5:
Der Staat hat die Verpflichtung, die Rechte und die Verantwortung der Eltern und der weiteren Familienmitglieder zu achten, das Kind gemäß der Entwicklung seiner Fähigkeiten zu leiten und zu führen.

Artikel 12:
Das Kind hat das Recht, seine Meinung zu allen seine Person betreffenden Fragen oder Verfahren zu äußern und gewiss zu sein, dass diese Meinung mitberücksichtigt wird.

Artikel 18:
Die Verantwortung in der Erziehung des Kindes liegt bei den Eltern, und der Staat hat die Pflicht, die Eltern bei dieser Aufgabe zu unterstützen.

Artikel 19:
Der Staat hat die Pflicht, das Kind gegen jede Form der Misshandlung durch seine Eltern oder andere Betreuungspersonen zu schützen sowie entsprechende Vorbeugungs- und Behandlungsprogramme anzubieten.

Artikel 23:
Behinderte Kinder haben ein Recht auf besondere Pflege und eine angemessene Erziehung und Schulung, die ihre Selbstständigkeit und ihre aktive Teilnahme am Gemeinschaftsleben fördern.

Artikel 24:
Das Kind hat ein Recht auf bestmögliche Gesundheit und den Zugang zu medizinischen Gesundheits- und Rehabilitationszentren.

Artikel 31:
Das Kind hat das Recht auf Freizeit, Spiel und Beteiligung am kulturellen und künstlerischen Leben.

Artikel 34:
Das Kind hat ein Recht darauf, vor Gewalt und allen Formen der sexuellen Ausbeutung einschließlich der Prostitution und Beteiligung an pornografischen Darbietungen geschützt zu werden.

Grundgesetz (GG)

Artikel 2 GG:

(1) Jeder hat das Recht auf die freie Entfaltung seiner Persönlichkeit, soweit er nicht die Rechte anderer verletzt und nicht gegen die verfassungsmäßige Ordnung oder das Sittengesetz verstößt.

(2) Jeder hat das Recht auf Leben und körperliche Unversehrtheit. Die Freiheit der Person ist unverletzlich. In diese Rechte darf nur aufgrund eines Gesetzes eingegriffen werden.

Artikel 6 GG:

(1) Ehe und Familie stehen unter dem besonderen Schutze der staatlichen Ordnung.

(2) Pflege und Erziehung des Kindes sind das natürliche Recht der Eltern und die zuvörderst ihnen obliegende Pflicht. Über ihre Betätigung wacht die staatliche Gemeinschaft.

(3) Gegen den Willen der Erziehungsberechtigten dürfen Kinder nur aufgrund eines Gesetzes von der Familie getrennt werden, wenn die Erziehungsberechtigten versagen oder wenn die Kinder aus anderen Gründen zu verwahrlosen drohen.

(4) Jede Mutter hat Anspruch auf den Schutz und die Fürsorge der Gemeinschaft.

Strafgesetzbuch (StGB)

Bezüglich der Straftaten gegen die sexuelle Selbstbestimmung ist zu beachten, dass es sich bei den aufgeführten Taten z. B. im Rahmen des sexuellen Missbrauchs von Kindern um sogenannte Offizialdelikte handelt, d. h., Polizei und/oder Staatsanwaltschaft sind verpflichtet, solche Delikte zu verfolgen, sobald sie davon Kenntnis erlangen – eine Rücknahme der Strafanzeige z. B. durch die Eltern ist nicht möglich.

§171 StGB: Verletzung der Fürsorge- oder Erziehungspflicht

Wer seine Fürsorge- oder Erziehungspflicht gegenüber einer Person unter sechzehn Jahren gröblich verletzt und dadurch den Schutzbefohlenen in die Gefahr bringt, in seiner körperlichen oder psychischen Entwicklung erheblich geschädigt zu werden, einen kriminellen Lebenswandel zu führen oder der Prostitution nachzugehen, wird mit Freiheitsstrafe bis zu drei Jahren oder mit Geldstrafe bestraft.

§ 173 StGB: Beischlaf zwischen Verwandten

(1) Wer mit einem leiblichen Abkömmling den Beischlaf vollzieht, wird mit Freiheitsstrafe bis zu drei Jahren oder mit Geldstrafe bestraft.

(2) Wer mit einem leiblichen Verwandten aufsteigender Linie den Beischlaf vollzieht, wird mit Freiheitsstrafe bis zu zwei Jahren oder mit Geldstrafe bestraft; dies gilt auch dann, wenn das Verwandtschaftsverhältnis erloschen ist. Ebenso werden leibliche Geschwister bestraft, die miteinander den Beischlaf vollziehen.

(3) Abkömmlinge und Geschwister werden nicht nach dieser Vorschrift bestraft, wenn sie zur Zeit der Tat noch nicht achtzehn Jahre alt waren.

§ 174 StGB: Sexueller Missbrauch von Schutzbefohlenen

(1) Wer sexuelle Handlungen

1. an einer Person unter sechzehn Jahren, die ihm zur Erziehung, Ausbildung oder zur Betreuung in der Lebensführung anvertraut ist,
2. an einer Person unter 18 Jahren, die ihm zur Erziehung, zur Ausbildung oder zur Betreuung in der Lebensführung anvertraut oder im Rahmen eines Dienst- oder Arbeitsverhältnisses untergeordnet ist, unter Missbrauch einer mit dem Erziehungs-, Ausbildungs-, Betreu-

ungs-, Dienst- oder Arbeitsverhältnis verbundenen Abhängigkeit oder

3. an seinem noch nicht achtzehn Jahre alten leiblichen oder angenommenen Kind vornimmt oder an sich von dem Schutzbefohlenen vornehmen lässt, wird mit einer Freiheitsstrafe von drei Monaten bis zu fünf Jahren bestraft.

(2) Wer unter den Voraussetzungen des Abs. 1 Nr. 1 bis 3

1. sexuelle Handlungen vor dem Schutzbefohlenen vornimmt oder
2. den Schutzbefohlenen dazu bestimmt, dass er sexuelle Handlungen vor ihm vornimmt, um sich oder den Schutzbefohlenen hierdurch sexuell zu erregen, wird mit Freiheitsstrafe bis zu drei Jahren oder mit Geldstrafe bestraft.

(3) Der Versuch ist strafbar.

(4) In den Fällen des Abs. 1 Nr. 1 oder des Abs. 2 in Verbindung mit Abs. 1 Nr. 1 kann das Gericht von einer Bestrafung nach dieser Vorschrift absehen, wenn bei Berücksichtigung des Verhaltens des Schutzbefohlenen das Unrecht der Tat gering ist.

§ 174a StGB: Sexueller Missbrauch von Gefangenen, behördlich Verwahrten oder Kranken und Hilfsbedürftigen in Einrichtungen

(1) Wer sexuelle Handlungen an einer gefangenen oder auf behördliche Anordnung verwahrten Person, die ihm zur Erziehung, Ausbildung, Beaufsichtigung oder Betreuung anvertraut ist, unter Missbrauch seiner Stellung vornimmt oder an sich von der gefangenen oder verwahrten Person vornehmen lässt, wird mit Freiheitsstrafe von drei Monaten bis zu fünf Jahren bestraft.

(2) Ebenso wird bestraft, wer eine Person, die in einer Einrichtung für kranke oder hilfsbedürftige Menschen aufgenommen und ihm zur Beaufsichtigung oder Betreuung anvertraut ist, dadurch missbraucht, dass er unter Ausnutzung der Krankheit oder Hilfsbedürftigkeit dieser Person sexuelle Handlungen an ihr vornimmt oder an sich von ihr vornehmen lässt.

(3) Der Versuch ist strafbar.

§ 174b StGB: Sexueller Missbrauch unter Ausnutzung einer Amtsstellung

(1) Wer als Amtsträger, der zur Mitwirkung an einem Strafverfahren oder an einem Verfahren zur Anordnung einer freiheitsentziehenden Maßregel der Besserung und Sicherung oder einer behördlichen Verwahrung

berufen ist, unter Missbrauch der durch das Verfahren begründeten Abhängigkeit sexuelle Handlungen an demjenigen, gegen den sich das Verfahren richtet, vornimmt oder an sich von dem anderen vornehmen lässt, wird mit Freiheitsstrafe von drei Monaten bis zu fünf Jahren bestraft.

(2) Der Versuch ist strafbar.

§ 174c StGB: Sexueller Missbrauch unter Ausnutzung eines Beratungs-, Behandlungs- oder Betreuungsverhältnisses

(1) Wer sexuelle Handlungen an einer Person, die ihm wegen einer geistigen oder seelischen Krankheit oder Behinderung einschließlich einer Suchtkrankheit oder wegen einer körperlichen Krankheit oder Behinderung zur Beratung, Behandlung oder Betreuung anvertraut ist, unter Missbrauch des Beratungs-, Behandlungs- oder Betreuungsverhältnisses vornimmt oder an sich von ihr vornehmen lässt, wird mit Freiheitsstrafe von drei Monaten bis zu fünf Jahren bestraft.

(2) Ebenso wird bestraft, wer sexuelle Handlungen an einer Person, die ihm zur psychotherapeutischen Behandlung anvertraut ist, unter Missbrauch des Behandlungsverhältnisses vornimmt oder an sich von ihr vornehmen lässt.

(3) Der Versuch ist strafbar.

§ 176 StGB: Sexueller Missbrauch von Kindern

(1) Wer sexuelle Handlungen an einer Person unter vierzehn Jahren (Kind) vornimmt oder an sich von dem Kind vornehmen lässt, wird mit Freiheitsstrafe von sechs Monaten bis zu zehn Jahren bestraft.

(2) Ebenso wird bestraft, wer ein Kind dazu bestimmt, dass es sexuelle Handlungen an einem Dritten vornimmt oder von einem Dritten an sich vornehmen lässt.

(3) In besonders schweren Fällen ist auf Freiheitsstrafe nicht unter einem Jahr zu erkennen.

(4) Mit Freiheitsstrafe von drei Monaten bis zu fünf Jahren wird bestraft, wer

1. sexuelle Handlungen vor einem Kind vornimmt,
2. ein Kind dazu bestimmt, dass es sexuelle Handlungen vor ihm oder einem Dritten vornimmt,
3. auf ein Kind durch Schriften (§11 Abs. 3) einwirkt, um es zu sexuellen Handlungen zu bringen, die es an oder vor dem Täter oder einem

Dritten vornehmen oder von dem Täter oder einem Dritten an sich vornehmen lassen soll,

4. auf ein Kind durch Vorzeigen pornographischer Abbildungen oder Darstellungen, durch Abspielen von Tonträgern pornographischen Inhalts oder durch entsprechende Reden einwirkt.

(5) Mit Freiheitsstrafe von drei Monaten bis zu fünf Jahren wird bestraft, wer ein Kind für eine Tat nach den Absätzen 1 bis 4 anbietet oder nachzuweisen verspricht oder wer sich mit einem anderen zu einer solchen Tat verabredet.

§ 176a StGB: Schwerer sexueller Missbrauch von Kindern

(1) Der sexuelle Missbrauch von Kindern wird in den Fällen des § 176 Abs. 1 und 2 mit Freiheitsstrafe nicht unter einem Jahr bestraft, wenn der Täter innerhalb der letzten fünf Jahre wegen einer solchen Straftat rechtskräftig verurteilt worden ist.

(2) Der sexuelle Missbrauch von Kindern wird in den Fällen des § 176 Abs. 1 und 2 mit Freiheitsstrafe nicht unter zwei Jahren bestraft, wenn

1. eine Person über achtzehn Jahren mit dem Kind den Beischlaf vollzieht oder ähnliche sexuelle Handlungen an ihm vornimmt oder an sich von ihm vornehmen lässt, die mit einem Eindringen in den Körper verbunden sind,
2. die Tat von mehreren gemeinschaftlich begangen wird oder
3. der Täter das Kind durch die Tat in die Gefahr einer schweren Gesundheitsschädigung oder einer erheblichen Schädigung der körperlichen oder seelischen Entwicklung bringt.

(3) Mit Freiheitsstrafe nicht unter zwei Jahren wird bestraft, wer in den Fällen des § 176 Abs. 1 bis 3, 4 Nr. 1 oder Nr. 2 oder des § 176 Abs. 6 als Täter oder anderer Beteiligter in der Absicht handelt, die Tat zum Gegenstand einer pornographischen Schrift (§11 Abs. 3) zu machen, die nach § 184b Abs. 1 bis 3 verbreitet werden soll.

(4) In minder schweren Fällen des Absatzes 1 ist auf Freiheitsstrafe von drei Monaten bis zu fünf Jahren, in minder schweren Fällen des Absatzes 2 auf Freiheitsstrafe von einem Jahr bis zu zehn Jahren zu erkennen.

(5) Mit Freiheitsstrafe nicht unter fünf Jahren wird bestraft, wer das Kind in den Fällen des § 176 Abs. 1 bis 3 bei der Tat körperlich schwer misshandelt oder durch die Tat in die Gefahr des Todes bringt.

(6) In die in Absatz 1 bezeichnete Frist wird die Zeit nicht eingerechnet, in welcher der Täter auf behördliche Anordnung in einer Anstalt verwahrt worden ist. Eine Tat, die im Ausland abgeurteilt worden ist, steht in den Fällen des Absatzes 1 einer im Inland abgeurteilten Tat gleich, wenn sie nach deutschem Strafrecht eine solche nach § 176 Abs. 1 oder 2 wäre.

§ 176b StGB: Sexueller Missbrauch von Kindern mit Todesfolge

Verursacht der Täter durch den sexuellen Missbrauch (§§ 176 und 176a) wenigstens leichtfertig den Tod des Kindes, so ist die Strafe lebenslange Freiheitsstrafe oder Freiheitsstrafe nicht unter zehn Jahren.

§ 177 StGB: Sexuelle Nötigung, Vergewaltigung

(1) Wer eine andere Person
1. mit Gewalt,
2. durch Drohung mit gegenwärtiger Gefahr für Leib oder Leben oder
3. unter Ausnutzung einer Lage, in der das Opfer der Einwirkung des Täters schutzlos ausgeliefert ist, nötigt, sexuelle Handlungen des Täters oder eines Dritten an sich zu dulden oder an dem Täter oder einem Dritten vorzunehmen, wird mit Freiheitsstrafe nicht unter einem Jahr bestraft.

(2) In besonders schweren Fällen ist die Strafe Freiheitsstrafe nicht unter zwei Jahren. Ein besonders schwerer Fall liegt in der Regel vor, wenn
1. der Täter mit dem Opfer den Beischlaf vollzieht oder ähnliche sexuelle Handlungen an dem Opfer vornimmt oder an sich von ihm vornehmen lässt, die dieses besonders erniedrigen, insbesondere, wenn sie mit einem Eindringen in den Körper verbunden sind (Vergewaltigung), oder
2. die Tat von mehreren gemeinschaftlich begangen wird.

(3) Auf Freiheitsstrafe nicht unter drei Jahren ist zu erkennen, wenn der Täter
1. eine Waffe oder ein anderes gefährliches Werkzeug bei sich führt,
2. sonst ein Werkzeug oder Mittel bei sich führt, um den Widerstand einer anderen Person durch Gewalt oder Drohung mit Gewalt zu verhindern oder zu überwinden, oder das Opfer durch die Tat in die Gefahr einer schweren Gesundheitsschädigung bringt.

(4) Auf Freiheitsstrafe nicht unter fünf Jahren ist zu erkennen, wenn der Täter

1. bei der Tat eine Waffe oder ein anderes gefährliches Werkzeug verwendet oder
2. das Opfer
a) bei der Tat körperlich schwer misshandelt oder
b) durch die Tat in die Gefahr des Todes bringt.

(5) In minder schweren Fällen des Absatzes 1 ist auf Freiheitsstrafe von sechs Monaten bis zu fünf Jahren, in minder schweren Fällen der Absätze 3 und 4 auf Freiheitsstrafe von einem Jahr bis zu zehn Jahren zu erkennen.

§ 178 StGB: Sexuelle Nötigung und Vergewaltigung mit Todesfolge
Verursacht der Täter durch die sexuelle Nötigung oder Vergewaltigung (§ 177) wenigstens leichtfertig den Tod des Opfers, so ist die Strafe lebenslange Freiheitsstrafe oder Freiheitsstrafe nicht unter zehn Jahren.

§ 179 StGB: Sexueller Missbrauch widerstandsunfähiger Personen
(1) Wer eine andere Person, die
1. wegen einer geistigen oder seelischen Krankheit oder Behinderung einschließlich einer Suchtkrankheit oder wegen einer tiefgreifenden Bewusstseinsstörung oder
2. körperlich zum Widerstand unfähig ist, dadurch missbraucht, dass er unter Ausnutzung der Widerstandsunfähigkeit sexuelle Handlungen an ihr vornimmt oder an sich von ihr vornehmen lässt, wird mit Freiheitsstrafe von sechs Monaten bis zu zehn Jahren bestraft.

(2) Ebenso wird bestraft, wer eine widerstandsunfähige Person (Absatz 1) dadurch missbraucht, dass er sie unter Ausnutzung der Widerstandsunfähigkeit dazu bestimmt, sexuelle Handlungen an einem Dritten vorzunehmen oder von einem Dritten an sich vornehmen zu lassen.

(3) In besonders schweren Fällen ist auf Freiheitsstrafe nicht unter einem Jahr zu erkennen.

(4) Der Versuch ist strafbar.

(5) Auf Freiheitsstrafe nicht unter zwei Jahren ist zu erkennen, wenn
1. der Täter mit dem Opfer den Beischlaf vollzieht oder ähnliche sexuelle Handlungen an ihm vornimmt oder an sich von ihm vornehmen lässt, die mit einem Eindringen in den Körper verbunden sind,
2. die Tat von mehreren gemeinschaftlich begangen wird oder

3. der Täter das Opfer durch die Tat in die Gefahr einer schweren Gesundheitsschädigung oder einer erheblichen Schädigung der körperlichen oder seelischen Entwicklung bringt.

(6) In minder schweren Fällen des Absatzes 5 ist auf Freiheitsstrafe von einem Jahr bis zu zehn Jahren zu erkennen.

(7) § 177 Abs. 4 Nr. 2 und § 178 gelten entsprechend.

§ 180 StGB: Förderung sexueller Handlungen Minderjähriger

(1) Wer sexuellen Handlungen einer Person unter sechzehn Jahren an oder vor einem Dritten oder sexuellen Handlungen eines Dritten an einer Person unter sechzehn Jahren

1. durch seine Vermittlung oder
2. durch Gewähren oder Verschaffen von Gelegenheit Vorschub leistet, wird mit Freiheitsstrafe bis zu drei Jahren oder mit Geldstrafe bestraft. Satz 1 Nr. 2 ist nicht anzuwenden, wenn der zur Sorge für die Person Berechtigte handelt; dies gilt nicht, wenn der Sorgeberechtigte durch das Vorschubleisten seine Erziehungspflicht gröblich verletzt.

(2) Wer eine Person unter achtzehn Jahren bestimmt, sexuelle Handlungen gegen Entgelt an oder vor einem Dritten vorzunehmen oder von einem Dritten an sich vornehmen zu lassen, oder wer solchen Handlungen durch seine Vermittlung Vorschub leistet, wird mit Freiheitsstrafe bis zu fünf Jahren oder mit Geldstrafe bestraft.

(3) Wer eine Person unter achtzehn Jahren, die ihm zur Erziehung, zur Ausbildung oder zur Betreuung in der Lebensführung anvertraut oder im Rahmen eines Dienst- oder Arbeitsverhältnisses untergeordnet ist, unter Missbrauch einer mit dem Erziehungs-, Ausbildungs-, Betreuungs-, Dienst- oder Arbeitsverhältnis verbundenen Abhängigkeit bestimmt, sexuelle Handlungen an oder vor einem Dritten vorzunehmen oder von einem Dritten an sich vornehmen zu lassen, wird mit Freiheitsstrafe bis zu fünf Jahren oder mit Geldstrafe bestraft.

(4) In den Fällen der Absätze 2 und 3 ist der Versuch strafbar.

§ 180a StGB: Ausbeutung von Prostituierten

(1) Wer gewerbsmäßig einen Betrieb unterhält oder leitet, in dem Personen der Prostitution nachgehen und in dem diese in persönlicher oder wirt-

schaftlicher Abhängigkeit gehalten werden, wird mit Freiheitsstrafe bis zu drei Jahren oder mit Geldstrafe bestraft.

(2) Ebenso wird bestraft, wer
1. einer Person unter achtzehn Jahren zur Ausübung der Prostitution Wohnung, gewerbsmäßig Unterkunft oder gewerbsmäßig Aufenthalt gewährt oder
2. eine andere Person, der er zur Ausübung der Prostitution Wohnung gewährt, zur Prostitution anhält oder im Hinblick auf sie ausbeutet.

§ 180b StGB: Menschenhandel

(1) Wer auf eine andere Person seines Vermögensvorteils wegen einwirkt, um sie in Kenntnis einer Zwangslage zur Aufnahme oder Fortsetzung der Prostitution zu bestimmen, wird mit Freiheitsstrafe bis zu fünf Jahren oder mit Geldstrafe bestraft. Ebenso wird bestraft, wer auf eine andere Person seines Vermögensvorteils wegen einwirkt, um sie in Kenntnis der Hilflosigkeit, die mit ihrem Aufenthalt in einem fremden Land verbunden ist, zu sexuellen Handlungen zu bringen, die sie an oder vor einer dritten Person vornehmen oder von einer dritten Person an sich vornehmen lassen soll.

(2) Mit Freiheitsstrafe von sechs Monaten bis zu zehn Jahren wird bestraft, wer
1. auf eine andere Person in Kenntnis der Hilflosigkeit, die mit ihrem Aufenthalt in einem fremden Land verbunden ist, oder
2. auf eine Person unter einundzwanzig Jahren einwirkt, um sie zur Aufnahme oder Fortsetzung der Prostitution zu bestimmen, oder sie dazu bringt, diese aufzunehmen oder fortzusetzen.

(3) In den Fällen des Absatzes 2 ist der Versuch strafbar.

§ 181 StGB: Schwerer Menschenhandel

(1) Wer eine andere Person
1. mit Gewalt, durch Drohung mit einem empfindlichen Übel oder durch List zur Aufnahme oder Fortsetzung der Prostitution bestimmt,
2. durch List anwirbt oder gegen ihren Willen mit Gewalt, durch Drohung mit einem empfindlichen Übel oder durch List entführt, um sie in Kenntnis der Hilflosigkeit, die mit ihrem Aufenthalt in einem fremden Land verbunden ist, zu sexuellen Handlungen zu bringen, die sie an

oder vor einer dritten Person vornehmen oder von einer dritten Person an sich vornehmen lassen soll, oder
3. gewerbsmäßig anwirbt, um sie in Kenntnis der Hilflosigkeit, die mit ihrem Aufenthalt in einem fremden Land verbunden ist, zur Aufnahme oder Fortsetzung der Prostitution zu bestimmen, wird mit Freiheitsstrafe von einem Jahr bis zu zehn Jahren bestraft.

(2) In minder schweren Fällen ist die Strafe Freiheitsstrafe von sechs Monaten bis zu fünf Jahren.

§ 181a StGB. Zuhälterei

(1) Mit Freiheitsstrafe von sechs Monaten bis zu fünf Jahren wird bestraft, wer
1. eine andere Person, die der Prostitution nachgeht, ausbeutet oder
2. seines Vermögensvorteils wegen eine andere Person bei der Ausübung der Prostitution überwacht, Ort, Zeit, Ausmaß oder andere Umstände der Prostitutionsausübung bestimmt oder Maßnahmen trifft, die sie davon abhalten sollen, die Prostitution aufzugeben, und im Hinblick darauf Beziehungen zu ihr unterhält, die über den Einzelfall hinausgehen.

(2) Mit Freiheitsstrafe bis zu drei Jahren oder mit Geldstrafe wird bestraft, wer die persönliche oder wirtschaftliche Unabhängigkeit einer anderen Person dadurch beeinträchtigt, dass er gewerbsmäßig die Prostitutionsausübung der anderen Person durch Vermittlung sexuellen Verkehrs fördert und im Hinblick darauf Beziehungen zu ihr unterhält, die über den Einzelfall hinausgehen.

(3) Nach den Absätzen 1 und 2 wird auch bestraft, wer die in Absatz 1 Nr. 1 und 2 genannten Handlungen oder die in Absatz 2 bezeichnete Förderung gegenüber seinem Ehegatten vornimmt.

§ 182 StGB: Sexueller Missbrauch von Jugendlichen

(1) Eine Person über achtzehn Jahren, die eine Person unter sechzehn Jahren dadurch missbraucht, dass sie
1. unter Ausnutzung einer Zwangslage oder gegen Entgelt sexuelle Handlungen an ihr vornimmt oder an sich von ihr vornehmen lässt

oder

2. diese unter Ausnutzung einer Zwangslage dazu bestimmt, sexuelle Handlungen an einem Dritten vorzunehmen oder von einem Dritten

an sich vornehmen zu lassen, wird mit Freiheitsstrafe bis zu fünf Jahren oder mit Geldstrafe bestraft.

(2) Eine Person über einundzwanzig Jahren, die eine Person unter sechzehn Jahren dadurch missbraucht, dass sie
   1. sexuelle Handlungen an ihr vornimmt oder an sich von ihr vornehmen lässt oder
   2. diese dazu bestimmt, sexuelle Handlungen an einem Dritten vorzun ehmen oder von einem Dritten an sich vornehmen zu lassen, und dabei die fehlende Fähigkeit des Opfers zur sexuellen Selbstbestimmung ausnutzt, wird mit Freiheitsstrafe bis zu drei Jahren oder mit Geldstrafe bestraft.

(3 In den Fällen des Absatzes 2 wird die Tat nur auf Antrag verfolgt, es sei denn, dass die Strafverfolgungsbehörde wegen des besonderen öffentlichen Interesses an der Strafverfolgung ein Einschreiten von Amts wegen für geboten hält.

(4) In den Fällen der Absätze 1 und 2 kann das Gericht von Strafe nach diesen Vorschriften absehen, wenn bei Berücksichtigung des Verhaltens der Person, gegen die sich die Tat richtet, das Unrecht der Tat gering ist.

§ 183 StGB: Exhibitionistische Handlungen

(1) Ein Mann, der eine andere Person durch eine exhibitionistische Handlung belästigt, wird mit Freiheitsstrafe bis zu einem Jahr oder mit Geldstrafe bestraft.

(2) Die Tat wird nur auf Antrag verfolgt, es sei denn, dass die Strafverfolgungsbehörde wegen des besonderen öffentlichen Interesses an der Strafverfolgung ein Einschreiten von Amts wegen für geboten hält.

(3) Das Gericht kann die Vollstreckung einer Freiheitsstrafe auch dann zur Bewährung aussetzen, wenn zu erwarten ist, dass der Täter erst nach einer längeren Heilbehandlung keine exhibitionistischen Handlungen mehr vornehmen wird.

(4) Absatz 3 gilt auch, wenn ein Mann oder eine Frau wegen einer exhibitionistischen Handlung
   1. nach einer anderen Vorschrift, die im Höchstmaß Freiheitsstrafe bis zu einem Jahr oder Geldstrafe androht, oder
   2. nach § 174 Abs. 2 Nr. 1 oder § 176 Abs. 3 Nr. 1 bestraft wird.

§ 183a StGB: Erregung öffentlichen Ärgernisses

Wer öffentlich sexuelle Handlungen vornimmt und dadurch absichtlich oder wissentlich ein Ärgernis erregt, wird mit Freiheitsstrafe bis zu einem Jahr oder mit Geldstrafe bestraft, wenn die Tat nicht in §183 mit Strafe bedroht ist.

§ 184 StGB: Verbreitung pornographischer Schriften

(1) Wer pornographische Schriften (§ 11 Abs. 3)

1. einer Person unter achtzehn Jahren anbietet, überlässt oder zugänglich macht,
2. an einem Ort, der Personen unter achtzehn Jahren zugänglich ist oder von ihnen eingesehen werden kann, ausstellt, anschlägt, vorführt oder sonst zugänglich macht,
3. im Einzelhandel außerhalb von Geschäftsräumen, in Kiosken oder anderen Verkaufsstellen, die der Kunde nicht zu betreten pflegt, im Versandhandel oder in gewerblichen Leihbüchereien oder Lesezirkeln einem anderen anbietet oder überlässt,

3a. im Wege gewerblicher Vermietung oder vergleichbarer gewerblicher Gewährung des Gebrauchs, ausgenommen in Ladengeschäften, die Personen unter achtzehn Jahren nicht zugänglich sind und von ihnen nicht eingesehen werden können, einem anderen anbietet oder überlässt,

4. im Wege des Versandhandels einzuführen unternimmt,
5. öffentlich an einem Ort, der Personen unter achtzehn Jahren zugänglich ist oder von ihnen eingesehen werden kann, oder durch Verbreiten von Schriften außerhalb des Geschäftsverkehrs mit dem einschlägigen Handel anbietet, ankündigt oder anpreist,
6. an einen anderen gelangen lässt, ohne von diesem hierzu aufgefordert zu sein,
7. in einer öffentlichen Filmvorführung gegen ein Entgelt zeigt, das ganz oder überwiegend für diese Vorführung verlangt wird,
8. herstellt, bezieht, liefert, vorrätig hält oder einzuführen unternimmt, um sie oder aus ihnen gewonnene Stücke im Sinne der Nummern 1 bis 7 zu verwenden oder einem anderen eine solche Verwendung zu ermöglichen, oder
9. auszuführen unternimmt, um sie oder aus ihnen gewonnene Stücke im Ausland unter Verstoß gegen die dort geltenden Strafvorschriften zu verbreiten oder öffentlich zugänglich zu machen oder eine solche

Verwendung zu ermöglichen, wird mit Freiheitsstrafe bis zu einem Jahr oder mit Geldstrafe bestraft.

(2) Absatz 1 Nr. 1 ist nicht anzuwenden, wenn der zur Sorge für die Person Berechtigte handelt; dies gilt nicht, wenn der Sorgeberechtigte durch das Anbieten, Überlassen oder Zugänglichmachen seine Erziehungspflicht gröblich verletzt. Absatz 1 Nr. 3a gilt nicht, wenn die Handlung im Geschäftsverkehr mit gewerblichen Entleihern erfolgt.

(3) bis (7) (weggefallen)

§ 184a StGB: Verbreitung gewalt- oder tierpornographischer Schriften

Wer pornographische Schriften (§ 11 Abs. 3), die Gewalttätigkeiten oder sexuelle Handlungen von Menschen mit Tieren zum Gegenstand haben,

1. verbreitet,
2. öffentlich ausstellt, anschlägt, vorführt oder sonst zugänglich macht oder
3. herstellt, bezieht, liefert, vorrätig hält, anbietet, ankündigt, anpreist, einzuführen oder auszuführen unternimmt, um sie oder aus ihnen gewonnene Stücke im Sinne der Nummer 1 oder Nummer 2 zu verwenden oder einem anderen eine solche Verwendung zu ermöglichen,

wird mit Freiheitsstrafe bis zu drei Jahren oder mit Geldstrafe bestraft.

§ 184b StGB: Verbreitung, Erwerb und Besitz kinderpornographischer Schriften

(1) Wer pornographische Schriften (§ 11 Abs. 3), die den sexuellen Missbrauch von Kindern (§§ 176 bis 176b) zum Gegenstand haben (kinderpornographische Schriften),

1. verbreitet,
2. öffentlich ausstellt, anschlägt, vorführt oder sonst zugänglich macht oder
3. herstellt, bezieht, liefert, vorrätig hält, anbietet, ankündigt, anpreist, einzuführen oder auszuführen unternimmt, um sie oder aus ihnen gewonnene Stücke im Sinne der Nummer 1 oder Nummer 2 zu verwenden oder einem anderen eine solche Verwendung zu ermöglichen, wird mit Freiheitsstrafe von drei Monaten bis zu fünf Jahren bestraft.

(2) Ebenso wird bestraft, wer es unternimmt, einem anderen den Besitz von kinderpornographischen Schriften zu verschaffen, die ein tatsächliches oder wirklichkeitsnahes Geschehen wiedergeben.

(3) In den Fällen des Absatzes 1 oder des Absatzes 2 ist auf Freiheitsstrafe von sechs Monaten bis zu zehn Jahren zu erkennen, wenn der Täter ge-

werbsmäßig oder als Mitglied einer Bande handelt, die sich zur fortgesetzten Begehung solcher Taten verbunden hat, und die kinderpornographischen Schriften ein tatsächliches oder wirklichkeitsnahes Geschehen wiedergeben.

(4) Wer es unternimmt, sich den Besitz von kinderpornographischen Schriften zu verschaffen, die ein tatsächliches oder wirklichkeitsnahes Geschehen wiedergeben, wird mit Freiheitsstrafe bis zu zwei Jahren oder mit Geldstrafe bestraft. Ebenso wird bestraft, wer die in Satz 1 bezeichneten Schriften besitzt.

(5) Die Absätze 2 und 4 gelten nicht für Handlungen, die ausschließlich der Erfüllung rechtmäßiger dienstlicher oder beruflicher Pflichten dienen.

(6) In den Fällen des Absatzes 3 ist §73d anzuwenden. Gegenstände, auf die sich eine Straftat nach Absatz 2 oder Absatz 4 bezieht, werden eingezogen. §74a ist anzuwenden.

§ 184c StGB: Verbreitung pornographischer Darbietungen durch Rundfunk, Medien- oder Teledienste

Nach den §§ 184 bis 184b wird auch bestraft, wer eine pornographische Darbietung durch Rundfunk, Medien- oder Teledienste verbreitet. In den Fällen des § 184 Abs. 1 ist Satz 1 bei einer Verbreitung durch Medien- oder Teledienste nicht anzuwenden, wenn durch technische oder sonstige Vorkehrungen sichergestellt ist, dass die pornographische Darbietung Personen unter achtzehn Jahren nicht zugänglich ist.

§ 184d StGB: Ausübung der verbotenen Prostitution

Wer einem durch Rechtsverordnung erlassenen Verbot, der Prostitution an bestimmten Orten überhaupt oder zu bestimmten Tageszeiten nachzugehen, beharrlich zuwiderhandelt, wird mit Freiheitsstrafe bis zu sechs Monaten oder mit Geldstrafe bis zu einhundertachtzig Tagessätzen bestraft.

§ 184e StGB: Jugendgefährdende Prostitution

Wer der Prostitution

1. in der Nähe einer Schule oder anderen Örtlichkeit, die zum Besuch durch Personen unter achtzehn Jahren bestimmt ist, oder
2. in einem Haus, in dem Personen unter achtzehn Jahren wohnen, in einer Weise nachgeht, die diese Personen sittlich gefährdet,

wird mit Freiheitsstrafe bis zu einem Jahr oder mit Geldstrafe bestraft.

§ 184f StGB: Begriffsbestimmungen

Im Sinne dieses Gesetzes sind

1. sexuelle Handlungen nur solche, die im Hinblick auf das jeweils geschützte Rechtsgut von einiger Erheblichkeit sind,
2. sexuelle Handlungen vor einem anderen nur solche, die vor einem anderen vorgenommen werden, der den Vorgang wahrnimmt.

§ 223 StGB:

(1) Wer einen anderen körperlich misshandelt oder an der Gesundheit beschädigt, wird mit Freiheitsstrafe bis zu drei Jahren oder mit Geldstrafe bestraft.

(2) Ist die Handlung gegen Verwandte aufsteigender Linie begangen, so ist auf Freiheitsstrafe bis zu fünf Jahren oder auf Geldstrafe zu erkennen.

Bürgerliches Gesetzbuch (BGB)

§ 1626 BGB: Elterliche Sorge, Grundsätze

(1) Die Eltern haben die Pflicht und das Recht, für das minderjährige Kind zu sorgen (elterliche Sorge). Die elterliche Sorge umfasst die Sorge für die Person des Kindes (Personensorge) und das Vermögen des Kindes (Vermögenssorge).

(2) Bei der Pflege und Erziehung berücksichtigen die Eltern die wachsende Fähigkeit und das wachsende Bedürfnis des Kindes zu selbstständigem verantwortungsbewusstem Handeln. Sie besprechen mit dem Kind, soweit es nach dessen Entwicklungsstand angezeigt ist, Fragen der elterlichen Sorge und streben Einvernehmen an.

(3) Zum Wohl des Kindes gehört in der Regel der Umgang mit beiden Elternteilen. Gleiches gilt für den Umgang mit anderen Personen, zu denen das Kind Bindungen besitzt, wenn ihre Aufrechterhaltung für seine Entwicklung förderlich ist.

§ 1627 BGB: Ausübung der elterlichen Sorge

Die Eltern haben die elterliche Sorge in eigener Verantwortung und in gegenseitigem Einvernehmen zum Wohle des Kindes auszuüben. Bei Meinungsverschiedenheiten müssen sie versuchen, sich zu einigen.

§ 1631 BGB: Inhalt und Grenzen der Personensorge

(1) Die Personensorge umfasst insbesondere die Pflicht und das Recht, das Kind zu pflegen, zu erziehen, zu beaufsichtigen und seinen Aufenthalt zu bestimmen.

(2) Kinder haben ein Recht auf gewaltfreie Erziehung. Körperliche Bestrafungen, seelische Verletzungen und andere entwürdigende Maßnahmen sind unzulässig.

(3) Das Familiengericht hat die Eltern auf Antrag bei der Ausübung der Personensorge in geeigneten Fällen zu unterstützen.

§ 1666 BGB:

(1) Wird das körperliche, geistige und seelische Wohl des Kindes durch missbräuchliche Ausübung der elterlichen Sorge, durch Vernachlässigung des Kindes, durch unverschuldetes Versagen der Eltern oder durch das Verhalten eines Dritten gefährdet, so hat das Familiengericht, wenn die Eltern nicht gewillt oder nicht in der Lage sind, die Gefahr abzuwenden, die zur Abwendung der Gefahr erforderlichen Maßnahmen zu treffen.

§ 1666a BGB: Grundsatz der Verhältnismäßigkeit; Vorrang öffentlicher Hilfen

(1) Maßnahmen, mit denen eine Trennung des Kindes von der elterlichen Familie verbunden ist, sind nur zulässig, wenn der Gefahr nicht auf andere Weise, auch nicht durch öffentliche Hilfen, begegnet werden kann. Dies gilt auch, wenn einem Elternteil vorübergehend oder auf unbestimmte Zeit die Nutzung der Familienwohnung untersagt werden soll. Wird einem Elternteil oder einem Dritten die Nutzung der vom Kind mitbewohnten oder einer anderen Wohnung untersagt, ist bei der Bemessung der Dauer der Maßnahme auch zu berücksichtigen, ob diesem das Eigentum, das Erbbaurecht oder der Nießbrauch an dem Grundstück zusteht, auf dem sich die Wohnung befindet; Entsprechendes gilt für das Wohnungseigentum, das Dauerwohnrecht, das dingliche Wohnrecht oder wenn der Elternteil oder Dritte Mieter der Wohnung ist.

(2) Die gesamte Personensorge darf nur entzogen werden, wenn andere Maßnahmen erfolglos geblieben sind oder wenn anzunehmen ist, dass sie zur Abwendung der Gefahr nicht ausreichen.

Kinder- und Jugendhilfegesetz (KJHG)

Das KJHG stellt eine Fülle von Hilfen für Kinder, Jugendliche, junge Erwachsene und Eltern zur Verfügung, und zwar nicht erst dann, wenn »das Kind in den Brunnen gefallen« ist. Das Angebot umfasst Jugendarbeit und Jugendsozialarbeit, Kinder- und Jugendschutz, Förderung der Erziehung in der Familie, Förderung von Kindern in Tageseinrichtungen und in Tagespflege, Hilfen zur Erziehung und zur Eingliederung für seelisch behinderte junge Menschen u.a.m. Entsprechend dem Artikel 6 des Grundgesetzes (s. o.) sollen die Eltern in ihrem Erziehungsauftrag unterstützt werden, Eingriffe in die Familie sollen möglichst vermieden werden durch Beratung, Stärkung der eigenständigen Möglichkeiten sowie »Hilfe zur Selbsthilfe«.

§ 1 KJHG: Recht auf Erziehung, Elternverantwortung, Jugendhilfe

(1) Jeder junge Mensch hat ein Recht auf Förderung seiner Entwicklung und auf Erziehung zu einer eigenverantwortlichen und gemeinschaftsfähigen Persönlichkeit.

(2) Pflege und Erziehung der Kinder sind das natürliche Recht der Eltern und die zuvörderst ihnen obliegende Pflicht. Über ihre Betätigung wacht die staatliche Gemeinschaft.

(3) Jugendhilfe soll zur Verwirklichung des Rechts nach Absatz 1 insbesondere

1. junge Menschen in ihrer individuellen und sozialen Entwicklung fördern und dazu beitragen, Benachteiligungen zu vermeiden oder abzubauen,
2. Eltern und andere Erziehungsberechtigte bei der Erziehung beraten und unterstützen,
3. Kinder und Jugendliche vor Gefahren für ihr Wohl schützen,
4. dazu beitragen, positive Lebensbedingungen für junge Menschen und ihre Familien sowie eine kinder- und familienfreundliche Umwelt zu erhalten oder zu schaffen.

§ 2 KJHG: Aufgaben der Jugendhilfe

(1) Die Jugendhilfe umfasst Leistungen und andere Aufgaben zugunsten junger Menschen und Familien.

(2) Leistungen der Jugendhilfe sind:
1. Angebote der Jugendarbeit, der Jugendsozialarbeit und des erzieherischen Kinder- und Jugendschutzes (§§ 11 bis 14),
2. Angebote zur Förderung der Erziehung in der Familie (§§ 16 bis 21),
3. Angebote zur Förderung von Kindern in Tageseinrichtungen und in Tagespflege (§§ 22 bis 25),
4. Hilfe zur Erziehung und ergänzende Leistungen (§§27 bis 35, 36, 37, 39, 40),
5. Hilfe für seelisch behinderte Kinder und Jugendliche und ergänzende Leistungen (§§ 35a bis 37, 39, 40).

(3) Andere Aufgaben der Jugendhilfe sind:
1. die Inobhutnahme von Kindern und Jugendlichen (§ 42),
2. die Herausnahme des Kindes oder des Jugendlichen ohne Zustimmung des Personensorgeberechtigten (§ 43),
3. die Erteilung, der Widerruf und die Zurücknahme der Pflegeerlaubnis (§ 44),
4. die Erteilung, der Widerruf und die Zurücknahme der Erlaubnis für den Betrieb einer Einrichtung sowie die Erteilung nachträglicher Auflagen und die damit verbundenen Aufgaben (§§ 45 bis 47; 48a),
5. die Tätigkeitsuntersagung (§§ 48, 48a),
6. die Mitwirkung in Verfahren vor den Vormundschafts- und den Familiengerichten (§ 50),
7. die Beratung und Belehrung in Verfahren zur Annahme als Kind (§ 51),
8. die Mitwirkung in Verfahren nach dem Jugendgerichtsgesetz (§ 52),
9. die Beratung und Unterstützung von Müttern bei Vaterschaftsfeststellung und Geltendmachung von Unterhaltsansprüchen sowie von Pflegern und Vormündern (§§ 52a, 53),
10. die Erteilung, der Widerruf und die Zurücknahme der Erlaubnis zur Übernahme von Vereinsvormundschaften (§ 54),
11. Beistandschaft, Amtspflegschaft, Amtsvormundschaft und Gegenvormundschaft des Jugendamts (§§ 55 bis 58),
12. Beurkundung und Beglaubigung (§ 59),
13. die Aufnahme von vollstreckbaren Urkunden (§60).

§ 6 KJHG: Geltungsbereich

(1) Leistungen nach diesem Buch werden jungen Menschen, Müttern, Vä-

tern und Personensorgeberechtigten von Kindern und Jugendlichen gewährt, die ihren tatsächlichen Aufenthalt im Inland haben. Für die Erfüllung anderer Aufgaben gilt Satz 1 entsprechend.

(2) Ausländer können Leistungen nach diesem Buch nur beanspruchen, wenn sie rechtmäßig oder aufgrund einer ausländerrechtlichen Duldung ihren gewöhnlichen Aufenthalt im Inland haben.

(3) Deutschen können Leistungen nach diesem Buch auch gewährt werden, wenn sie ihren Aufenthalt im Ausland haben und soweit sie nicht Hilfe vom Aufenthaltsland erhalten.

(4) Regelungen des über- und zwischenstaatlichen Rechts bleiben unberührt.

§ 7 KJHG: Begriffsbestimmungen

(1) Im Sinne dieses Buches ist
   1. Kind, wer noch nicht 14 Jahre alt ist, soweit nicht die Absätze 2 bis 4 etwas anderes bestimmen.
   2. Jugendlicher, wer 14, aber noch nicht 18 Jahre alt ist,
   3. junger Volljähriger, wer 18, aber noch nicht 27 Jahre alt ist,
   4. junger Mensch, wer noch nicht 27 Jahre alt ist,
   5. Personensorgeberechtigter, wem allein oder gemeinsam mit einer anderen Person nach den Vorschriften des Bürgerlichen Gesetzbuches die Personensorge zusteht,
   6. Erziehungsberechtigter, der Personensorgeberechtigte und jede sonstige Person über 18 Jahre, soweit sie aufgrund einer Vereinbarung mit dem Personensorgeberechtigten nicht nur vorübergehend und nicht nur für einzelne Verrichtungen Aufgaben der Personensorge wahrnimmt.

(2) Kind im Sinne des § 1 Abs. 2 ist, wer noch nicht 18 Jahre alt ist.

(3) (weggefallen).

(4) Die Bestimmungen dieses Buches, die sich auf die Annahme als Kind beziehen, gelten nur für Personen, die das 18. Lebensjahr noch nicht vollendet haben.

§ 8 KJHG: Beteiligung von Kindern und Jugendlichen

(1) Kinder und Jugendliche sind entsprechend ihrem Entwicklungsstand an allen sie betreffenden Entscheidungen der öffentlichen Jugendhilfe zu beteiligen. Sie sind in geeigneter Weise auf ihre Rechte im Verwaltungs-

verfahren sowie im Verfahren vor dem Vormundschaftsgericht und dem Verwaltungsgericht hinzuweisen.

(2) Kinder und Jugendliche haben das Recht, sich in allen Angelegenheiten der Erziehung und Entwicklung an das Jugendamt zu wenden.

(3) Kinder und Jugendliche können ohne Kenntnis des Personensorgeberechtigten beraten werden, wenn die Beratung aufgrund einer Not- und Konfliktlage erforderlich ist und solange durch die Mitteilung an den Personensorgeberechtigten der Beratungszweck vereitelt würde.

§ 9 KJHG: Grundrichtung der Erziehung, Gleichberechtigung von Mädchen und Jungen

Bei der Ausgestaltung der Leistungen und der Erfüllung der Aufgaben sind

1. die von den Personensorgeberechtigten bestimmte Grundrichtung der Erziehung sowie die Rechte der Personensorgeberechtigten und des Kindes oder des Jugendlichen bei der Bestimmung der religiösen Erziehung zu beachten,
2. die wachsende Fähigkeit und das wachsende Bedürfnis des Kindes oder des Jugendlichen zu selbstständigem, verantwortungsbewusstem Handeln sowie die jeweiligen besonderen sozialen und kulturellen Bedürfnisse und Eigenarten junger Menschen und ihrer Familien zu berücksichtigen,
3. die unterschiedlichen Lebenslagen von Mädchen und Jungen zu berücksichtigen, Benachteiligungen abzubauen und die Gleichberechtigung von Mädchen und Jungen zu fördern.

§ 16 KJHG: Allgemeine Förderung der Erziehung in der Familie

(1) Müttern, Vätern, anderen Erziehungsberechtigten und jungen Menschen sollen Leistungen der allgemeinen Förderung der Erziehung in der Familie angeboten werden. Sie sollen dazu beitragen, dass Mütter, Väter und andere Erziehungsberechtigte ihre Erziehungsverantwortung besser wahrnehmen können. Sie sollen auch Wege aufzeigen, wie Konfliktsituationen in der Familie gewaltfrei gelöst werden können.

(2) Leistungen zur Förderung der Erziehung in der Familie sind insbesondere

1. Angebote der Familienbildung, die auf Bedürfnisse und Interessen sowie auf Erfahrungen von Familien in unterschiedlichen Lebenslagen und Erziehungssituationen eingehen, die Familie zur Mitarbeit

in Erziehungseinrichtungen und in Formen der Selbst- und Nachbarschaftshilfe besser befähigen sowie junge Menschen auf Ehe, Partnerschaft und das Zusammenleben mit Kindern vorbereiten,

2. Angebote der Beratung in allgemeinen Fragen der Erziehung und Entwicklung junger Menschen,
3. Angebote der Familienfreizeit und der Familienerholung, insbesondere in belastenden Familiensituationen, die bei Bedarf die erzieherische Betreuung der Kinder einschließen.

(3) Das Nähere über Inhalt und Umfang der Aufgaben regelt das Landesrecht.

23 Bei welchen Stellen finde ich weitere Hilfe und Beratung?

ADRESSEN VON ANLAUF- UND BERATUNGSSTELLEN

Es kann hier nur eine Auswahl von Adressen aus Deutschland, Österreich, Liechtenstein, Luxemburg und der Schweiz wiedergegeben werden. Für weitere Adressen vor Ort kann neben den aufgeführten Institutionen z. B. angefragt werden bei: Frauenhäusern; Frauenbeauftragten; Gleichstellungsstellen; Jugendämtern. Oft bieten auch die folgenden Institutionen spezielle Hilfen bei sexuellem Missbrauch an, oder aber sie können weitere Adressen benennen: Ehe-, Familien- und Lebensberatungsstellen; Beratungsstellen der Pro Familia oder des Deutschen Kinderschutzbundes; niedergelassene Kinder- und Jugendpsychiater sowie kinder- und jugendpsychiatrische Kliniken.

Es wurde versucht, die Adressenliste auf den neuesten Stand zu bringen. Dennoch können sich Fehler eingeschlichen oder aber die Adressen sich zwischenzeitlich geändert haben! Die Adressen sind nach Postleitzahlen sortiert.

Kinderschutz-Zentren in der Bundesrepublik Deutschland:
Kinderschutz-Zentren sind Anlaufstellen bei Gewalt gegenüber Kindern. Der Schwerpunkt liegt häufig bei einem Beratungs- und Therapieangebot in Fällen von familiärer Gewalt, wobei auch allen Familienmitgliedern (auch Misshandlern und Missbrauchern) Hilfen angeboten werden können. Andererseits werden aber auch z. B. Menschen aus dem sozialen Umfeld von betroffenen Familien beraten

und unterstützt. Weiter erfolgen Beratungen von sog. Fremdmeldern, also Menschen, die privat oder beruflich (z. B. Kindergarten) einen Verdacht auf Misshandlung oder sexuellen Missbrauch eines Kindes haben. Ein weiterer Schwerpunkt liegt in den Bereichen »Hilfen für Helfer«, Prävention und Öffentlichkeitsarbeit (u. a. Helferberatung und -supervision, Fortbildungsveranstaltungen für Fachleute aus psychosozialen Berufen, Elternabende in Kindergärten und Schulen, Arbeit mit Schulklassen und Jugendgruppen). Die Grundsätze der Beratungsarbeit von Kinderschutz-Zentren sind: Freiwilligkeit der Hilfesuche, Hilfe statt Strafe, Anonymität und Vertraulichkeit.

Weitere Informationen finden Sie im Internet unter www.kinderschutz-zentren.de.

Kinderschutz-Zentrum *Leipzig*
Brandvorwerkstr. 80
04275 Leipzig
Tel.: 0341/9 60 28 37

Kinderschutz-Zentrum *Berlin*
Juliusstr. 41
12051 Berlin
Tel.: 030/6 83 91 10

Kinderschutz-Zentrum *Hamburg*
Emilienstr. 78
20259 Hamburg
Tel.: 040/4 91 00 07

Kinderschutz-Zentrum *Lübeck*
An der Untertrave 77
23552 Lübeck
Tel.: 0451/7 88 81

Kinderschutz-Zentrum *Kiel*
Zastrowstr. 12
24114 Kiel
Tel.: 0431/12 21 80

Kinderschutz-Zentrum *Westküste (Husum)*
Theodor-Storm-Str. 7
25813 Husum
Tel.: 04841/69 14 50

Kinderschutz-Zentrum *Oldenburg*
Friederikenstr. 3
26135 Oldenburg
Tel.: 0441/1 77 88

Kinderschutz-Zentrum *Bremen*
Humboldtstr. 179
28203 Bremen
Tel.: 0421/70 00 38

Kinderschutz-Zentrum *Hannover*
Schwarzer Bär 8
30449 Hannover
Tel.: 0511/3 74 34 78

Kinderschutz-Zentrum *Gütersloh*
Böhmerstr.13
33330 Gütersloh
Tel.: 05241/1 49 99

Kinderschutz-Zentrum *Dortmund*
Gutenbergstr. 24
44139 Dortmund
Tel.: 0231/20 64 58 0

Bundesgeschäftsstelle der Bundesarbeitsgemeinschaft der Kinderschutz-Zentren
Bonner Str. 145

50968 *Köln*
Tel.: 0221/56 97 53
Fax: 0221/5 69 75 50

Kinderschutz-Zentrum *Köln*
Bonner Str. 151
50968 Köln
Tel.: 0221/5 77 77 – 0

Kinderschutz-Zentrum *Aachen*
Kirberichshoferweg 27–29
52066 Aachen
Tel.: 0241/94 99 40

Kinderschutz-Zentrum *Mainz*
Lessingstr. 25
55118 Mainz
Tel.: 06131/61 37 37

Märkisches Kinderschutz-Zentrum
am Klinikum *Lüdenscheid*
Paulmannshöher Str.14
58515 Lüdenscheid
Tel.: 02351/46 39 15

SOS Kinderschutz und Beratung *Saar*
Karcherstr.13
66111 Saarbrücken
Tel.: 0681/91007 0

Kinderschutz-Zentrum *Heidelberg*
Adlerstr. 1/6
69123 Heidelberg
Tel.: 06221/7 39 21 34

Kinderschutz-Zentrum *Stuttgart*
Pfarrstr. 11
70182 Stuttgart
Tel.: 0711/23 89 00

Kinderschutz-Zentrum *Göppingen*
Schillerplatz 9
73033 Göppingen
Tel.: 07161/96 94 94

Kinderschutz-Zentrum *München*
Kapuzinerstr.9d
80337 München
Tel.: 089/55 53 56

Frauenberatungsstellen und Fachberatungsstellen bei sexuellem Missbrauch

Viele der hier aufgeführten speziellen Beratungsstellen zur Problematik des sexuellen Missbrauchs an Kindern sind feministisch orientiert, entstanden also aus der Frauenbewegung. Sie bieten deswegen überwiegend nur Hilfen bei sexuellem Missbrauch von Mädchen an, aber einige auch für Mädchen und Jungen. Der Arbeitsansatz beruht auf »parteilicher» Arbeit für Mädchen, d. h., die Interessen des missbrauchten Mädchens sind handlungsweisend. Familientherapie oder Arbeit mit Missbrauchern wird nicht angeboten, wohl aber die Beratung von Müttern und Vertrauenspersonen der betroffenen Mädchen. Ähnlich wie bei den Kinderschutz-Zentren erfolgen oft auch präventive Arbeit (z. B. in Kindergärten und Schulen, mit Mädchen in Zusammenarbeit mit anderen Institutionen) sowie Öffentlichkeitsarbeit und Fortbildung (z. B. Lehrer, Mitarbeiter im Gesundheitswesen, in Jugendämtern, von Polizei und Justiz).

Seit Februar 2005 bietet der Bundesverein zur Prävention von sexuellem Missbrauch an Mädchen und Jungen (Adresse in Kiel siehe unten) eine bundesweite Infoline an. N.I.N.A. – die Nationale Infoline, Netzwerk und Anlaufstelle zu sexueller Gewalt an Mädchen und Jungen – ist unter der Telefonnummer 01805/1234 65 sowie über die Internetadresse www.nina-info.de zu erreichen und bietet Informationen und Hilfen sowie eine Weitervermittlung an die nächste regionale Anlauf-/Beratungsstelle.

Bundesrepublik:
Anonyme Zuflucht für Mädchen und junge Frauen
Postfach 300 108
D-**01131** *Dresden*
Tel.: 0351/2519988
zufluchtdd@gmx.de
www.maedchenzuflucht-dresden.de

Ausweg – AWO-Beratungstelle gegen häusliche Gewalt und sexuellen Missbrauch
Hüblerstr. 3
D-**01309** *Dresden*
Tel.: 0351/31 00 22 1
awo-ausweg@t-online.de
www.ausweg-beratung.de

Wildwasser Halle e.V.
Große Steinstr. 61–62
D-**06108** *Halle (Saale)*
Tel.: 0345/5 23 00 28
wildwasser-halle@t-online.de
www.wildwasser-halle.de

Kinder- und Jugendschutzdienst Strohhalm
Closewitzer Str. 2
D-**07743** *Jena*
Tel.: 03641/44 36 43
strohhalm@familienzentrum-jena.de

Wildwasser e.V
Kaßbergstr. 22
D-**09112** *Chemnitz*
Tel.: 0371/35 05 34
Notruf: 0371/35 05 35
beratungsstelle@wildwasser-chemnitz.de
www.wildwasser-chemnitz.de

Wildwasser Berlin e.V.
Dircksenstr. 47
D-**10178** *Berlin-Mitte*
Tel.: 030/2 82 44 27
dircksen@wildwasser-berlin.de
www.wildwasser-berlin.de

Wildwasser Berlin e.V.
Wriezener Str. 10–11
D-**13359** *Berlin-Wedding*
Tel.: 030/4 86 282 22
wriezener@wildwasser-berlin.de
www.wildwasser-berlin.de

KiZ – Kind im Zentrum Sozialtherapeutische Hilfen für sexuell missbrauchte Kinder und Jugendliche und deren Angehörige
Neue Schönhauser Str. 16
D-**10178** *Berlin-Mitte*
Tel.: 030/2 82 80 77
Pfalzburger Str. 82
D-**10179** *Berlin* (Wilmersdorf)
Tel.: 030/3 24 70 90
kiz@ejf.de

Strohhalm e.V
Luckauer Str. 2
D-**10969** *Berlin*

Tel.: 030/6 14 18 29
info@strohhalm-ev.de
www.strohhalm-ev.de

Beratungsstelle für Frauen und Mädchen des Autonomen Frauenhauses Potsdam
Nansenstr. 5
D-**14471** *Potsdam*
Tel.: 0331/97 46 95
frauenberatung@frauenzentrum-potsdam.de
www.frauenzentrum-potsdam.de

Frauen helfen Frauen e.V. Rostock
Fachberatungsstelle gegen sexualisierte Gewalt
Ernst-Haeckel-Str. 1
D-**18059** *Rostock*
Tel.: 0381/4403290
fachberatungsstelle@fhf-rostock.de
www.fhf-rostock.de

MISS – Beratungsstelle für Betroffene sexueller Gewalt
Ringstr. 113
D-**18528** *Bergen auf Rügen*
Tel.: 03838/25 45 45
kontakt@miss-beratungstelle.de
www.miss-beratungsstelle.de

Lichtblick – Beratungsstelle gegen sexuelle Gewalt
Bertha-von-Suttner-Allee 4
D-**21614** *Buxtehude*
Tel.: 04161/71 47 15
AWO-Lichtblick@t-online.de

Allerleirauh e.V.
Menckesallee 13
D-**22089** *Hamburg*
Tel.: 040/29 83 44 83
info@allerleirauh.de
www.allerleirauh.de

Dolle Deerns e.V. – Fachberatungsstelle für Mädchen und junge Frauen mit sexueller Gewalterfahrung
Niendorfer Marktplatz 6
D-**22459** *Hamburg*
Tel.: 040/4 39 41 50
beratung@dolledeerns.de
www.dolledeerns.de

Frauennotruf Lübeck
Musterbahn 3
D-**23552** *Lübeck*
Tel.: 0451/70 46 40
kontakt@frauennotruf-luebeck.de
www.frauennotruf-luebeck.de

Deutsche Gesellschaft für Prävention und Intervention bei Kindesmisshandlung und -vernachlässigung e.V.
Mendelssohnstr. 17
D-**40233** *Düsseldorf*
Tel.: 0211/875 14 024
info@dgfpi.de
www.bundesverein.de

Notruf und Beratung für vergewaltigte Frauen und Mädchen – Frauen gegen Gewalt e.V.
Dänische Str. 3–5
D-**24103** *Kiel*
Tel.: 0431/9 11 44
Frauennotruf.Kiel@t-online.de
www.frauennotruf-kiel.de

LOTTA e.V. Autonomes Mädchenhaus
Holtenauer Str. 127
D-**24118** *Kiel*
Tel.: 0431/80 58 8 81
kontakt@maedchenhaus-kiel.de
www.maedchenhaus-kiel.de

Wagemut
Marienstr. 29–31/Eingang Lilienstr.
D-**24937** *Flensburg*
Tel.: 0461/9 09 26 30
info@wagemut.de
www.wagemut.de

Wendepunkt e.V.
Gärtnerstr. 10–14
D-**25335** *Elmshorn*
Tel.: 04121/47 57 30
info@wendepunkt-ev.de
www.wendepunkt-ev.de

Wildwasser Oldenburg e.V.
Lindenallee 23
D-**26122** *Oldenburg*
Tel.: 0441/16 65 6
info@wildwasser-oldenburg.de
www.wildwasser-oldenburg.de

Schlüsselblume e.V. gegen sexuelle Gewalt an Jungen und Mädchen
Weserstr. 192
D-**26382** *Wilhelmshaven*
Tel.: 04421/20 19 10
Schluesselblume-whv@freenet.de
www.schluesselblume.net

Horizonte – Beratungsstelle zu Sexualität, Missbrauch und Gewalt
Obere Str. 1–3
D-**27283** *Verden/Aller*
Tel.: 04231/81 797
awo-beratung-verden@t-online.de
www.horizonte-verden.de

Beratungsstelle gegen sexuellen Missbrauch an Mädchen und Jungen
Bismarckstr. 33
D-**27749** *Delmenhorst*
Tel.: 04221/1 31 79
bgsmmj@psychberatung.delmenhorst.de

Mädchenhaus Bremen e.V
Rembertistr. 32
D-**28203** *Bremen*
Tel.: 0421/33 65 444
Notruf: 0421/34 11 20
info@maedchenhaus-bremen.de
www.maedchenhaus-bremen.de
www.hilfe-fuer-maedchen.de

Schattenriss – Beratungsstelle gegen sexuellen Missbrauch
Waltjenstr. 140
D-**28237** *Bremen*
Tel.: 0421/61 71 88
www.schattenriss.de

Brennessel e.V. – Berufsgruppe gegen sexuelle Gewalt an Kindern
Blumlage 64
D-**29221** *Celle*
Tel.: 05141/74 05 60
www.brennessel.de

Violetta – Fachberatung gegen sexuellen Mißbrauch an Mädchen und jungen Frauen
Seelhorststr. 11
D-**30175** *Hannover*
Tel.: 0511/85 55 54
info@violetta-hannover.de
www.violetta-hannover.de

Mädchenhaus Hannover
Färberstr. 8
D-**30453** *Hannover*
Tel.: 0511/44 08 57
info@maedchenhaus-hannover.de
www.maedchenhaushannover.de

Notruf und Beratung für Frauen und Mädchen
Kirchplatz 10a
D-**31582** *Nienburg*
Tel.: 05021/6 11 63
frauennotruf@web.de

Femina vita Mädchenhaus Herford e.V.
Höckerstr. 13
D-**32052** *Herford*
Tel.: 05221/5 06 22
mail@feminavita.de
www.feminavita.de

Wildwasser Minden e.V.
Weberberg 2
D-**32423** *Minden*
Tel.: 0571/8 76 77
Verein@Wildwasser-Minden.de
www.wildwasser-minden.de

Frauenberatungsstelle Alraune e.V.
Wall 5
D-**32756** *Detmold*
Tel.: 05231/2 01 77
info@alraune-frauenberatung .de
www.alraune-frauenberatung .de

Beratungsstelle Belladonna
Westernstr. 28
D-**33098** *Paderborn*
Tel.: 05251/121 96 19
roesler@skf-paderborn.de
www.skf-paderborn.de

Wildwasser Bielefeld e.V.
Sudbrackstr. 36a
D-**33613** *Bielefeld*
Tel.: 0521/17 54 76
info@wildwasser-bielefeld.de
www.wildwasser-bielefeld.de

Wildwasser Marburg e.V.
Wilhelmstr. 40
D-**35037** *Marburg*
Tel.: 06421/1 44 66
info@wildwasser-marburg.de
www.wildwasser-marburg.de

Wildwasser Gießen e.V.
Liebigstr. 13
D-**35390** *Gießen*
Tel.: 0641/7 65 45
info@wildwasser-giessen.de
www.wildwasser-giessen.de

Frauen-Notruf
Kurze Geismarstr. 43
D-**37073** *Göttingen*
Tel.: 0551/44 68 4
Frauen-Notruf.GOE@t-online.de
www.frauen-notruf-goettingen.de

Frauen- und Mädchenberatung bei sexueller Gewalt
Goslarsche Str. 88
D-**38118** *Braunschweig*
Tel.: 0531/2 33 66 66
www.trau-dich-bs.de

Beratungsstelle gegen sexuelle Gewalt e.V.
Berliner Str. 80
D-**38226** *Salzgitter Lebenstedt*
Tel.: 05341/15 600
beratungsstelle.sz@t-online.de
www.beratung-bei-sexuellergewalt-sz.de

Dialog – Beratungsstelle für sexuell missbrauchte Kinder und Jugendliche
Goethestr. 59
D-**38440** *Wolfsburg*
Tel.: 05361/89 12 300
dialog@wolfsburg.de

Wildwasser Magdeburg e.V.
Ritterstr. 1
D-**39124** *Magdeburg*
Tel.: 0391/25 15 41 7
info@wildwasser-magdeburg.de
www.wildwasser-magdeburg.de

ProMädchen – Mädchenhaus Düsseldorf e.V.
Corneliusstr. 68–70
D-**40215** *Düsseldorf*
Tel.: 0211/48 76 75
info@promaedchen.de
www.promaedchen.de

Sag's e.V. – Beratungsstelle gegen sexuelle Gewalt
Düsseldorfer Str. 16
D-**40764** *Langenfeld*
Tel.: 02173/8 27 65
www.sags-ev.de

Zornröschen e.V.
Eickener Str. 197
D-**41063** *Mönchengladbach*
Tel.: 02161/20 88 86
info@zornroeschen.de
www.zornroeschen.de

Zinnober e.V. – Beratung und Hilfen für Kinder und Jugendliche
Kolpingstr. 2
D-**42551** *Velbert*
Tel.: 02051/5 30 86

Wildwasser Bochum e.V.
An den Lothen 8
D-**44892** *Bochum*
Tel.: 0234/29 76 66
WildwasserBo@aol.com
www.wildwasser-bochum.de

Frauenberatungs- und Kontaktstelle – Notruf für vergewaltigte und sexuell missbrauchte Frauen und Mädchen e.V.
Kirchstr. 14
D-**45879** *Gelsenkirchen*
Tel.: 0209/20 77 13
frauen-notruf.GE@t-online.de

Wildwasser Duisburg e.V.
Beratung und Information für Mädchen und Frauen zu sexueller Gewalt
Lutherstr. 36
D-**47058** *Duisburg*
Tel.: 0203/34 30 16
Wildwasser.Duisburg@t-online.de
www.wildwasser-duisburg.de

Zartbitter Münster e.V.
Beratungsstelle gegen sexualisierte Gewalt für Jugendliche ab 14 Jahren, Frauen und Männer
Berliner Platz 8, 4. Etage rechts
D-**48143** Münster
Tel.: 0251/41 40 555
zartbitter@muenster.de
www.zartbitter-muenster.de

Deutscher Kinderschutzbund Osnabrück e.V.
Kolpingstr. 5
D-**49074** *Osnabrück*
Tel.: 0541/33 03 60
info@kinderschutzbund-osnabrueck.de
www.kinderschutzbund-osnabrueck.de

Zartbitter Köln e.V. – Kontakt- und Informationsstelle gegen sexuellen Missbrauch an Mädchen und Jungen
Sachsenring 2–4
D-**50677** *Köln*
Tel.: 0221/31 20 55
www.zartbitter.de

Beratungsstelle gegen sexualisierte Gewalt e. V.
Damaschkestr. 53
51373 *Leverkusen*
Tel.: 0214/2061598
frauennotruf-lev@gmx.de
www.frauennotruf-lev.de

Notruf für vergewaltigte Frauen und Mädchen e.V.
Kurbrunnenstr. 48
D-**52066** *Aachen*
Tel.: 0241/54 22 20
info@frauennotruf-aachen.de
www.frauennotruf-aachen.de

Beratungsstelle gegen sexualisierte Gewalt
Wilhelmstr. 27
D-**53111** *Bonn*
Tel.: 0228/63 55 24
info@beratung-bonn.de
www.beratung-bonn.de

Notruf und Beratung für vergewaltigte Frauen und Mädchen e.V.
Walpodenstr. 10
D-**55116** *Mainz*
Tel.: 06131/22 12 13
info@frauennotruf-mainz.de
www.frauennotruf-mainz.de

Frauenzentrum Hexenbleiche
Schlossgasse 11
(Burggrafiat)
D-**55232** *Alzey*
Tel.: 06731/72 27
hexenbleiche@t-online.de
www.hexenbleiche.de

Frauennotruf Idar Oberstein – Fachstelle zum Thema sexualisierte Gewalt
Mainzer Str. 48
D-**55743** *Idar Oberstein*
Tel.: 06781/1 97 40
info@frauennotruf-idar-oberstein.de
www.frauennotruf-idar-oberstein.de

Initiative gegen Gewalt und sexuellen Missbrauch an Kindern und Jugendlichen e.V.
Poststr. 18
D-**56247** *Siershahn*
Tel.: 02623/68 39
info@initiative-gegen-gewalt.de
www.initiative-gegen-gewalt.de

Kaktusblüte Hamm e.V.
Widumstr. 47
D-**59065** *Hamm*
Tel.: 02381/162728
info@kaktusbluete-hamm.de
www.kaktusbluete-hamm.de

Frauen helfen Frauen – Beckum e.V.
Weststr. 25
D-**59269** *Beckum*
Tel.: 02521/16 88 7
frauenberatung-beckum@t-online.de
www.frauenberatung-beckum.de

Wildwasser Frankfurt e.V.
Böttgerstr. 22
D-**60389** *Frankfurt a. M.*
Tel.: 069/95 50 29 10
kontakt@wildwasser-frankfurt.de
www.wildwasser-frankfurt.de

FeM Mädchenhaus
Eschersheimer Landstr. 534
D-**60433** *Frankfurt a. M.*
Tel.: 069/53 10 70
Zuflucht Tel.: 069/51 91 71
maedchenberatung@fem-ffm.de
www.fem-ffm.de

Beratungsstelle Frauennotruf
Kasseler Str. 1a
D-**60486** *Frankfurt a. M.*
Tel.: 069/70 94 94
info@frauennotruf-frankfurt.de
www.frauennotruf-frankfurt.de

Wildwasser Wetterau e. V.
In der Burg 18
D-**61169** *Friedberg/Hessen*
Tel.: 06031/6 40 00
info@wildwasser-wetterau.de
www.wildwasser-wetterau.de

Lawine e.V.
Chemnitzerstr. 20
D-**63452** *Hanau*
Tel.: 06181/25 66 02
mail@lawine-ev.de
www.lawine-ev.de

Wildwasser Darmstadt e.V.
Wilhelminenstr. 19
D-**64283** *Darmstadt*
Tel.: 06151/2 88 71
wildwasser-darmstadt@w4w.net
www.wildwasser-darmstadt.de

Wildwasser Wiesbaden e.V.
Dostojewskistr. 10
D-**65187** *Wiesbaden*
Tel.: 0611/80 86 19
info@wildwasser-wiesbaden.de
www.wildwasser-wiesbaden.de

Wildwasser Kreis Groß-Gerau e.V.
Darmstädter Str. 101
D-**65428** *Rüsselsheim*
Tel.: 06142/96 57 60
info@wildwasser.de
www.wildwasser.de

Frauen und Mädchen Notruf e.V.
C1, 4
D-**68159** *Mannheim*
Tel.: 0621/1 00 33
team@maedchennotruf.de
www.maedchennotruf.de

Frauennotruf gegen sexuelle Gewalt an Frauen und Mädchen e.V.
Bergheimer Str. 135
D-**69115** *Heidelberg*
Tel.: 06221/18 36 43
info@frauennotruf-heidelberg.de
www.frauennotruf-heidelberg.de

Wildwasser Stuttgart e.V.
Stuttgarter Str. 3
D-**70469** *Stuttgart*
Tel.: 0711/85 70 68
info@wildwasser-stuttgart.de
www.wildwasser-stuttgart.de

Thamar – Beratungsstelle gegen sexuelle Gewalt
Stuttgarter Str. 17
D-**71032** *Böblingen*
Tel.: 07031/22 20 66
beratungsstelle@thamar.de
www.thamar.de

TIMA e.V. Tübinger Initiative Mädchenarbeit
Weberstr. 8
D-**72070** *Tübingen*
Tel.: 07071/76 30 06
team@tima-ev.de
www.tima-ev.de

Feuervogel e.V. – Verein für eine Kontakt-, Info- und Beratungsstelle gegen sexuelle Gewalt im Zollernalbkreis
Filserstr. 9
D-**72336** *Balingen*
Tel.: 07433/27 70 00
info@feuervogel-zollernalbkreis.de
www.feuervogel-zollernalbkreis.de

Kompass Kirchheim – Psychologische Fachberatungsstelle bei sexualisierter Gewalt im Landkreis Esslingen
Marstallgasse 3
D-**73230** *Kirchheim-Teck*
Tel.: 07021/61 32
mail@kompass-kirchheim.de
www.Kompass-Kirchheim.de

Frauen helfen Frauen e.V. – Anlaufstelle für Frauen und Mädchen
Tarlerstr. 31
D-**73525** *Schwäbisch Gmünd*
Tel.: 07171/3 99 77
frauen-helfen-frauen-gd@web.de
www.frauenhelfenfrauen-schwaebisch-gmuend.de

Wildwasser Esslingen e.V.
Merkelstr. 16
D-**73728** *Esslingen*
Tel.: 0711/35 55 89
info@wildwasser-esslingen.de
www.wildwasser-esslingen.de

Pfiffigunde
Dammstr. 15
D-**74076** *Heilbronn*
Tel.: 07131/16 61 78
info@pfiffigunde-hn.de
www.pfiffigunde-hn.de

Lilith e.V. – Beratungsstelle für Mädchen und Jungen zum Schutz vor sexueller Gewalt
Hohenzollernstr. 34
D-**75177** *Pforzheim*
Tel.: 07231/35 34 34
info@lilith-beratungsstelle.de
www.lilith-beratungsstelle.de

Allerleirauh – Hilfe und Beratung bei sexueller Gewalt
Otto-Sachs-Str. 6
D-**76133** *Karlsruhe*
Tel.: 0721/1 33 53 81
allerleirauh@sjb.karlsruhe.de

Wildwasser & FrauenNotruf e.V.
Hirschstr. 53b
D-**76133** *Karlsruhe*
Tel.: 0721/85 91 73
info@wildwasser-frauennotruf.de
www.wildwasser-frauennotruf.de

Feuervogel e.V. Rastatt
Engelstr. 37
D-**76437** *Rastatt*
Tel.: 07222/78 88 38
info@feuervogel-rastatt.de
www.feuervogel-rastatt.de

Wildwasser Freiburg e.V.
Basler Str. 8
D-**79100** *Freiburg/Breisgau*
Tel.: 0761/3 36 45
info@wildwasser-freiburg.de
www.wildwasser-freiburg.de

Wendepunkt e.V. Fachstelle gegen sexuellen Missbrauch an Mädchen und Jungen
Kronenstr. 14
D-**79100** *Freiburg/Breisgau*
Tel.: 0761/70 71 191
info@wendepunkt-freiburg.de
www.wendepunkt-freiburg.de

Beratungsstelle für Mädchen und junge Frauen – IMMA e.V.
An der Hauptfeuerwache 4
D-**80331** *München*

Tel.: 089/2 60 75 31
beratungsstelle@imma.de
www.imma.de

Zufluchtstelle für Mädchen und junge Frauen – IMMA e.V.
Jahnstr. 38
D-**80469** *München*
Tel.: 089/18 36 09
zufluchtstelle@imma.de
www.imma.de

Frauen- und Mädchennotruf Rosenheim e.V.
Ludwigsplatz 15
D-**83022** *Rosenheim*
Tel.: 08031/26 88 88
kontakt@frauennotruf-ro.de
www.frauennotruf-ro.de

Frauen helfen Frauen – Frauenhaus und Notruf
Marktler Str. 29
D-**84489** *Burghausen*
Tel.: 08677/70 07
notruf@fhf-burghausen.de
www.fhf-burghausen.de

Wirbelwind Ingoldstadt e.V.
Gewaltprävention, Notphon, Fachberatung bei sexualisierter Gewalt für die Region 10
Am Stein 5
D-**85049** *Ingolstadt*
Tel.: 08 41/1 73 53
beratungsstelle@wirbelwind-ingolstadt.de
www.wirbelwind-ingolstadt.de

Wildwasser Augsburg – Beratungsstelle gegen sexualisierte Gewalt an Mädchen und Frauen
Hermanstr. 7
D-**86150** *Augsburg*
Tel.: 0821/15 44 44
beratung@wildwasser-augsburg.de
www.wildwasser-augsburg.de

Brennessel e.V. – Hilfe gegen sexuellen Missbrauch
Marktstr. 53
D-**88212** *Ravensburg*
Tel.: 0751/39 78
kontakt@brennessel-rv.de

Wildwasser Nürnberg e.V.
Kobergerstr. 41
D-**90408** *Nürnberg*
Tel.: 0911/33 13 30
wildwasser-nbg@odn.de
www.wildwasser-nuernberg.de

Notruf und Beratung e.V.
Alte Manggasse 1
D-**93047** *Regensburg*
Tel.: 0941/24 171
notruf-beratung@r-kom.net
www.frauennotruf-regensburg.de

Avalon – Notruf und Beratungsstelle gegen sexuelle Gewalt e.V.
Casselmannstr. 15
D-**95444** *Bayreuth*
Tel.: 0921/51 25 25
avalon.bt@t-online.de
www.avalon-bayreuth.de

Notruf- und Beratungsstelle für gewaltbetroffene Frauen und Kinder
Hindenburgstr. 1
D-**96450** *Coburg*
Tel.: 09561/9 01 55
info@notrufstelle-coburg.de
www.notrufstelle-coburg.de

Wildwasser Würzburg e.V. gegen sexuelle Gewalt an Mädchen und Frauen – Beratung, Information und Selbsthilfe
Neutorstr. 11
D-**97070** *Würzburg*
Tel.: 0931/13 28 7
info@wildwasserwuerzburg.de
www.wildwasserwuerzburg.de

Kinderschutzdienst Hautnah
Mainzerhofplatz 3
D-**99085** *Erfurt*
Tel.: 0361/7 36 01 24
hautnah@mmev.de
www.jugendschutz-thueringen.de

Liechtenstein:
Frauenhaus Fürstentum Liechtenstein
Postfach 1142
FL-**9490** *Vaduz*
Tel.: +423/380 02 03
info@frauenhaus.li
www.frauenhaus.li

INFRA – Informations- und Kontaktstelle
für Frauen
Landstr. 92
FL-**9494** *Schaan*
Tel.: +423/232 08 80
Fax: +423/232 08 87
info@infra.li
www.infra.li

Luxemburg:
Aktioun Bobby – Service Protection
de la Police Judiciaire pour la Protection
de la Jeunesse
Tel.: 12321

Kanner Jugendtelefon
Tel.: 12345
www.12345kjt.lu

Femmes en Détresse a.s.b.l
B.P. 1024
L-**1010** Luxembourg
organisation@fed.lu
www.fed.lu

Le Meederchershaus
B.P. 1024
L-**1010** *Luxembourg*
Tel.: 296565
foyer@meederchershaus.lu
www.fed.lu/meederchershaus

ALUPSE – Association Luxembourgeoise
pour la Prévention des Sévices à Enfants
8, rue Tony Bourg
L-**1278** *Luxembourg*
Tel.: 26 18 48-1

Bureau d'information »Oxygène«
74, rue de Strasbourg
L-**2560** *Luxembourg*
Tél.: 494149
infofilles@pt.lu

Fondation Kannerschlass Établissement
d'Utilité Publique
12, rue Winston Churchill
L-**4434** *Soleuvre*
Tél: 59 59 59-1
fondation@kannerschlass.lu
www.kannerschlass.lu

Österreich:
Die Möwe – Kinderschutzzentrum Wien
Börsegasse 9
A-**1010** *Wien*
Tel.: 01/5 32 15 15
ksz-wien@die-moewe.at
www.die-moewe.at

Beratungsstelle für sexuell missbrauchte
Mädchen und junge Frauen
Theobaldgasse 20/9
A-**1060** *Wien*
Tel.: 0043/ (01) 587 10 89
maedchenberatung@aon.at
www.maedchenberatung.at

Kinderschutzzentrum Wien
Kandlgasse 37/6
A-**1070** *Wien*
Tel.: 01/5 26 18 20
office@kinderschutz-wien.at
www.kinderschutz-wien.at

Kinder- & Jugendanwaltschaft Wien
Alserbachstr. 18
A-**1080** *Wien*
Tel.: 01/70 77 000
post@jugendanwalt.wien.gv.at
www.kja.at

Verein Notruf für vergewaltigte Frauen
und Mädchen
Postfach 214
A-**1172** *Wien*
Tel.: 01/5 23 22 22
notruf@frauenweb.at
www.frauenberatung.at

TAMAR Beratungsstelle für misshandelte und sexuell missbrauchte Frauen, Mädchen und Kinder
Wexstr. 22/3/1
A-**1200** *Wien*
Tel.: 01/ 33 40 437
beratungsstelle@tamar.at
www.tamar.at

Die Möwe – Kinderschutzzentrum
Kreuzgasse 11
A-**2130** *Mistelbach*
Tel.: 02572/20 450
ksz-mi@die-moewe.at
www.die-moewe.at

Die Möwe – Kinderschutzzentrum
Neusiedler Str. 1
A-**2340** *Mödling*
Tel.: 02236/866 100
ksz-moe@die-moewe.at
www.die-moewe.at

Die Möwe – Kinderschutzzentrum
Bahnstr. 12
A-**2620** *Neunkirchen*
Tel.: 02635/66 664
ksz-nk@die-moewe.at
www.die-moewe.at

Die Möwe – Kinderschutzzentrum
Wiener Str. 34
A-**3100** *St. Pölten*
Tel.: 02742/311 111
ksz-stp@die-moewe.at
www.die-moewe.at

NÖ Kinder- & Jugendanwaltschaft
Tor zum Landhaus, Stiege B, 1. OG
Rennbahnstr. 29
A-**3109** *St. Pölten*
Tel.: 02742/90 811
post.kija@noel.gv.at
www.kija-noe.at

Kinderschutzzentrum WIGWAM
Leopold Werndlstr. 36
A-**4400** *Steyr*
Tel.: 07252/41 919
office@wigwam.at
www.wigwam.at

Kinderschutzzentrum Salzburg
Rudolf-Biebl-Str. 50
A-**5020** *Salzburg*
Tel.: 0662/44 9 11
beratung@kinderschutzzentrum.at
www.kinderschutzzentrum.at

Kinder- & Jugendanwaltschaft Salzburg
Friedensstr. 11
A-**5020** *Salzburg*
Tel.: 0662/43 05 50
kija.sbg@kija.at
www.kija.at/sbg

Frauen gegen VerGEWALTigung – Beratung, Prävention und Öffentlichkeitsarbeit zum Thema sexualisierte Gewalt gegen Frauen und Mädchen
Sonnenburgstr. 5
A- **6020** *Innsbruck*
Tel.: 0512/57 44 16
office@frauen-gegen-vergewaltigung.at
www.frauen-gegen-vergewaltigung.at

Kinderschutzzentrum Innsbruck
Schöpfstr. 19
A-**6020** *Innsbruck*
Tel.: 0512/58 37 57
innsbruck@kinderschutz-tirol.at
www.kinderschutz-tirol.at

Kinder- & Jugendanwaltschaft Tirol
Sillgasse 8
A-**6020** *Innsbruck*
Tel.: 0512/50 83 792
kija@tirol.gv.at
www.kija-tirol.at

Kinder- & Jugendanwaltschaft Vorarlberg
Schießstätte 12
A-**6800** *Feldkirch*
Tel.: 05522/84 900
kija@vorarlberg.at
www.kija.at

IfS Kinderschutz – Beratungsstelle Bregenz
St. Anna-Str. 2
A-**6900** *Bregenz*
Tel.: 05574/42 890
ifs.bregenz@ifs.at
www.ifs.at

Beratungsstelle TARA – Beratung, Therapie und Prävention bei sexueller Gewalt gegen Mädchen und Frauen
Geidorfgürtel 34
A-**8010** *Graz*
Tel.: 0316/31 80 77
office@taraweb.at
www.taraweb.at

Kinderschutzzentrum Graz
Mandellstr. 18/2
A-**8010** *Graz*
Tel.: 0316/83 19 41
graz@kinderschutz-zentrum.at
www.kinderschutz-zentrum.at

Kinder- & Jugendanwaltschaft Steiermark
Nikolaiplatz 4a
A-**8020** *Graz*
Tel.: 0810/500 777
kija@stmk.gv.at
www.kinderanwalt.at

»tartaruga« – Zufluchts- und Beratungsstelle für Jugendliche in Krisensituationen
Ungergasse 23
A-**8020** *Graz*
Tel.: 050/79 00 32 00
tartaruga@jaw.or.at
www.jaw.or.at

Kinderschutzzentrum Oberes Murtal
Gaalerstr. 2
A-**8720** *Knittelfeld*
Tel.: 03512/75 74 1
kisz@kinderfreunde-steiermark.at
www.kinderschutzzentrum.net

Kinder- & Jugendanwaltschaft Kärnten
Adlergasse 18
A-**9020** *Klagenfurt*
Tel.: 050/536-31355
kija@ktn.gv.at
www.kija.ktn.gv.at

Kinderschutzzentrum Kärnten
Kumpfgasse 20/1. Stock
A-**9020** *Klagenfurt*
Tel.: 0463/56 7 67
kinderschutz-zentrumkaernten@utanet.at
www.kinderschutzzentrumkaernten.at

Kinderschutzzentrum Lienz
Amlacherstr. 2
A-**9900** *Lienz*
Tel.: 04852/71 440
lienz@kinderschutz-tirol.at
www.kinderschutz-tirol.at

Schweiz:

Die Schweiz verfügt über einen nationalen Telefonberatungsdienst mit geschützter dreistelliger Nummer nur für Kinder und Jugendliche. Täglich 24 Stunden erreichbar unter Tel.: 147

Centre LAVI de Genève
72, Boulevard Saint-Georges
CH-**1205** *Genève*
Tel.: 022/320 01 02
info@centrelavi-ge.ch
www.centrelavi-ge.ch

Opferhilfe für Kinder und Jugendliche
Rue Hans-Fries 1
Postfach 29
CH-**1700** *Freiburg*
Tel. : + 41 (0) 26 305 15 80
Fax : + 41 (0) 26 305 15 89
LAVI-OHG@fr.ch
www.admin.fr.ch/ja

SAVAS – Service d'aide aux victimes d'abus sexuels
90, Av. Léopold-Robert
CH-**2300** *La Chaux-de-Fonds*
Tel.: 032/9 19 66 44
www.forumfemmesne.ch

Lantana – Fachstelle Opferhilfe bei sexueller Gewalt
Aarbergergasse. 36
CH-**3011** *Bern*
Tel.: 031/313 14 00
beratung@lantana.ch
www.lantana.ch

Vista Fachstelle Opferhilfe bei sexueller und häuslicher Gewalt
Bälliz 49
CH-**3600** *Thun*
Tel.: 033/225 05 60
info@vista-thun.ch
www.vista-thun.ch

TRIANGEL – Fachbereich der Opferhilfe beider Basel für gewaltbetroffene Kinder und Jugendliche
Steinenring 53
CH-**4051** *Basel*
Tel. 061/205 09 10
triangel@opferhilfe–bb.ch
www.opferhilfe-beiderbasel.ch/triangel-basel/

Opferberatungsstelle des Kantons Luzern
Obergrundstrasse 70
CH-**6003** *Luzern*
Tel.: 041/227 40 60
opferberatung@lu.ch
www.disg.ch/opferberatung

eff-zett das fachzentrum
Opferberatung
Tirolerweg 8
CH-**6300** *Zug*
Tel.: 041/7 25 26 50
opfer@eff-zett.ch
www.eff-zett.ch

Allogio Donne
Culla San Marco
Via Ravecchia 27
CH-**6500** *Bellinzona*
Tel.: 091/825 12 58

Opferhilfe – Fachstelle Kindesschutz
Loestr. 37
CH-**7000** *Chur*
Tel.: 081/257 31 50
mail@kindesschutz.gr.ch
www.soa.gr.ch

Fachstelle mira – Prävention sexueller Ausbeutung im Freizeitbereich
Zentralstr. 156
CH-**8003** *Zürich*
Tel.: +41 (0)43 317 17 04
NaTel.: +41 (0)79 343 45 45
fachstelle@mira.ch
www.mira.ch

Limita Fachstelle zur Prävention sexueller Ausbeutung von Mädchen und Jungen
Bertastr. 35
CH-**8003** *Zürich*
Tel.: 0041 (0)44 450 85 20
info@limita-zh.ch
www.limita-zh.ch

Beratungsstelle CASTAGNA
Universitätstr. 86
CH-**8006** *Zürich*
Tel.: 044/360 90 40
mail@castagna-zh.ch
www.castagna-zh.ch

Elternnotruf
24 Stunden Hilfe und Beratung
Weinbergstr. 135
CH-**8006** *Zürich*

Tel.: 044/2 61 88 66
24h@elternnotruf.ch
www.elternnotruf.ch

Mädchenhaus Zürich
Postfach 1923
CH-**8031** *Zürich*
Tel.: 044/3 41 49 45
info@maedchenhaus.ch
www.maedchenhaus.ch

Frauenhaus und Opferhilfe
Postfach 1614
CH-**8201** *Schaffhausen*
Tel.: 052/6 25 25 00
info@opferberatung-sh.ch
www.frauenhaus-sh.ch

Beratungsstelle für gewaltbetroffene Frauen
Technikumstr. 38
Postfach 1800
CH-**8401** *Winterthur*
Tel.: 052/2 13 61 61
frauennottelefon@swissonline.ch
www.frauennottelefon.ch

Opferhilfe für Kinder/Jugendliche und für Fragen bei Kindesmisshandlung
Frauenfelder Str. 37
CH-**8570** *Weinfelden*
Tel.: 071/626 58 44

Kinderschutzzentrum St. Gallen
In Via – Fachstelle Kindesschutz Opferhilfe für Kinder und Jugendliche
Falkensteinstr. 84
CH-**9006** *St. Gallen*
Tel.: 071/2 43 78 02
invia@kszsg.ch
www.kszsg.ch

Weißer Ring:

Der Weiße Ring setzt sich für Opfer von Straftaten ein. Er kann helfen durch:

» menschlichen Beistand und persönliche Betreuung nach der Straftat;
» Hilfestellung im Umgang mit Behörden;
» Begleitung zu Gerichtsterminen;
» Vermittlung von Hilfen anderer Organisationen;
» Unterstützung bei materiellen Notlagen im Zusammenhang mit der Straftat, u. a. durch:
  › Beratungsscheck für eine kostenlose Erstberatung bei einem frei gewählten Anwalt
  › Übernahme von Anwaltskosten, insbesondere zur Durchsetzung sozialrechtlicher Ansprüche (z.B. nach dem Opferentschädigungsgesetz)
  › Wahrnehmung von Opferschutzrechten im Strafverfahren (Opferanwalt)

- Beratungsscheck für eine medizinisch-psychologische Erstberatung
- Erholungsmaßnahmen für Opfer und Familie
- finanzielle Zuwendungen zur Überbrückung der Tatfolgen

Weißer Ring Bundesrepublik:

Das bundesweite kostenlose Opfer-Telefon des Weißen Rings ist täglich von 7 bis 22 Uhr zu erreichen: 0800 0800 343.

Im Internet finden Sie die größte deutsche Opferschutzorganisation unter www.weisser-ring.de.

Weitere Informationen – auch über das Erreichen der vielen ehrenamtlichen Helfer vor Ort – können bei den nachfolgenden Regionalbüros erhalten werden:

Bundesgeschäftsstelle Weißer Ring e.V.
Tel.: 06131-83 03 0

Baden-Württemberg
Stuttgart
Hackstr. 20
D-70190 *Stuttgart*
Tel.: 0711/90 71 39 90

Bayern Nord
Bayreuth (Stadt + Kreis)
Wiesengrundstr. 4a
D-90765 *Fürth*
Tel.: 0911/7668797

Bayern Süd
München Südost
Schmorellstr. 14
D-82008 *Unterhaching*
Tel.: 089/61500690

Berlin
Berlin Mitte I
Bundesratufer 12
D-10555 *Berlin*
Tel.: 030/39742665

Brandenburg
Frankfurt/Oder
Fischerstr. 101
D-15230 *Frankfurt*
Tel.: 0335/533200

Bremen
Landesbüro Bremen
Tel.: 0421/323211

Hamburg
Landesbüro Hamburg
Tel.: 040-2517680

Hessen
Frankfurt West
Großer Hirschgraben 15
D-60311 *Frankfurt/Main*
Tel.: 069/252500

Mecklenburg-Vorpommern
Mecklenburg-Strelitz
Rotbuchenring 45
D-17033 *Neubrandenburg*
Tel.: 0395/3681855

Niedersachsen
Hannover (Stadt)
Hermannstr. 6
D-30457 *Hannover*
Tel.: 0511/9562524

NRW/ Rheinland
Rhein-Erft-Kreis
Schlaunstr. 2
D-50321 *Brühl*
Tel.: 02232/410664

NRW/Westfalen-Lippe
Bochum
Nettelbeckstr. 61
D-44797 *Bochum*
Tel.: 0234/413398

Rheinland-Pfalz
Mainz (Stadt)
Kastanienweg 24
D-55128 *Mainz*
Tel.: 06131/6226311

Saarland
Saarlouis
Paul-Lincke-Str. 21
66793 *Saarwellingen*
Tel.: 06838/8658565

Sachsen
Dresden (Stadt)
Ehrlichstr. 3
D-01067 *Dresden*
Tel.: 0151/55164621

Sachsen-Anhalt
Halle
Leipziger Str. 71
D-06108 *Halle*
Tel.: 0345/29989822

Schleswig-Holstein
Flensburg
Munkenholt 44
D-24944 *Flensburg*
Tel.: 0461/3155301

Thüringen
Landkreis Gotha
Riedweg 10
D-99867 *Gotha*
Tel.: 03621/703538

Weißer Ring Luxemburg:
Aide aux Victimes de la Criminalité
Wäisse Rank Lëtzebuerg
Tel.: 00352/40 20 40

Weißer Ring Österreich:
Nußdorfer Straße 67/7
A-1090 Wien
Tel.: 0810 955 065
Office@Weisser-Ring.at

Weißer Ring Schweiz:
Weisser Ring/Anneau Blanc/Anello Bianco
Tel.: 044 422 65 62

Beratung in der Männerbewegung:

Im Rahmen der Männerbewegung entstand eine Reihe von Projekten, die sich mit männlicher Gewalt und der männlichen Sozialisation auseinandersetzen. Die Ziele der einzelnen Vereine sind sehr unterschiedlich, wobei hier (in einer Auswahl) nur solche Vereinigungen aufgeführt werden sollen, welche sich mit sexueller Gewalt von Männern, sexuell übergriffigen/missbrauchenden männlichen Jugendlichen, sexuell missbrauchten Männern/Jungen sowie mit männlichen Missbrauchern auseinandersetzen. Häufig liegt der Schwerpunkt dieser Vereinigungen allgemein auf einer antisexistischen, emanzipatorischen Männer- und Jungenarbeit.

Weitere Adressen können u. a. eingeholt werden bei Agentur und Verlag Männerwege GbR, Alexander Bentheim, Postfach 65 81 20 in 22374 Hamburg, Tel.: 040 381907, E-Mail: wasfuerjungs@aol.com, Website: www.wasfuerjungs.hamburg.de. Auch auf dessen Internetseite www.switchboard-online.de stehen weitere Adressen und Informationen.

Beratung für Männer – gegen Gewalt
Tieckstr. 41
D-**10115** *Berlin*
mannsarde@t-online.de
www.volkssolidaritaet-berlin.de

Tauwetter – Anlaufstelle für Männer, die als Junge sexuell missbraucht wurden
Gneisenaustr. 2a
D-**10961** *Berlin*
Informations- und Beratungsstelle
Tel.: 030/6 93 80 07
beratung@tauwetter.de
Selbsthilfebereich
030 / 816 19 14
selbsthilfe@tauwetter.de
www.tauwetter.de

Opferhilfe – Beratungsstelle
Opferhilfe Hamburg e.V.
Paul-Nevermann-Platz 2–4
D-**22765** *Hamburg*
Tel.: 040/38 19 93
mail@opferhilfe-hamburg.de
www.opferhilfe-hamburg.de

Beratungsstelle im Packhaus – Hilfen für Männer und Jugendliche
Beselerallee 69a
D-**24105** *Kiel*
Tel.: 0431/57 88 96
Kiel-packhaus@profamilia.de
www.packhaus-kiel.de

Mannigfaltig – Institut und Verein für Jungen- und Männerarbeit
Fröbelstr. 20
D-**30451** *Hannover*
Tel.: 0511/4 58 21 62
info@mannigfaltig.de
www.mannigfaltig.de

mannigfaltig Minden-Lübbecke e.V. – Beratungsstelle gegen sexualisierte Gewalt/sexuellen Missbrauch an und von Jungen und jungen Männern
Bahnhofstr. 27
D-**32312** *Lübbecke*
Tel.: 05741/90 99 31
info@mannigfaltig-minden-luebbecke.de
www.mannigfaltig-minden-luebbecke.de

man-o-mann männerberatung im VSGB e.V.
Psychosoziale Beratungsstelle
Teutoburger Str.106
D-**33607** *Bielefeld*
Tel.: 0521/68 67 6
maennerberatung@web.de
www.man-o-mann.de

Männerbüro e.V. Göttingen
Groner Tor 16
D-**37073** *Göttingen*
Tel.: 0551/4 61 61
www.maennerbuero-goettingen.de
info@maennerbuero-goettingen.de

Informationszentrum für Männerfragen e.V.
Sandweg 49
D-**60316** *Frankfurt a.M.*
Tel.: 069/49 50 446
infozentrum@maennerfragen .de
www.maennerfragen.de

Jedermann e.V. Mannheim
Lutherstr. 15–17
D-**68169** *Mannheim*
Tel.: 0621/41 07 372
JederMann-eV@web.de
www.jeder-mann.de

Männerbüro Karlsruhe e.V.
Sophienstrasse 169
D-**76185** *Karlsruhe*
Tel.: 0721/2 98 28
www.maennerbuero-karlsruhe.de

Männerbüro Freiburg
Jacob-Burckhardt-Str.13
D-**79098** *Freiburg*
Tel.: 0761/3 86 89 70
info@maennerbuero-freiburg.de
www.maennerbuero-freiburg.de

MIM – Münchner Informationszentum für Männer e.V.
Feldmochinger Str. 6
D-**80992** *München*
Tel.: 089/54 39 556
info@maennerzentrum.de
www.maennerzentrum.de

kibs – Kinderschutz e.V.
Kathi-Kobus-Str. 9
D-**80797** *München*
Tel.: 089/23 17 16 91 20
www.kibs.de

Männerbüro Mainfranken e.V.
Bibrastr. 7
D-**97070** *Würzburg*
Tel.: 0931/404 53 52
fachzentrum@maennerbuero-mainfranken.de
www.maennerbuero-wuerzburg.de

Österreich
Männerberatung Wien
Erlachgasse 95/5
A-**1100** *Wien*
Tel.: 01/603 28 28
info@maenner.at
www.maenner.at – weitere ausführliche Kontaktadressen in Österreich

Mannsbilder – Männerberatung
Anichstr. 11
A-**6020** *Innsbruck*
Tel.: 0512/57 66 44
beratung@mannsbilder.at
www.mannsbilder.at

Schweiz
Beratungsstelle für gewaltbetroffene Jungen und Männer
Hallwylstr. 78
Postfach 8155
CH-**8036** *Zürich*
opferberatung@hotmail.com

24 Literaturempfehlungen und Präventionsmaterialien

Ausführliche Literaturinformationen finden sich in dem Katalog von Donna Vita/verlag mebes & noack in der Wissen + Handeln-Vertriebs-GmbH, Sudermanstr. 5, D-50670 Köln. Tel.: 0221/13 96 209, E-Mail: mail@donnavita.de, Internet: www.donnavita.de.

Viele informative Internetseite zu allen Formen der Kindesmisshandlung, zur Gewalt in der Familie und Gesellschaft finden sich bei: www.gdeegener.de/Linkadressen.htm

»Neue« Bilder- und Kinderbücher

»Neue« Bilder- und Kinderbücher sollen die traditionell-starren geschlechtsspezifischen Rollenverteilungen für Mädchen und Jungen aufheben, also z. B. auch von mutig-selbstbewussten Mädchen sowie von ängstlich-unsicheren Jungen handeln. Weiter werden in diesen Büchern auch soziale Fähigkeiten, Selbstbewusstsein und Ich-Stärkung vermittelt, wobei also auch auf Gefühle und Stimmungen, auf das Ausdrücken von Bedürfnissen und Wünschen, auf Konflikte in Beziehungen eingegangen wird. Letztlich sollen die Bücher auch Probleme des Alltags von Kindern aufgreifen, also z. B. Freundschaft und Einsamkeit, Minderwertigkeitsgefühle gegenüber anderen, Wut und Geschwisterrivalität, Verlust und Trauer, Krankheiten usw.

ABEDI, I., NEUENDORF, S. (2009): Blöde Ziege – Dumme Gans. Sammelband. München.
ALIKI (2009): Gefühle sind wie Farben. Weinheim.
ALIKI (2000): Sag es, tu es – aber freundlich. München.
BARTRAM, A.; ROGGE, J.-U. (2007): Kleine Helden – Riesenwut. Geschichten, die stark machen. Hamburg.
BAUER, J. (2010): Schreimutter. Weinheim.

BAUER, J.; BOIE, K. (2010): Kein Tag für Juli. Weinheim.
BENSON, B. (1999): Der Weg ins Glück. München.
BERGSTRÖM, G. (1997): Willi Wiberg spielt doch nicht mit Mädchen. Hamburg.
BRETT, D. (2007): Anna zähmt die Monster. Therapeutische Geschichten für Kinder von 6 bis 12 Jahren. Salzhausen.
BRETT, D. (2008): Ein Zauberring für Anna. Therapeutische Geschichten für Kinder von 3 bis 8 Jahren. Salzhausen.
BROWN, L.K.; BROWN, M. (1988): Scheidung auf Dinosaurisch. Hamburg.
BROWNJOHN, E. (2007): Zittern, Bibbern, Schüchternsein – Angst kennt jeder, Groß und Klein. Stuttgart.
CAVE, K.; RIDELL, C. (1994): Irgendwie anders. Hamburg.
COLE, B. (2005): Prinzessin Pfiffigunde. Hamburg.
CULLBERG, A.K.; DRANGER, J.R. (1993): Traurig. Kevelaer.
DAMJAN, M.; WILKON, J. (1986): Der Clown sagte Nein. Zürich.
DE JONG, T. (2000): Lola, der Bär. München.
EDER, A. (1992): Bo wird's zu bunt. Wuppertal.
ENDERS, U.; BÖHME, U. (2008): Soooo viele Kinder. Köln.
ENDERS, U.; WOLTERS, D. (2009): Wir können was, was ihr nicht könnt. Ein Bilderbuch über Zärtlichkeit und Doktorspiele. Köln.
ENDERS, U.; WOLTERS, D. (2008). Lilly. Köln.
ENDERS, U.; WOLTERS, D. (2008). Luis. Köln.
ERLBRUCH, W. (2007): Ente, Tod und Tulpe [zum Thema Tod]. München.
FAUST, A.; SANSONE, A. (2010): Das grüne Küken. Köln.
FUCHSHUBER, A. (1983): Mäusemärchen – Riesengeschichte. Stuttgart.
FUNKE, C. (2005): Prinzessin Isabella. Hamburg.
HENSE, N. (2009): Ich hasse Rosa! Berlin.
HILDEBRANDT, A. (2008). Mit DIR sind wir eine Familie. Eine Adoptionsgeschichte. Ravensburg.
HOFFMANN, L. (2001): Das kleine Buch der Gefühle. Geschichten zum Nachdenken, Darüberreden und Mitmachen. Idstein.
HOLM, A. (2001): Wehr dich, Mathilda. München.
HOLM, A. (2001): Hau ab, sagte Mathilda. München.
HOLZWARTH, W.; ERLBRUCH, W. (2001): Vom kleinen Maulwurf der wissen wollte, wer ihm auf den Kopf gemacht hat. Wuppertal.
HOMEIER, S. (2009): Flaschenpost nach Irgendwo. Ein Kinderfachbuch für Kinder suchtkranker Eltern. Köln.
HUAINIGG, F.-J. (2008): Papas Herz ist aus dem Takt. Wien.
JANOSCH (1989): Schimanzki. Die Kraft der inneren Maus. Zürich.
KITAMURA, S.; ORAM, H. (1993): Der wütende Willi. Mülheim.
KREUL, H. (2004): Ich und meine Gefühle. Emotionale Entwicklung für Kinder ab 5. Bindlach.
KREUL, H. (1998): Das kann ich! Mut und Selbstvertrauen. Bindlach.
KREUL, H. (2005): So mutig bin ich! Selbstvertrauen für Kinder ab 5. Bindlach.
LERCHER, L.; HABERL, L.; VOGGENEDER, K. (Hrsg.) (1997): Weil der Papa die Mama haut. Kinder aus dem Frauenhaus zeichnen und erzählen. Köln.
LESTER, A. (1992): Zum Nachtisch süße Schlangen. Weinheim.
LINDENBAUM, P. (2009): Paul und die Puppen. Wien.

LINK, M.; SCHÖNEICH, S. (2002): Komm, ich zeig dir meine [schwulen] Eltern. Hamburg.
LOBE, M. (1992): Das kleine Ich bin Ich. München.
LOTH, S. (2010): Jolante sucht Crisula [ein tröstliches Buch zum Thema Tod]. Köln.
MANES, S. (1998): Mama ist ein Schmetterling, Papa ein Delphin. München.
MANSKE, C.; LÖFFLER, H. (1996): Ein Dino zeigt Gefühle. Fühlen, empfinden, wahrnehmen. Köln.
MAYER, M. (1991): Da liegt ein Krokodil unter meinem Bett. Ravensburg.
MÜLLER, B. (2003): Auf Wiedersehen, Oma [zum Thema Tod]. Hamburg.
MUNSCH, R.J.; NYNCKE, H. (2000): Die Tütenprinzessin. Oldenburg.
OLTEN, M. (2004): Echte Kerle. Zürich.
PAH, S.; SCHAT, J. (1994): Zusammengehören [lesbischer Mütter]. Köln.
PALMER, P. (2006): Die Maus, das Monster und ich. Selbstbewusstsein für Mädchen und Jungen ab 8 Jahre. Köln.
PFISTER, M. (2006): Timo und Matto wollen nicht das Gleiche. Köln.
PORTMANN, R. (Hrsg.) (2000): Trau dich was! Geschichten, die selbstbewusst und mutig machen. Würzburg.
RAMSLAND, M. (2007): Ungeheuer! [zum Thema häusliche Gewalt]. Köln.
REICHLING, U.; WOLTERS, D. (1994): Hallo, wie geht es dir? Gefühle ausdrücken lernen. Mülheim.
REUTER, E. (1991): Marie und ihre Mutter. Hamburg.
REUTER, E. (1998): Judith und Lisa. Hamburg.
ROHNER, V.; GERRITSEN, P. (2009): Von Mimi zu Mama und wieder zurück [ein Kind pendelt zwischen Mutter und Pflegemutter]. Zürich.
SCHNEIDER, S.; WEBER, M. (2004): Papa wohnt nicht mehr bei uns. Wien.
SCHREIBER-WICKE, E.; HOLLAND, C. (2002): Der Neinrich. Stuttgart.
SCHREIBER-WICKE, E.; HOLLAND, C. (2004): Achtung! Bissiges Wort! Stuttgart.
SCHRÖDER, S.; REUTER, E. (1999): Carla. Ein Bilderbuch über Epilepsie. Hamburg.
SCHUBERT, I. & D. (2005): Irma hat so große Füße. Mannheim.
STALFELT, P. (2010): Ich mach dich platt! Frankfurt am Main.
STEWART, A.; MARLOW, L. (2008): Du schaffst das, Ole. Münster.
SNUNIT, M.; GOLOMB, N. (1991): Der Seelenvogel. Hamburg.
WADDEL, M.; BESON, P. (2007): Prinzessin Rosamunde, die Starke. Oldenburg.
WADDEL, M.; FIRTH, B. (1989): Kannst du nicht schlafen, kleiner Bär? Wien.
WAECHTER, F.K.; EILERT, B. (2008): Die Kronenklauer. Zürich.
WALBRECKER, D.; EISENBURGER, D. (1991): Der Geisterbaum. München.
WALBRECKER, D.; HÖLLE, B. (1990): Hexentanz – Luisa und der Zauberspiegel. München.

Kinder- und Jugendinformationen über Kinderrechte

BUNDESMINISTERIUM FÜR FAMILIE, SENIOREN, FRAUEN UND JUGEND (2008): Die Rechte der Kinder von logo! einfach erklärt. Erklärung der UN-Kinderkonvention für Kinder. Download über: http://www.bmfsfj.de/BMFSFJ/Service/Publikationen/publikationsliste,did=3844.html
DÖRR, M. (2008): KIRA macht Kinder stark: Bühne frei für Kinderrecht [Theaterstück für Schüler, um sie für ihre Rechte zu sensibilisieren]. Donauwörth.

FOUNTAIN, S. (1996): Wir haben Rechte ... und nehmen sie auch wahr! Eine Aktivmappe für Jugendliche ab 10 Jahren. Mülheim a.d. Ruhr.
HARTMANN, G.; HARTMANN-WALTERSDORFER, R.; HOLTAPPELS, S. (2002): Für alle Kinder: Die Rechte des Kindes in Wort und Bild. Für Kinder von 6–14 Jahren bzw. interessierte Erwachsene. Das UN-Übereinkommen über die Rechte des Kindes in Wort und Bild. Kevelaer.
KITTEL, C. (2008): Kinderrechte: Ein Praxisbuch für Kindertageseinrichtungen. München.
»MEINE RECHTE«: Broschüren zur Verbreitung der UN-Konvention über die Rechte des Kindes. Die Broschüren gibt es für drei Altersstufen: für Vorschulkinder und Schulanfänger (5- bis 8-Jährige), für Schulkinder (9- bis 12-Jährige), für Jugendliche (13- bis 18-Jährige). Bestelladresse: Landes- und Ortsverbände des Deutschen Kinderschutzbundes.
PORTMANN, R. (2001): Kinder haben ihre Rechte. Denkanstöße, Übungen und Spielideen zu Kinderrechten. München.
SZILLAT, A. (2009): Justine und die Kinderrechte. Neuenreichenau.

Bilder- und Kinderbücher für die Vorbeugungsarbeit

a.) Bücher im Vorfeld der gezielten Prävention

Es handelt sich hierbei um Bücher, welche keinen ausdrücklichen Bezug auf das Thema »sexueller Missbrauch« nehmen, aber im Vorfeld dieser Prävention wichtig sind. Die Themen sind u. a.: Neinsagen, gute und schlechte Berührungen, mein Körper gehört mir, usw. Diese hier aufgeführten Bücher stellen also den Übergang zwischen den »neuen« Kinderbüchern (s. o.) und den später aufgeführten Bilder- und Kinderbüchern mit direktem Bezug zu sexuellem Missbrauch dar.

Die Arbeitsmaterialien von BRAUN, G. und KELLER, M (2008): »Ich sag' Nein: Arbeitsmaterialien gegen sexuellen Missbrauch an Mädchen und Jungen« (Verlag an der Ruhr) enthalten zahlreiche Anregungen zu dieser »Vorfeld-Prävention« (Verlag Die Schulpraxis, Mülheim a. d. Ruhr).

BRAUN, G.; WOLTERS, D. (1997): Das große und das kleine Nein. Mülheim a. d. Ruhr.
BRAUN, G.; WOLTERS, D. (1994): Melanie und Tante Knuddel. Köln.
ENDERS, U.; BÖHME, U.; WOLTERS, D. (2004): Lass das, nimm die Finger weg! Weinheim.
ENDERS, U.; WOLTERS, D. (1994): Li-Lo-Le Eigensinn. Ein Bilderbuch über die eigenen Sinne und Gefühle. Weinheim.
ENDERS, U.; WOLTERS, D. (2003): Schön & blöd. Ein Bilderbuch über schöne und blöde Gefühle. Weinheim.

FINKE, R. (1998): Weil ich Nein sagen darf. Körper, Sexualität und Gefühle: Starke Kinder können sich besser schützen. Freiburg.
GEISLER, D. (2009): Ich geh doch nicht mit jedem. Bindlach.
HANSEN, G.; BLATTMANN, S. (1994): Ich bin doch keine Zuckermaus. Neinsagegeschichten und Lieder. Köln.
LAZIK, P.; SÖNNICHSEN, I. (2007): Nein! Nein! Ich steig in kein fremdes Auto ein. Münster.
MEBES, M. (2005): Kein Küsschen & kein Anfassen auf Kommando. Köln.
MEIN KÖRPER GEHÖRT MIR (2002): Ein Kinderbuch der Pro Familia. Bindlach.
ROSEN, B. v. (2000): Das Märchen von der ungehorsamen Adeli-Sofi und ihre furchtbare Begegnung mit dem Wassermann. Zürich.
ZÖLLER, E.; KOLLOCH, B. (2007): Stopp, das will ich nicht! Vorlesegeschichten vom Nein sagen und Grenzen-Ziehen. Hamburg.

b.) Bilder- und Kinderbücher mit direktem Bezug zu sexuellem Missbrauch

Zunächst werden Bücher aufgeführt, in welchen die Missbrauchsbeziehungen und -handlungen in symbolischer Form (also z. B. Geschichten mit Tieren) dargestellt werden:

DEINERT, S.; KRIEG, T. (1993): Das Familienalbum. Oldenburg: Der sexuelle Missbrauch durch den Onkel wird aus der Sichtweise eines Mäusemädchens dargestellt, wobei die Mitglieder der Mäusefamilie sowie ein Kater die unterschiedlichen Beziehungen widerspiegeln.
LENZ, S. (2006): Enno, der mutige Igel. Nein, wir schweigen nicht! Freiburg.
LUNDGREN, M.; GUSTAVSON, U. (1992): Das kleine Drachenmädchen. Ruhnmark: Der sexuelle Missbrauch des Drachenvaters an seiner Tochter wird in eine Märchengeschichte mit Tieren eingebettet. Mit Begleitinformationen zur Verwendung mit Mädchen und Jungen ab etwa 3 bis 4 Jahren.
TOST, G.; LANGE, C. (2002): Wen, Do und der Dieb. Köln: Der Prinzessin Do wird ihre Seele (ein kleines Kugelrund) gestohlen, doch gemeinsam mit ihrer Freundin Wen schafft sie es, sich ihre Seele zurückzuerobern (Wen und Do beziehen sich auf Wendo, eine Selbstverteidigungsform für Mädchen und Frauen).

Im Folgenden werden Bücher mit direkten Darstellungen von sexuellem Missbrauch angeführt (sie sind z. T. nicht nur für die Vorbeugung, sondern auch für die Verarbeitung des Erlittenen durch kindliche Opfer sexuellen Missbrauchs geeignet):

BAUMANN, C.; DEL MONTE, M. (2001): Lena hat Angst. Köln: Mithilfe ihres Teddys schafft es Lena, ihrer Mutter von ihrer Angst und dem sexuellen Missbrauch durch den Vater während des Gutenachtsagens zu erzählen.
DUMONT, V. (2000): Ich habe Angst vor diesem Mann. Berlin: Sophie wird auf dem Weg von der Schule nach Hause von einem Exhibitionisten überrascht.

GARBE, E.; SUAREZ, K. (2002): Anna in der Höhle. Münster: Wie Anna die Situation, von ihrem Vater sexuell missbraucht zu werden, innerlich und äußerlich erlebt, wie sie versucht, damit fertig zu werden – davon erzählt diese Geschichte.

GRÜNDER, M. (2009): Äpfel schmecken besser als Angst. Berlin: Kevin hatte Marc ein Geheimnis anvertraut und ihm von dem Nachbarn und Freund der Eltern erzählt, der ihn sexuell misshandelt hat. Marc will Kevin helfen und schafft es, das System der Geheimhaltung zu durchbrechen.

HABERLAND, T.; KIRCHBERG, U. (1997): Geh nie mit einem Fremden mit. Hamburg: Es wird vor Fremdtätern gewarnt, allerdings verbleibt verschwommen, wovor eigentlich konkret gewarnt wird.

HESSEL, J. (1993): Gut, dass ich es gesagt habe. München: Missbrauch durch den Onkel, realistisch erzählt. Das Kind vertraut sich seiner Mutter an und erhält positive Unterstützung.

KEHOE, P.; DEACH, C. (1991): Wenn ich darüber reden könnte ... Eine Geschichte um sexuellen Missbrauch. Ruhnmark: Ein Löwe klärt über sexuellen Missbrauch auf und ermutigt ein Kind, darüber zu sprechen.

MEBES, M.; KLEES, E. (2009): Katrins Geheimnis. Köln: Eine Geschichte über sexuelle Übergriffe unter Kindern. Bilderbuch mit Fachinformation & Begleitmaterial.

MEIER, K.; BLEY, A. (1996): Das kummervolle Kuscheltier. München: Missbrauch durch den Freund der Mutter. Das Kindergartenmädchen teilt dies erst ihrem Kuscheltier mit, später einer erwachsenen Freundin. Die Bilder sind sehr direkt.

PRESSLER, M.; KRÖMER, A. (1999): Nora ist mal so, mal so. Frankfurt: Ein Kindergartenkind bemerkt, dass die Freundin Nora ganz anders geworden ist. Mittels der Puppe Lilly wird der sexuelle Missbrauch in Szene gesetzt. Es bleibt unklar, wer Täterin ist.

WABBES, M. (2008): Ich dachte, du bist mein Freund. Kinder vor sexuellem Missbrauch schützen. Gießen: Geschichte von einem kleinen Bären und seinem »Freund«, dem großen Wolf, die hilfreich ist, mit Kindern über die Gefahr von sexuellem Missbrauch zu sprechen.

Jugendbücher für Mädchen und Jungen

BAIN, Q.; SANDERS, M. (1993): Wege aus dem Labyrinth. Sachbuch für Jugendliche zu sexuellem Missbrauch. Köln.

BLOBEL, B. (1990): Herzsprung. Solothurn.

DAMM, D. (2003): Der Wolf ist tot. München.

DIRKS, L. (2007). Liane: Die liebe Angst. Köln.

FRASER, S. (2001): Meines Vaters Haus. Geschichte eines Inzests. Frankfurt am Main.

GALEY, I. (1991): Ich weinte nicht, als Vater starb. Bern.

GARDINER-SIRTL, A. (1983): Als Kind missbraucht. Frauen brechen das Schweigen. München.

HADLEY, L.; IRWIN, A. (1999): Liebste Abby. Weinheim.

HASSENMÜLLER, H. (1992): Gute Nacht, Zuckerpüppchen. Hamburg.

HOWARD, E. (1988): Lilians Geheimnis. Wien.

KÜHN, F. (1992): Es fing ganz harmlos an. Freiburg.

LINDEWALD, D. (2005): Schritte zurück ins Leben. Eine wahre Geschichte über sexuellen Missbrauch und das Leben danach. Gelnhausen.

MAZER, N. (2003): Eigentlich ist nichts passiert. Hamburg.
MOGGACH, D. (1985): Rot vor Scham. Geschichte einer zerstörten Unschuld. Hamburg.
PROVOOST, A. (1992): Tränen sind für die Augen, was der Regenbogen für den Himmel ist. Kevelaer.
NEUTZLING, R.; FRITSCHE, B. (1994): Ey Mann, bei mir ist es genauso. Cartoons für Jungen. Köln.
RIEDEL, C. (Hrsg.) (1994): Macht den Mund auf. Bad Homburg.
SCHAFFRIN, I.; WOLTERS, D. (1995): Auf den Spuren starker Mädchen. Cartoons für Mädchen – diesseits von Gut und Böse. Köln.
SCHRÖDER, P.; SCHÜRMANN; K. (2009): Stumme Schreie. Hamburg.
SPRING, J. (1988): Zu der Angst kommt die Scham. Die Geschichte einer sexuell missbrauchten Tochter. München.
STEENFATT, M. (1986): Nele – Ein Mädchen ist nicht zu gebrauchen. Reinbek.
TALBERT, M. (2002): Das Messer aus Papier. Weinheim.
WAHLDEN, C. (2004): Kurzer Rock. Frankfurt.
WEINSTEIN, N. (1999): Keine Geheimnisse mehr. München.
WASSMO, H. (2001): Das Haus mit der blinden Glasveranda. München.
WIGERSMA, T. (2005): Acht Tage mit Engel. Oberentfelden.
WILDWASSER Würzburg (Hrsg.) (2007): Anna ist richtig wichtig. Ein Bilder- und Vorlesebuch für Mädchen über sexuellen Missbrauch. Köln.
WASSMO, H. (2001): Gefühlloser Himmel. München.

Kinder- und Jugendbücher zur Vorbereitung auf die Gerichtsverhandlung

BEHRMANN, A.; SCHNEIDER, U. (2006): Anna und Jan gehen vor Gericht. Ein Kinderbuch zur Prozessvorbereitung bei Sexualstraftaten. Hannover.
FASTIE, F. (1997): Ich weiß Bescheid. Sexuelle Gewalt: Rechtsratgeber für Jungen und Mädchen. Köln.

Präventionsmaterialien und Bücher über Prävention bei sexuellem Missbrauch

Bücher

BRAUN, G.; WOLTERS, D. (1997): Das große und das kleine Nein. Mülheim a. d. Ruhr.
BÜTTNER, C.; DITMANN, M. (Hrsg.) (1993): Brave Mädchen, böse Buben? Erziehung zur Geschlechtsidentität in Kindergarten und Grundschule. Weinheim.
FREUND, U.; RIEDEL-BREIDENSTEIN, D. (2006): Sexuelle Übergriffe unter Kindern. Handbuch zur Prävention & Intervention. Köln.
GRÜNDER, M.; KLEINER, R.; NAGEL, H. (2007): Wie man mit Kindern darüber reden kann: Ein Leitfaden zur Aufdeckung sexueller Misshandlung. Weinheim.
HÄRTL, S.; UNTERSTALLER, A. (2004): Raus aus der Nische. Prävention von sexuellem Missbrauch als fester Bestandteil pädagogischen Handelns. München.
HOCHHEIMER, I.; WESTERHOFF. T. (2007): Mutmachmärchen – wie sich Mädchen und Jungen gegen sexuellen Missbrauch wehren können. Weinheim.

KAVEMANN, B. (1997): Prävention. Eine Investition in die Zukunft. Köln.
KOCH, H. H.; KRUCK, M. (2000): Ich werd's trotzdem weitersagen! Prävention gegen sexuellen Missbrauch in der Schule (Klassen 1–10). Theorie, Praxisberichte, Literaturanalysen, Materialien. Münster.
MARQUARDT-MAU, B. (Hrsg.) (1995): Schulische Prävention gegen sexuelle Kindesmisshandlung. Weinheim.

Spiele, Lieder, Plakate, CD-ROMS, usw.

BLATTMANN, S. (1999): In mir wohnt eine Sonne. Lieder für mutige Mädchen und Jungen ... und alle, die es werden wollen. CD. Köln.
DEISTER, M.; HORN, R. (1988): Streichelwiese CD: Ganzheitliche Körpererfahrung für Kinder. Begleit-CD mit Musik zu Geschichten, die mit den Fingern erzählt werden. Lippstadt.
DONNAVITA FACHHANDEL: Diverse Materialien, z. B.: GefühleMix-Spiel, Gefühle-Uhr, Poster, Plakate, »Koffer voller Gefühle«, Ermutigungskarten, Audio-CDs, DVDs. Bestellung über: http://www.donnavita.de
ENDERS, U.; WOLTERS, D. (1999): Gefühle-Quartett. Pädagogisch-therapeutisches Spielmaterial. Köln.
HANSEN, G.; BLATTMANN, S. (1994): Ich bin doch keine Zuckermaus.
MEBES, M. (2005): Stück für Stück. Sicher, stark, selbstbewusst. Spielkarton mit Anleitung und ca. 200 Spielkarten. Köln.
ZARTBITTER e.V. Köln: Diverse Materialien: http://www.zartbitter.de/content/e40/index_ger.html

Präventionstheater über sexuellen Missbrauch, Sucht, Mobbing, Gewalt u. a.:

http://www.power-child.de/de/praevention/theater-schule/index.php
http://www.zartbitter.de/content/e56/index_ger.html
http://www.potz-blitz-theater.de/
http://www.theater-springinsfeld.de/
http://www.trolltoll.de/stuecke.php
http://www.tpw-osnabrueck.de/
http://www.wendepunkt-freiburg.de/cms/Praeventions-Theater-Projekt.67.0.html
http://www.praevention-zu.ch/uploads/media/Theater_fuer_Kindergarten_Unter-_und_Mittelstufe.pdf
http://www.isipisi.ch/
http://www.theatersehnsucht.de/
http://www.kuenstlertheater.de/jugend/drogen/index1.htm
http://www.spielwerk.com/spielwerk.php
http://www.dirk-bayer.de/content/show/10#20
http://vitamin-a.ch/
http://www.theaterwerkstatt-heidelberg.de/theater-fuer-schulen.php
http://www.tribuehne-theater.de/praevention.html
http://mitglied.lycos.de/ProjekteKind/index.html
http://www.k-k-t.de/
http://www.lachen-und-lernen.de/

http://www.hille-puppille.de/html/stuecke.html
http://www.trampelmuse.de/
http://www.ueberzwerg.de/theaterpaedagogik/index.htm
http://www.mathomtheater.de/Julia.html

Bücher zur Sexualpädagogik, -erziehung und -aufklärung

BLATTMANN, S.; SCHMITZ, K. (2007): Mein erstes Haus war Mamis Bauch: Eine Geburts(tags)geschichte mit Liedern für Mädchen und Jungen. Köln.

COLE, B. (1990): Mami hat ein Ei gelegt. Mannheim.

FAGERSTRÖM, G.; HANSSON, G. (2010): Peter, Ida und Minimum. Ravensburg.

GEISLER, D. (2003). Das bin ich – von Kopf bis Fuß. Bindlach.

GEISLER, D. (2010): War ich auch in Mamas Bauch? Bindlach.

HARRIS, R. (2002): Einfach irre! Liebe, Sex und Kinderkriegen. Weinheim.

HARRIS, R. (2007): So was Tolles. Über Mädchen und Jungen, vom Körper und vom Kinderkriegen. Weinheim.

HARRIS, R.; EMBERLEY, M. (2008): Total normal. Was Du schon immer über Sex wissen wolltest. Weinheim.

HENSEL, W. (2010): Was Jungs wissen wollen: Das Jungenfragebuch. Ravensburg.

HENSEL, W. (2010): Was Mädchen wissen wollen: Das Mädchenfragebuch. Ravensburg.

HOPF, A. (2008): Fächerübergreifende Sexualpädagogik. Bindlach.

JANOSCH (2007): Mutter sag, wer macht die Kinder? Gifkendorf-Vastorf.

JANOUCH, K.; LINDMAN, N. (2005): Bevor ich auf die Welt kam. Wie Babys entstehen. Hamburg.

KREUL, H. (2003). Mein erstes Aufklärungsbuch. Bindlach.

MAJERUS, M.; MAJERUS, C. (2007): Über Sex und Liebe reden. Ein Ratgeber für Eltern und alle, die Jugendliche begleiten. München.

MATERIALIEN ZUR SEXUALAUFKLÄRUNG. Bundeszentrale für gesundheitliche Aufklärung. http://www.bzga.de/infomaterialien/sexualaufklaerung/?addinfo=1

MAYLE, P. (o. J.): Wo komm' ich eigentlich her. DVD oder VHS. Kessel Marketing & Vertriebs GmbH, Mörfelden-Waldorf.

MAYLE, P. (o. J.): Was ist mit mir los? [Vor-/Pubertät]. DVD oder VHS. Kessel Marketing & Vertriebs GmbH, Mörfelden-Waldorf.

MITTER, M. (2006): Früher gab es Störche – heute macht Mama alles allein: Was Kinder von der Liebe und vom Kinderkriegen wissen. Berlin.

MORGENTHAU, L. (2006): FAQ. Fragen zur Sexualität. Die individuelle Lernkartei für 12- bis 16-Jährige. Mülheim.

MÜLLER, J.; GEISLER, D. (2002): Ganz schön aufgeklärt!: Alles, was man über Aufklärung wissen muss. Bindlach.

OBERLACK, S.; STEUTER, U.; HEINZE, H. (1997): Lisa und Dirk, sie treffen sich, sie lieben sich und dann? Geschichten und Bilder zur Sozial- und Sexualerziehung an Sonderschulen. Dortmund.

RÜBEL, D. (2001): Woher die kleinen Kinder kommen. Ravensburg.

SANDERS, P.; SWINDEN, L. (2006): Lieben, Lernen, Lachen: Sozial- und Sexualerziehung für 6- bis 12-Jährige. Mülheim.

SCHMIDT, R.-B.; SIELERT, U. (Hrsg.) (2008): Handbuch Sexualpädagogik und sexuelle Bildung. Weinheim.

SCHNACK, D.; NEUTZLING, R. (1993): Der Alte kann mich mal gern haben! Über männliche Sehnsüchte, Gewalt und Liebe. Reinbek.
SCHNACK, D.; NEUTZLING, R. (2006): Die Prinzenrolle. Über die männliche Sexualität. Vom Jungen zum Mann. Reinbek.
SCHNEIDER, S.; REIEGER, B. (2009): Das Aufklärungsbuch. Ravensburg.
SCHOONBROOD, E.; DOBRICK, B. (2010): Erklär mir die Liebe!: Gefühle, Körper, Sex – Worüber Frauen mit Mädchen sprechen sollten. München.
SCHÜTZ, E. E.; KIMMICH, T. (2007): Körper und Sexualität: Entdecken, verstehen, sinnlich vermitteln. Zürich.
SICHTERMANN, B. (2008): Pubertät. Not und Versprechen. Weinheim.
TIMMERMANNS, S.; TUIDER, E. (2008): Sexualpädagogik der Vielfalt: Praxismethoden zu Identitäten, Beziehungen, Körper und Prävention für Schule und Jugendarbeit. Weinheim.
WANZECK-SIELERT, C. (2004): Kursbuch Sexualerziehung: So lernen Kinder ihren Körper kennen. München.
WEBER, A. (2008): Praxishilfen zur Sexualerziehung in der Grundschule. Mülheim.

Elternbriefe:

Arbeitskreis Neue Erziehung e.V. http://www.ane.de
»Du und wir«-Elternbriefe: http://www.elternbriefe.de/download/index.html
ELTERNBRIEFE UND CD-ROM DES ÖSTERREICHISCHEN BUNDESMINISTERIUMS FÜR SOZIALE SICHERHEIT UND GENERATIONEN:
http://www.eltern-bildung.at/eb/literaturEcke/broschuerenservice.php
ELTERNBRIEFE DES STADTJUGENDAMTES MÜNCHEN:
http://www.muenchen.de/Rathaus/soz/stadtjugendamt/elterninfo/elternbriefe/154922/index.html
ELTERNBRIEFE »UNSER KIND«:
http://www.elternbriefe.salzburg.at
PARTNERGEWALT, ELTERNBRIEF ÜBER:
http://www.big-interventionszentrale.de/veroeffentlichungen/broschueren/pdfs/Elternbrief.pdf
PETER-PELIKAN-BRIEFE: ELTERNBRIEFE:
http://www.peter-pelikan.de
PRO JUVENTUTE ELTERNBRIEFE: http://www.pro-juventute.ch/Elternbriefe.72.0.html

Rechtsratgeber

FASTIE, F. (2010): Ich weiß Bescheid. Rechtsratgeber für Mädchen und Frauen. Köln.
FASTIE, F. (Hrsg.) (2008): Opferschutz im Strafverfahren. Opladen.
BUNDESMINISTERIUM DER JUSTIZ (2009): Broschüre: Beratungs- und Prozesskostenhilfe. http://www.bmj.bund.de/files/-/3155/Beratungshilfe_Prozesskostenhilfe_2010.pdf

Weiterführende Literatur: Gewalt gegen Kinder

AMANN, G.; WIPPLINGER, R. (Hrsg.) (2005): Sexueller Missbrauch. Überblick zu Forschung,, Beratung und Therapie. Ein Handbuch. Tübingen.

BANGE, D.; DEEGENER, G. (1996): Sexueller Missbrauch an Kindern. Ausmaß – Hintergründe – Folgen. Weinheim.
BANGE, D.; KÖRNER, W. (Hrsg.) (2002): Handwörterbuch Sexueller Missbrauch. Göttingen.
BEIDERWIEDEN, J.; WINDAUS, E.; WOLFF, R. (1990): Jenseits der Gewalt. Hilfen für misshandelte Kinder. Frankfurt.
DEEGENER, G. (1995): Sexueller Missbrauch: Die Täter. Weinheim.
DEEGENER, G.; KÖRNER, W. (2005): Kindesmisshandlung und -vernachlässigung. Ein Handbuch. Göttingen.
DEEGENER, G.; KÖRNER, W. (2006): Risikoerfassung bei Kindesmisshandlung und Vernachlässigung. Theorie, Praxis, Materialien. Lengerich.
EGLE, U.; HOFFMANN, U. T.; JORASCHKY, P. (Hrsg.) (2000): Sexueller Missbrauch, Misshandlung und Vernachlässigung. Stuttgart.
ENDERS, U. (2001): Zart war ich, bitter war's. Handbuch gegen sexuellen Missbrauch. Köln.
FEGERT, J.; WOLFF, M. (2006): Sexueller Missbrauch durch Professionelle in Institutionen: Prävention und Intervention. Ein Werkbuch. Weinheim.
HEITMEYER, W.; SCHRÖTTLE, M. (Hrsg.) (2006): Gewalt. Beschreibungen, Analysen, Prävention. Bonn.
HERRMANN, B.; DETTMEYER, R.; BANASCHAK, S.; THYEN, U. (2008): Kindesmisshandlung: Medizinische Diagnostik, Intervention und rechtliche Grundlagen. Berlin.
KÖRNER, W.; LENZ, A. (Hrsg.) (2004): Sexueller Missbrauch. Band 1. Göttingen.
RUTSCHKY, K.; WOLFF, R. (Hrsg.) (1994): Handbuch: sexueller Missbrauch. Hamburg.
ZIEGENHAIN, U.; FEGERT, J. (2008): Kindeswohlgefährdung und Vernachlässigung. München.

Quellenangaben

In dem vorliegenden Buch verwendete Literatur, soweit noch nicht aufgeführt:

AMENDT, G. (1997): Pädophilie oder: Über sexualwissenschaftliche Trivialisierungen inzestartiger Handlungen. Leviathan – Zeitschrift für Sexualwissenschaft, 25 (2), 157–152.

ARAJI, S. (1997): Sexually aggressive children. Thousand Oaks.

ARAJI, S.; JACHE, A.; TYRRELL, C.; FIELD, C. (1992): An analysis of case reports of children who molest. Unpublished report. University of Alaska at Anchorage. Zitiert nach ARAJI, S., 1997, S. 50f.

ARAJI, S.; JACHE, A.; PFEIFFER, K.; SMITH, B. (1993). Survey results describing sexually aggressive children. Unpublished report. University of Alaska at Anchorage. Zitiert nach ARAJI, S., 1997, S. 50f.

BAIER, D.; PFEIFFER, CH.; SIMONSON, J.; RABOLD, S. (2009): Jugendliche in Deutschland als Opfer und Täter von Gewalt. Forschungsbericht Nr. 107, Kriminologisches Forschungsinstitut Niedersachsen, Hannover. http://www.kfn.de/versions/kfn/assets/fb104.pdf [07.05.2010].

BAIER, D. (2008): Entwicklung der Jugenddelinquenz und ausgewählte Bedingungsfaktoren seit 1998 in den Städten Hannover, München, Stuttgart und Schwäbisch Gmünd. Forschungsbericht Nr. 104, Kriminologisches Forschungsinstitut Niedersachsen, Hannover. http://www.kfn.de/versions/kfn/assets/fb107.pdf [07.05.2010]

BANGE, D. (1992): Die dunkle Seite der Kindheit. Köln.

BERLINER, L.; CONTE, J. (1990): The process of victimization. Child Abuse & Neglect, 14, 29–40.

BIELER, M. (1989): Still wie die Nacht. Memoiren eines Kindes. Hamburg.

BLUM-MAURICE, R. (2006): Breites System unterschiedlichster Maßnahmen zum Schutz von Kindern. Prävention und Intervention. In: W. HEITMEYER, M. SCHRÖTTLE (Hrsg): Gewalt. Beschreibungen, Analysen, Prävention. Bundeszentrale für politische Bildung, Bonn.

BOMMERT, C. (1993): Körperorientierte Psychotherapie nach sexueller Gewalt. Weinheim.

BONNER, B. L.; WALKER, C. E.; BERLINER, L. (1996): Unveröffentlichte Daten, zitiert nach ARAJI, S., 1997, S. 50f.

BONNER, B. L.; WALKER, C. E.; BERLINER, L. (1999): Children with sexual behavior problems: Assessment and Treatment. National Center on Child Abuse and Neglect Administration for Children, Youth, and Families U.S. Department of Health and Human Services, 1999 Verfügbar unter: http://www.ncsby.org/CSBP%20Final%20Report.pdf [07.05.2010]

BUNDESKRIMINALAMT, polizeiliche Kriminalstatistik (2008): Straftaten gegen die sexuelle Selbstbestimmung. http://www.bka.de/pks/pks2008/index2.html [12.05.2010]

BUNDSCHUH, C. (2005): 30 Jahre Prävention gegen sexualisierte Gewalt. AJS Forum, 2, 4–6.

BURTON, D. L.; NESMITH, A.; BADTEN, L. (1997): Clinician's views on sexually aggressive children and their families: A theoretical exploration. Child Abuse & Neglect, 21 (2), 157–170.

BUSSMANN, K.-D. (2002): Schlussbericht. Studie zu den Auswirkungen des Gesetzes zur Ächtung der Gewalt in der Erziehung und der begleitenden Kampagne »Mehr Respekt vor Kindern«. Eltern-Studie, Martin-Luther-Universität Halle-Wittenberg, Juristische Fakultät.

BUSSMANN, K.-D. (2002): Schlussbericht. Studie zu den Erfahrungen von Beratungs- und anderen Hilfeeinrichtungen mit dem Gesetz zur Ächtung der Gewalt in der Erziehung. Multiplikatorenstudie. Martin-Luther-Universität Halle-Wittenberg, Juristische Fakultät.

BUSSMANN, K.-D. (2002): Zwischenbericht. Jugendstudie zu den Auswirkungen des Gesetzes zur Ächtung der Gewalt in der Erziehung und der begleitenden Kampagne »Mehr Resepkt vor Kindern«. Jugendstudie. Martin-Luther-Universität Halle-Wittenberg, Juristische Fakultät.

BUSSMANN, K.-D. (2005): Report über die Auswirkungen des Gesetzes zur Ächtung der Gewalt in der Erziehung. Vergleich der Studien von 2001/2002 und 2005. Eltern-, Jugend- und Expertenbefragung. Hrsg.: Bundesministerium der Justiz, Berlin.

BUSSMANN, K.-D. (2006): Bilanz nach fünf Jahren. Auswirkungen des Gesetzes zur Ächtung der Gewalt in der Erziehung. Kindesmisshandlung und -vernachlässigung, 9, 4–22.

CARROLL, A.; HOUGHTON, S.; HATTIE, J.; DURKIN, K. (1999): Adolescent reputation enhancement: Differentiating delinquent, nondelinquent, and at-risk youths. Journal of Child Psychology and Psychiatry, 40 (4), 593–606.

CHAFFIN, M. (2008): Our minds are made up – Don't confuse us with the facts: Comentary on policies concerning children with sexual behavior problems and juvenile sex offenders. Child Maltreatment, 13, 110–121.

CONTE, J. R.; WOLF, S.; SMITH, T. (1989): What sexual offenders tell us about prevention strategies. Child Abuse & Neglect, 13, 293–301.

CIERPKA, M.; CIERPKA, A. (1997): Die Identifikationen eines mißbrauchten Kindes. Psychotherapeut, 42, 98–105.

DEEGENER, G. (2009): Kindesmisshandlung und Vernachlässigung. In: A. MAERCKER (Hrsg.): Posttraumatische Belastungsstörungen. 3. vollst. neu bearb. und erw. Auflage (S. 345–363). Heidelberg.

DILLER, A. (2005): Eltern-Kind-Zentren. Die neue Generation kinder- und familienfördernder Institutionen. Grundlagenbericht im Auftrag des BMFSFJ. Deutsches Jugendinstitut (Hrsg.), München.

DORNES, M. (2000): Vernachlässigung und Misshandlung aus der Sicht der Bindungstheorie. In: EGLE, U. T.; HOFFMANN, S. O.; JORASCHKY, P. (Hrsg): Sexueller Missbrauch, Misshandlung, Vernachlässigung. Stuttgart.

ECKERLE, G. A.; KRAAK, B. (1999): Rücksicht vs. Brutalität. Kognitiv-emotionale Bedingungen inhumanen Handelns. Report Psychologie, 11–12, 24–25.

ENGLISH, D. J.; RAY, J. A. (1991): Children with sexual behavior problems: A behavioral comparison. Olympia, WA: Department of Social and Health Services.
ERNST, C. (2005): Zu den Problemen der epidemiologischen Forschung des sexuellen Missbrauchs. In: G. AMANN & R. WIPPLINGER (Hrsg.): Sexueller Missbrauch. Überblick über Forschung, Beratung und Therapie. Tübingen.
FALLER, H. (2007): Für das Glück eines anderen. DIE ZEIT, 12.04.2007; Nr. 16. http://images.zeit.de/text/2007/16/patenschaften [12.05.2010].
FELDMANN, H. (1992): Vergewaltigung und ihre psychischen Folgen. Stuttgart.
FIGUERDO, A. J.; SALES, B. D.; RUSSEL, K. P.; BECKER, J. V.; KAPLAN, M. (2000): A Brunswikian Evolutionary-Developmental Theory of Adolescent Sex Offending. Behavioral Sciences and the Law 18 (2/3), 309–329.
FRIEDRICH, W. N.; LUECKE, W. J. (1988): Young school-age sexually aggressive children. Professional Psychology: Research and Practice, 19 (2), 47–57.
GRIEBEL, W.; MINSEL, B. (2007): Transitionen, Resilienz und Basiskompetenzen in der frühkindlichen Bildung. Kindesmisshandlung und -vernachlässigung, 10, 52–69.
GROTH, A. N. (1982): The incest offender. In: S. M. SGROI (Hrsg.). Handbook of clinical intervention in child sexual abuse. Toronto.
HERRMANN, B. (1997): Medizinische Diagnostik bei sexuellem Kindesmissbrauch. Monatsschrift Kinderheilkunde, 11, 1219–1226.
JOHNSON, T. C. (1988): Child perpetrators – Children who molest other children: Preliminary findings. Child Abuse & Neglect, 12, 219–229.
JOHNSON, T. C. (1989): Female Child perpetrators: Children who molest other children. Child Abuse & Neglect, 13, 571–585.
KAVEMANN, B, LEOPOLD, B.; SCHIRRMACHER, G. & HAGEMANN-WHITE, C. (2001): Modelle der Kooperation gegen häusliche Gewalt. Schriftenreihe des Bundesministeriums für Familie, Senioren, Frauen und Jugend, Band 193. Stuttgart.
LAMBIE, I.; SEYMOUR, F.; LEE, A.; ADAMS, P. (2002). Resiliency in the Victim-Offender-Cycle in Male. Sexual Abuse 14 (1), 31–48.
LANFRANCHI, A. (2006): Resilienzförderung von Kindern bei Migration und Flucht. In: R. WELTER-ENDERLIN, B. HILDENBRAND (Hrsg). Resilienz – Gedeihen trotz widriger Umstände. Heidelberg.
LANGE, C. (1998): Sexuelle Gewalt gegen Mädchen. Ergebnisse einer Studie zur Jugendsexualität. Stuttgart.
LAUTMANN, R. (1994): Die Lust am Kind. Portrait des Pädophilen. Hamburg.
LÖSEL, F.; BEELMANN, A.; JAURSCH, S.; STEMMLER, M. (2004): Soziale Kompetenz für Kinder und Familien. Hrsg.: Bundesministerium für Familie, Senioren, Frauen und Jugend. Berlin. http://www.bmfsfj.de/RedaktionBMFSFJ/Abteilung2/Pdf-Anlagen/soziale-kompetenz-f_C3_BCr-kinder-und-familien,property=pdf.pdf [07.05.2010]
MÜLLER, U. & SCHRÖTTLE, M (2004): Lebenssituation, Sicherheit und Gesundheit von Frauen in Deutschland. Eine repräsentative Untersuchung zu Gewalt gegen Frauen in Deutschland. Zusammenfassung zentraler Studienergebnisse. Bundesministerium für Familie, Senioren, Frauen und Gesundheit, Berlin.
MULLEN, P. (1997): Der Einfluss von sexuellem Kindesmissbrauch auf die soziale, interpersonelle und sexuelle Funktion im Leben des Erwachsenen und seine Bedeutung in der Entstehung psychischer Probleme. In: G. AMANN, R. WIPPLINGER (Hrsg.): Sexueller Missbrauch. Überblick zu Forschung, Beratung und Therapie. Ein Handbuch. Tübingen.

NEUMANN, K.: Persönliche Mitteilung.
NIEMEYER, A. H. (1812): Grundsätze der Erziehung und des Unterrichts für Eltern, Hauslehrer und Schulmänner. Wien.
PETRI, H.: Persönliche Mitteilung.
PFEIFFER, CH.; WETZELS, P. (2001): Zur Struktur und Entwicklung der Jugendgewalt in Deutschland: Ein Thesenpapier auf Basis aktueller Forschungsbefunde. In: OERTER, R. & HÖFLING, S.: Mitwirkung und Teilhabe von Kindern und Jugendlichen. Berichte und Studien der Hanns-Seidel-Stiftung; Band 83. München. http://wwwedit.kfn.de/versions/kfn/assets/strukturentwicklungjugendgewalt.pdf [07.05.2010]
PITHERS, W.; GRAY, A.S. (1996). Zitiert nach ARAJI, S., 1997, S. 50f.
ROTTHAUS, W. (1991): Einleitung. In: Sexuell deviantes Verhalten Jugendlicher (Hrsg. W. ROTTHAUS). Dortmund.
RÜCKERT, S. (2001): Die Mörderin. DIE ZEIT, 31, 2001.
RYAN, G.; MIYOSHI, T. J.; METZNER, J. L.; KRUGMAN, R. D.; FRYER, G. E. (1996): Trends in a national sample of sexually abusive youths. J. Am. Acad. Child Adolesc. Psychiatry 35, 17–25.
SASSMANN, H.; KLANN, N. (2002): Es ist besser, das Schwimmen zu lehren, als Rettungsringe zu verteilen. In: Katholische Bundesarbeitsgemeinschaft für Ehe-, Familien- und Lebensberatung, Telefonseelsorge und Offene Tür e.V. (Hrsg). Freiburg.
SIGUSCH, V. (1996): Kultureller Wandel der Sexualität. In: Sexuelle Störungen und ihre Behandlung (Hrsg. V. SIGUSCH). Stuttgart.
TAYLOR, J. F. (2003): Children and young people accused of child sexual abuse: A study within a community. Journal of Sexual Aggression, 9 (1), 57–70.
U.S. DEPARTMENT OF HEALTH & HUMAN SCIENCES (2009): Child Maltreatment 2007. Internet: http://www.acf.hhs.gov/programs/cb/pubs/cm07/cm07.pdf
VIZARD, E.; HICKEY, N.; FRENCH, L.; MCCRORY, E. (2007): Children and adolescents who present with sexually abusive behavior: A UK descriptive study. The Journal of Forensic Psychiatry & Psychology, 18 (1), 59–73.
WANZECK-SIELERT, C. (2004): Kursbuch Sexualerziehung. So lernen Kinder ihren Körper kennen. München.
WIRTZ, U. (1989): Seelenmord. Inzest und Therapie. Zürich.